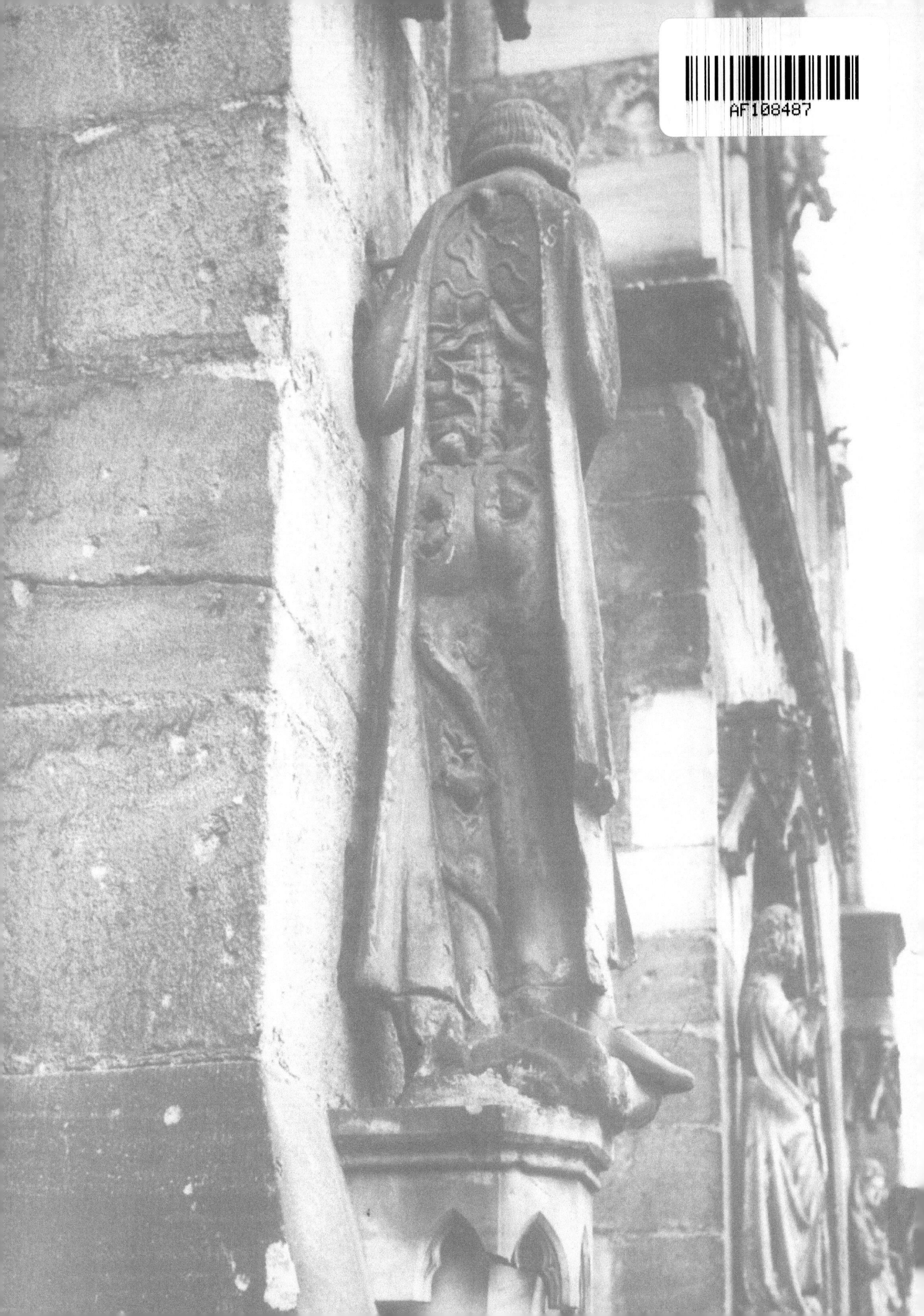

M. UND G. MEMMERT DIE WIRBELSÄULE IN DER ANSCHAUUNG

Springer
*Berlin
Heidelberg
New York
Barcelona
Hongkong
London
Mailand
Paris
Singapur
Tokio*

Martin und Günter Memmert

DIE WIRBELSÄULE IN DER ANSCHAUUNG

SPURENSUCHE IN KUNST, GESCHICHTE UND SPRACHE

Mit 113 Abbildungen, überwiegend in Farbe

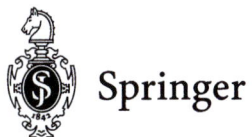

Springer

DR. MED. MARTIN MEMMERT

DIPL.-ING. GÜNTER MEMMERT

ISBN 978-3-642-64147-3   ISBN 978-3-642-59844-9 (eBook)
DOI 10.1007/978-3-642-59844-9

Die Deutsche Bibliothek – CIP-Einheitsaufnahme
Memmert, Martin Wolfgang: Die Wirbelsäule in der Anschauung/
Martin Memmert; Günter Memmert. –
Berlin; Heidelberg; New York; Barcelona; Hongkong; London;
Mailand; Paris; Singapur; Tokio: Springer, 1999

Dieses Werk ist urheberrechtlich geschützt. Die dadurch begründeten Rechte, insbesondere die der Übersetzung, des Nachdrucks, des Vortrags, der Entnahme von Abbildungen und Tabellen, der Funksendung, der Mikroverfilmung oder der Vervielfältigung auf anderen Wegen und der Speicherung in Datenverarbeitungsanlagen, bleiben, auch bei nur auszugsweiser Verwertung, vorbehalten. Eine Vervielfältigung dieses Werkes oder von Teilen dieses Werkes ist auch im Einzelfall nur in den Grenzen der gesetzlichen Bestimmungen des Urheberrechtsgesetzes der Bundesrepublik Deutschland vom 9. September 1965 in der jeweils geltenden Fassung zulässig. Sie ist grundsätzlich vergütungspflichtig. Zuwiderhandlungen unterliegen den Strafbestimmungen des Urheberrechtsgesetzes.

© Springer-Verlag Berlin Heidelberg 1999
Softcover reprint of the hardcover 1st 1999

Satzarbeiten und Gestaltung: B. Wieland, Heidelberg
Umschlaggestaltung: E. Kirchner, Heidelberg

SPIN 10571003   24/3135 – 5 4 3 2 1 0
Gedruckt auf säurefreiem Papier

Abb. Einbandinnenseite vorne:
Frau Welt
St. Sebalduskirche, Nürnberg
um 1310
Frau Welt, andernorts der »Fürst der Welt«, personifiziert die Schlechtigkeit des Irdischen gegenüber der Vollkommenheit des Himmels. Hinter dem »schönen Äußeren« verbergen sich Krankeit und Verfall.

Abb. Einbandinnenseite hinten:
Bewaffnetes Handelsschiff im Sturm
Willem van de Velde d. J. (1633–1707)
Rijksmusem Amsterdam
Die Wirbelsäule mit ihren Verspannungen durch Muskeln, Bänder und Sehnen wird oft mit den Masten von Segelschiffen und ihrer Takelage verglichen.

GELEITWORT

Wenn, wie Antoine de Rivarol es ausdrückte, der Mensch »vornehmlich anschaulicher und weniger begrifflicher Wahrheiten« bedarf, so kann besonnen nur handeln, wer zwischen Reiz und Reaktion zu nachdenklicher Betrachtung fähig ist.

Doch wer von uns verfügt noch über die Geduld des kritischen Sehens oder genußvollen Anschauens? Wer von uns ist bereit, den langen Weg des Erkennens durchzustehen und sich nicht mit schnellen Halbwahrheiten oder Vorurteilen zu begnügen.

Wir sollten, wie es mein Mitarbeiter, Herr Dr. Memmert, einfach formuliert, aufmerksamer werden gegenüber allen Situationen, die uns in unserem Alltag am »Anschauungserwerb« behindern, die uns vom lebensfrohen Menschsein abhalten und die es – wie er meint – verhindern, daß selbst der »kleine Doktor« zum Organisator, Macher oder Magier der Heilkunst werden könnte.

Unter diesem Blickwinkel versteht sich die »Spurensuche« nach Wirbelsäulenfragmenten in Kunst, Geschichte und Sprache als Anschauungsobjekt, das fast zwangsläufig zum Nachdenken anregt und den operativ tätigen Betrachter zur Reflexion über die eigenen Erkenntnisse und Erfahrungen auf dem Gebiet der Wirbelsäulenchirurgie zwingt.

Stand am Anfang die Idee einer gleichnamigen Ausstellung im Ulmer Stadthaus anläßlich des 25jährigen Bestehens der Unfallchirurgischen Klinik dieser Stadt, so hat Herr Dr. Memmert mit dem bewundernswerten langen Atem des wahrhaft Schaffenden und mit der Anspruchslosigkeit des von einer Idee Beseelten, tatkräftig unterstützt durch seinen Vater, eine beachtenswerte Dokumentation über das zentrale Achsenorgan des Menschen zusammengefügt. Das Ergebnis seiner Recherchen überrascht, fand er doch vielfältigste Ausdrucksformen, wie die Wirbelsäule in Harmonie, in akrobatischer Bewegung, starr als Säule, als Karikatur, aber auch krank und verkrüppelt bis hin zu Bauten und Konstruktion, denen das Achsenorgan als Vorbild diente.

In ihrer Zusammenstellung sind die Bildfolgen einmalig, und sie vermitteln trotz der vermeintlichen Zufälligkeit ihrer Komposition eine Gesamtheit, die erbaut, verbindet und interpretiert, andererseits aber auch schockiert, wenn sie, wie beispielsweise in der realistischen Darstellung eines Unfallgeschehens, schonungslos den Einschnitt im Leben eines Menschen festhalten.

Wie immer, Kunst lädt ein zum Innehalten, zum Nachdenken über Erfahrungen und zur Entwicklung eigener Anschauung. Kunst und Leben sind nicht voneinander zu trennen. Beide müssen in Erfahrung gebracht werden; beide fordern uns in unserem Empfinden, in der Aufrichtigkeit der Gefühle sowie in der Ursprünglichkeit und Echtheit bei allen unseren Auseinandersetzungen.

»Spurensuche« könnte uns dabei helfen!

PROFESSOR DR. MED. LOTHAR KINZL
Ärztlicher Direktor der Abteilung für Unfallchirurgie,
Hand-, Plastische- und Wiederherstellungschirurgie
der Universität Ulm

DANKSAGUNG

Bald nach der Ausstellung zur 25jährigen Bestehensfeier der Abteilung für Unfallchirurgie der Universität Ulm im September 1995 hatte Herr Professor Caius Burri den Gedanken entwickelt, aus den Ideen der Ausstellung ein Buch über die Wirbelsäule aus dem künstlerischen Themenkreis herauszugeben: Ihm sowie Herrn Professor Lothar Kinzl und Frau Margot Hug gebührt das Verdienst, die Mittel organisiert zu haben, damit aus einem zarten Pflänzchen, »der Idee«, ein Baum, »das Buch«, entstehen konnte. So gilt unser Dank den Förderern Protek GmbH und Ormed GmbH/Hug-Gruppe. Beide Unternehmen verbindet mit den Autoren eine gewisse Verwandtschaft: Die Wirbelsäule ist Teil ihres professionellen Umfeldes, Kunst und Kultur Ausdruck ihres besonderen gesellschaftlichen Engagements.

Da unsere Universitätsbibliothek nicht für ein solches Thema ausgestattet ist, mußten viele Bücher von außerhalb besorgt werden. Diese Arbeit war nicht nur mit viel Witz und Ideen verbunden, z.B. wie man auch die älteren Werke lokalisiert, sondern auch mit etlichen Zentnern Papier, die getragen werden wollten. Daß dies trotz aller Mühe von den Mitarbeitern der Universitätsbibliothek mit einem freundlichen Lächeln bewältigt wurde, ist vor allem das Verdienst von Herrn Dieter Kabourek, Frau Marianne Frank, Frau Elke Kunert und Frau Bianca Ruess sowie den Mitarbeitern der Stadtbibliothek Ulm.

Da wir als Autoren oft in »fremden Gewässern« gefischt haben, war es uns ein Anliegen, vor der Veröffentlichung den Rat von Fachleuten einzuholen. So danken wir insbesondere Herrn Professor Richard Brunner und Herrn PD Dr. Mergenthaler, beide Universität Ulm, für die Durchsicht und Anregungen beim Kapitel »Das metaphorische Wortbedeutungsfeld der Wirbelsäule«, sowie Frau Susanne Wiede, Körper- und Musiktherapie, Universität Ulm, für die Durchsicht des Kapitels »Die nonverbale Kommunikation mit dem Rücken«. Bei dem Lektorat für den Kunstteil haben wir vor allem durch Frau Stefanie Menge vom Verlag Volker Huber, Offenbach, große Hilfe erfahren. Die diversen Übersetzungen aus griechischen Originaltexten verdanken wir Herrn Oberstudiendirektor i.R. Dr. Joachim Keller, Ulm.

Das Kapitel über Hans Würtz wäre ohne die freundliche Hilfe von Herrn Dr. Joachim Gehrmann, Oberarzt im Oskar-Helene-Heim, Berlin, nicht zustande gekommen. Weitere wertvolle Anregungen verdanken wir dem Sohn, Herrn Harro Würtz, Berlin.

Besonderer Dank gebührt auch den Computerspezialisten unserer Abteilung, allen voran den Herren Dr. Oliver Boos und Stefan Reutemann für ihre großartige Hilfe beim Setzen des Buches. Die zentrale Photoabteilung der Universität hat Hervorragendes geleistet und für dieses Buch gelungene Ablichtungen von teils schlecht erhaltenen Vorlagen gefertigt. Unser Dank gilt hier vor allem Frau Elvira Guttschick und Frau Bärbel Kaubisch.

Last but not least der Dank an die Förderer, Sulzer Orthopedics GmbH und Ormed GmbH/HUG Gruppe. Beide Unternehmen verbindet mit dem Herausgeber eine gewisse Verwandtschaft: die Wirbelsäule ist ein Teil ihres professionellen Umfeldes – Kunst und Kultur sind Ausdruck ihres besonderen gesellschaftlichen Engagements.

Wie in unserer Familie und unserem Freundeskreis üblich, werden Einzelleistungen zwar durchaus angenommen, durchlaufen aber meist ein Purgatorium engagierter Kritik, bevor sie einem größeren Kreis vorgestellt werden. Sich bei solcher Gelegenheit wieder zu treffen und neue Ideen auszutauschen, ist für uns immer ein kleines Fest.

Für Durchsicht, Korrekturen und Anregungen danken wir: Griseldis und Wolfgang Memmert, Kandel; Hildegard, Alfred, Damaris und Eckhard Wagner, Mössingen; Ingeborg Memmert, Ulm; Irma und Heinz-Dietrich Memmert, Springe; Nanette Schuster, München; Barbara Süß, Princeton (USA); sowie den Freunden Peter Rominger, Hilzingen; Carmen und Wolfgang Paulus, Neu Ulm; Gotelind und Guido Elsäßer, Stetten a.d. Fildern; Andrea und Martin Patzner, Ulm; Thilo und Beate Schöller, Wendelsheim; Gisela und Georg Fischer, Neresheim; Peter Geschwendtner, Ulm; Elke Häberle und Albert Schrade, Karlsruhe; Marie-Aline Collobert, Paris; Eve Zekker, Vorù (Estland); Meike und Bertram Ribbeck, Backnang; Susanne Böhm, Ulm; Markus Horländer, Speyer; Manuela, Manuel und Daniel Schaal, Ulm; Hartwig Osiander, Ulm; Dieter, Luitgard, Maurice und Saskia Bigell, Ulm; Annette Brinkmann, Ulm; Jaqueline und Jennifer Burschey, Ulm; Carlos Ferrer, Malaga (Spanien); Bodo und Wiebke Gottschalk, Maidstone; Stephan Buchmann, Stuttgart; Appasamy Velu, Kuala Lumpur (Malaysia); Neil W. Valentine, Stracathro (Schottland); Edgar J. Scullion, Stracathro (Schottland); Sunil Sreedhar, Palakkad (Indien); Frank Gebhard, Altstätten (Schweiz); Devanand Puthu, Bangalore (Indien); Prem Mishra, Stracathro (Schottland); Zeno Gaigl, München.

Ulm, Oktober 1996   GÜNTER UND MARTIN MEMMERT

INHALTSVERZEICHNIS

Anschauung – Nachdenken über die Erfahrung ... 1

Die Wirbelsäule im Spiegel der Kunst ... 9

Die Chance in der modernen Kunst aus der Sicht eines Mediziners ... 17

BILDTEIL

Der Unfall ... 25

Die Wirbelsäule im Extrem ... 37

Die Wirbelsäule in der Architektur ... 53

Die Wirbelsäule in der Karikatur ... 65

Die Wirbelsäule in anderer Form ... 81

Die Wirbelsäule als starre Säule ... 131

Knochen und Fleisch ... 151

Krüppel ... 171

Die harmonische Wirbelsäule ... 179

Der Künstler als Anatom der Wirbelsäule ... 191

SPRACHE UND GESCHICHTE

Das metaphorische Wortbedeutungsfeld »Wirbelsäule« ... 221

Die nonverbale Kommunikation mit dem Rücken ... 233

Die Krüppelpädagogik des Hans Würtz ... 239

Ein Versuch, die Geschichte der Wirbelsäulenchirurgie zu umreißen ... 247

ANHANG

Literaturverzeichnis ... 257

Künstler- und Autorenregister ... 271

Abbildungsnachweis ... 273

ANSCHAUUNG – NACHDENKEN ÜBER DIE ERFAHRUNG

1995 hat die Abteilung für Unfallchirurgie der Universität Ulm ihr 25jähriges Bestehen gefeiert. Ein Jubiläumsjahr ist nicht nur ein freudiges und festliches Ereignis, es ist auch eine Gelegenheit, die gewohnte Arbeit zu unterbrechen und das bisher Geleistete zu resümieren: Nachdenken über gemachte Erfahrungen und Festlegen einer neuen Richtung in der Arbeit.

Aus diesen Überlegungen heraus ist die Idee erwachsen, die Wirbelsäule – ein operativer Schwerpunkt der unfallchirurgischen Klinik der Universität Ulm – einmal von einem ganz anderen Gesichtspunkt aus zu betrachten. So entstand ein Buch zum »Bildle gucken«, ein Buch zum »Anschauen«.

Bei den Begriffen »Anschauen« und »Anschauung« wollen wir uns zunächst aufhalten, weil die »Anschauung« der zentrale Begriff für das Anliegen dieses Buches geworden ist.

Schon das Wort selbst hat eine lange Geschichte hinter sich. Erwähnt wurde es zum ersten Mal um das Jahr 1000 in einer Predigt von Notker III., Abt zu St. Gallen: »via contemplatione, daz ist chraft an-scóuuungo«.

Aus seiner Geschichte lassen sich für das Wort »Anschauung« vier Bedeutungsinhalte ableiten:

1. Anschauung als Theorie (allgemeine Wissenschaftssprache):
   griechische und römische Philosophie; Sokrates, Plato, Aristoteles, Cicero, Seneca
2. Anschauung als Kontemplation (Mystik):
   Meister Eckhart, Tauler, Seuse, Mechthild von Magdeburg
3. Anschauung als Intuition (Philosophie, besonders Phänomenologie):
   Baumgarten, Kant, Fichte, Schelling, Hegel, Schopenhauer
4. Anschauung als Erfahrung (Psychologie und Pädagogik):
   Pestalozzi, Fröbel, Herbart

Die in Klammern angegebenen Wissenschaftsbereiche haben dem Begriff Anschauung jeweils eine eigene Prägung verliehen.

Über das altdeutsche Wort »an-scóuuungo« werden wir in der Übersetzung auf die Nahtstelle im lateinischen Äquivalent »contemplatio« verwiesen. Diese Bedeutung hat sich wiederum aus den Wörtern »theorós (= distanzierter Betrachter, Zuschauer) und »theorein«, im Gegensatz zur handelnden Teilnahme, abgeleitet. Aus der räumlichen Entfernung erwächst der größere Überblick und aus der daraus resultierenden emotionalen Entfernung die größere Sachlichkeit; aus der zeitlichen Entfernung der Berichterstattung die Möglichkeit zum Vergleich mit früheren Ereignissen. Das Schauen (theoria) als geistige Leistung hat hierbei einen antagonistischen Charakter aufgrund lokaler, temporaler und emotionaler Distanzierung. Damit wird »Anschauung« zur Voraussetzung überlegten Handelns überhaupt.

Die römische Philosophie (Cicero, Seneca) nahm den Begriff »theoria« auf und stellte diesen als »contemplatio« (als »vita quita«) in Gegensatz zum aktiven Leben (»vita actione«, bzw. »vita civilis«). Das Wesen der Anschauung als Bedingung der Möglichkeit menschlichen Handelns bleibt der römischen Philosophie jedoch verschlossen.

Bei den deutschen Mystikern (Tauler, Eckhard, Seuse, Mechthild von Magdeburg) hatte »Anschauung« (das Suffix »-ung« bezeichnet ein »Tun« im Gegensatz zum Suffix »-heit«: »Sein«) – als »contemplatio« verstanden – genauso wie »theoria« zu Beginn der deutschen Wortgeschichte durchaus den Charakter einer Tätigkeit. Auf den einzelnen Etappen mystischer Versenkung gibt es keine Ruhe, bis der Endzustand der Vereinigung mit dem Meditationsthema und letztlich mit Gott erreicht ist. Die Anschauung, besser das Anschauen, ist also nicht Endzweck, sondern zielgerichtetes Tun.

Die Wurzeln für Anschauung als »Intuition« und Anschauung als »Erfahrung« finden sich beide im Begriff des scholastischen (Thomas von Aquin) »intuitus« (intueri = aufmerksam anschauen, spähen) versus »contemplari« (= andächtiges Schauen). Durch das Mittelalter hindurch wird der Begriff der Intuition ständig aufgewertet: Intuition ist nicht nur Sinneswahrnehmung, sondern eine vollständige Erkenntnisweise und eine besondere Leistung des Intellekts. Dem Begriff der diskursiven Tätigkeit der »Ratio« wurde die »Intuitio« als ebenbürtig entgegengesetzt. Für Thomas von Aquin wird die Intuitio die genuine Erkenntnis Gottes. Baumgarten greift den Begriff der Intuition als »Anschauung« auf, wobei er eine »anschauende Erkenntnis« einer »rationalen und symbolischen Erkenntnis« gegenüberstellt: »Wenn beim Auffassen Zeichen und Bezeichnetes miteinander verbunden werden und die Erfassung des Zeichens nachdrücklicher als die des Bezeichneten ist, spricht man von symbolischer Erkenntnis; wenn aber die Vergegenwärtigung des Bezeichneten nachdrücklicher als die des Zeichens ist, ist dies eine intuitive Erkenntnis«.

Aus der Ästhetik kommend teilt sich die Bedeutung des Wortes Anschauung in »Anschauung als Intuition« und »Anschauung als Erfahrung«.

Die Richtung der Intuition verfolgt Kant in seiner Dissertation *Kritik der reinen Vernunft*. Seine Gedanken gehen dahin: »Da uns die Sinnenwelt immer nur in zeitlicher und räumlicher Ordnung begegnet, sind Zeit und Raum keine Erfahrungstatsachen, sondern Formen der Anschauung vor aller Erfahrung«. Sinnliche Anschauung ist also entweder reine Anschauung (Raum und Zeit) oder empirische Anschauung desjenigen, was uns in Raum und Zeit unmittelbar wirklich, durch Empfindung vorgestellt wird. »Reine Anschauung« bildet so den apriorischen Anteil der Erkenntnis (= intuitio), aus dem die für Kant so wichtigen »synthetischen Urteile« gewonnen werden können.

Eine andere Denkrichtung schlägt Pestalozzi ein: Er greift den Begriff der Intuition ebenfalls aus der Ästhetik auf, jedoch ohne Anklang an Kant. »Die Anschauung und die Sprache sind das Fundament aller menschlichen Erkenntnis«. Aus der Situation der Kindheit heraus erste Erfahrungen und Beobachtungen zu machen, wird für ihn Anschauung über ein »festes Aufsehen auf tausenderlei kleine Dinge« (also rein sinnlich gemeint), ein »Nachdenken über die Erfahrung«.

Mit Kant und Pestalozzi hat das Wort »Anschauung« eine deutliche Zäsur erhalten. Es wurde terminologisch fixiert und zur Grundkategorie eines philosophischen bzw. pädagogischen Systems erhoben. In der heutigen pädagogischen Bedeutung als »Nachdenken über die Erfahrung« entwickelt sich die anthropologische Weite des Anschauungsbegriffes: Denn, daß Menschen überlegend zurücktreten, Handlungen unterbrechen, sich beim Vorwärtsgehen prüfend umwenden,

Pläne für ihre Unternehmungen entwerfen, sich Schonräume und Schonzeiten für das Lernen reservieren und sich dabei sprachlich äußern und helfen, das läßt sich unmittelbar beobachten. Und es deutet darauf hin, daß die so verstandene Anschauung zum Wesen des Menschen gehört. Aus der Wortgeschichte des Begriffs »Anschauung« ergeben sich für dieses Buch folgende Überlegungen: Anschauung ist das Ergebnis des Aktes des Anschauens. Zugrunde liegt ihm das Bild des Zuschauers (griechisch: theorós). Anschauen ist das abständliche Betrachten in einer dreifachen Distanzierung: lokal, temporal und – daraus sich ergebend – emotional. Begriffe wie »klar«, »nüchtern« oder »sachlich« weisen darauf hin, daß nur durch Ein- und Unterordnung der Gefühlssphäre Anschauungen gebildet werden können. Das Bild vom abständlich betrachtenden, nachdenklichen Zuschauer spiegelt den theoretischen und kontemplativen Grundzug der Anschauung wider.

Der Begriff der Anschauung schließt nichts Geringeres als die Behauptung ein, daß der Mensch nicht nur durch eigene Erfahrung, sondern vielmehr auch durch die Betrachtung fremder Erfahrungen lernen könne. Das weitgehend instinktgeleitete Tier kann im Rahmen seines artspezifischen Spielraumes singuläre, konkrete und individuelle Erfahrungen sammeln. Der Mensch hingegen führt seine und fremde Erfahrungen aus dieser Beschränkung zu universellen, abstrakten und allgemeingültigen Anschauungen, die nun in dieser Form übertragbar sind. Erfahrungen muß jeder Mensch selbst sammeln; Anschauungen können vermittelt werden. So ist die Anschauung das dem Menschen eigentümliche Mittel der Weltorientierung und Weltbewältigung, also ein anthropologischer Begriff.

Noch schärfer faßbar wird der Begriff der Anschauung, wenn man ihn im Gegensatz zu dem des Handelns sieht. Während der Akteur im Handeln eine unwiderrufliche Entscheidung fällt, bewahrt sich der Zuschauer die prinzipielle Unabgeschlossenheit des Denkens. Der Zuschauer wird erst dann zum Handelnden, wenn er seine Meinung (Entscheidung, Beurteilung, Kritik) bekannt gibt. Man kann nicht zur gleichen Zeit handeln und »anschauen«. Da im Moment des Handelns alle Kräfte beansprucht werden, wird nur nach Maßgabe vorgängiger Anschauungen oder Erfahrungen entschieden. Situationsneue Aspekte kann nur der distanzierte Zuschauer erkennen und berücksichtigen. Auch nach vollzogener Handlung ergeben sich bei bloßer Engrammierung lediglich Erfahrungen. Erst das nachträgliche Betrachten der Handlung führt zu Anschauungen. Aus dem Gegensatz zum Handeln leiten wir den – im Wortsinne – antagonistischen Charakter der Anschauung ab. Anschauung ist nur möglich, wo der Mensch vom Handlungszwang entbunden ist. Sie setzt also Räume und Zeiten der Muße voraus. In »Unmuße« handelt der Mensch kreatürlich-instinktiv, das heißt »blind« und setzt Automatismen ein. Bei »besonnenem Handeln« schiebt sich wenigstens ein kurzer Augenblick des nachdenklichen Zurücktretens als sog. Reflexion zwischen Reiz und Reaktion. Oft ist freilich diese Stufe als ein nicht isolierbarer Akt in den allgemeinen Lebensvollzügen enthalten. In anderen Fällen ergibt sich »Anschauung« situativ als Voraus-, Zwischen- oder Nachdenken in komplexen Lebenslagen. Weiterhin kann man sie stationär, etwa als Station im Lernprozeß sehen. Schließlich gibt es beim Menschen Zeiten verstärkter Anschauungsbildung: Schule und Studium, Kurse und Tagungen sind solche epochalen Mußezeiten. Sie erfüllen nur ihren Zweck, wenn sie tatsächlich vom Ernst- und Entscheidungscharakter des

Handelns befreit werden und Räume und Zeiten der Muße zur Verfügung stellen. Wieder unter Bezugnahme auf den Wortsinn können wir vom scholastischen Charakter der Anschauung sprechen.

In den meisten Gesellschaften läßt sich das Phänomen der Ausweitung der Anschauung zu einer Lebensform beobachten. Die Kulturhöhe einer Gesellschaft zeigt sich unter anderem gerade darin, daß sie sich den Luxus leisten kann, einzelne Menschen oder Menschengruppen vom mechanisch-produktiven Arbeitsleben abzugrenzen und für eine lebenslängliche, berufsmäßige Anschauung freizugeben. Diese »chronischen Zuschauer« widmen sich sozusagen stellvertretend für die im »Lebenskampf« stehende übrige Gesellschaft dem Anschauungserwerb und überwachen ratgebend, wegweisend oder warnend deren Wohlfahrt. Im religiösen Bereich haben sich oft Mönche, Eremiten oder Heilige in dieser Weise als Stellvertreter der »ecclesia militans« verstanden. Auf weltlichem Gebiet sind es Kunst und Wissenschaft (z. B. Grundlagenforschung), vor allem Literatur und Philosophie, in denen Anschauung zur Lebensform geworden ist.

In einer erfolgsbestimmten »Leistungsgesellschaft« (wie der römischen oder der unsrigen) wird der Wert der »theoretischen« Lebensform oft verkannt. Die Muße wird heute leicht als Müßiggang abgewertet. Die reine Wissenschaft gilt als weltfremd, die Philosophie als nutzlos, die Kunst als überflüssig. Diesem quietistischen Mißverständnis des scholastischen Charakters der Anschauung gegenüber muß auch kulturanthropologisch die funktionale Abhängigkeit von Anschauung und Muße betont werden. Muße ist nicht Rekonvaleszenz, sondern aus dem Spannungsverhältnis von Arbeit und Erholung herausgenommene Freizeit zum Anschauungserwerb. Aus dem antagonistischen und scholastischen Charakter der Anschauung ergibt sich die weitere Wesensbestimmung: Anschauungen können nur ohne pragmatische Tendenzen gewonnen werden. Jede »effektive« Zielsetzung, jeder Wunsch nach Verwertbarkeit und Anwendbarkeit belastet den Anschauungsvorgang im gleichen Maße, wie das Handeln selbst durch Zugeständnisse, Rücksichten und Beschränkungen eingeengt wird. Zwar besitzt die Anschauung eine empirische Quelle und fließt später in die Praxis zurück, die Anschauungsbildung selbst aber ist eine Praxis sui generis, mit eigener Zweckbestimmung, eigener Befriedigung und eigenen Vollzugsgesetzen. Autarkie und Autotelie sind Ausdrucke der Autonomie der Anschauung.

Eine erste entsprechende Methodik der Anschauungsbildung liegt uns in der sokratisch-platonischen Dialektik vor. Hier erfolgt der Anstoß durch eine Aporie, das heißt eine durch Versagen der traditionellen Bewältigungsschemata erlebte Existenzbedrohung. In einem Dialog werden verschiedene Lösungsmöglichkeiten zur Herstellung der Homöostase miteinander verglichen (Eristik), gegeneinander abgewogen (Elenktik) und endlich die vermutliche Lösung abgesondert (Kathartik). Letztes Wahrheitskriterium der dialektischen Anschauungsbildung ist die Konfrontation mit der Wirklichkeit, die eine Verifikation oder Falsifikation bedeuten kann. So gelang etwa dem Sklaven bei Platon allein mittels »Versuch und Irrtum« die Verdoppelung der Fläche eines Quadrats.

Da also alle Erkenntnis »auf Bewährung« gewonnen wird, haben unsere Anschauungen die Form von Hypothesen. Sie nehmen die Wirklichkeit als Vermutung (Galilei: suppositione) vorweg; sie sind um so sicherer, je genauer sie der

Wirklichkeit entsprechen. Formale Ausbildung kann so als Hilfe zum Aufstellen sinnvoller Hypothesen begriffen werden. Sie erschöpft sich nicht in der Übermittlung bewährter Bewältigungsschemata, die in einer stets sich wandelnden Welt oft, wenn nicht ihre Gültigkeit, so mindestens doch ihre Bedeutung, verlieren. Ausbildung soll darüber hinaus im Wissen um die hypothetische Struktur unserer Anschauungen die Notwendigkeit ständiger Überprüfung betonen und eine »Sagazität« (= Talent im Erkenntnisvermögen; Kant) ausbilden.

Damit hängt ein weiterer Gedanke zusammen: Die Objekte der Wirklichkeit sind weitgehend nicht als Klischees in unserer Anschauung vorhanden, sondern nur umrißhaft und für ständige Ergänzung oder Veränderung offen. Zur Verdeutlichung dieses Sachverhaltes begegnen uns Wendungen wie »Muster« (Resewitz) oder »Matritzen« (Hamann). Am klarsten hat ihn Kant im »Schematismuskapitel« seiner *Kritik der reinen Vernunft* beschrieben. Danach sind nicht nur die reinen Verstandeskategorien – diese nur notwendigerweise –, sondern auch prinzipiell abbildbare Dinge, wie etwa ein Hund, in die Form eines typisierten Schemas übertragen. Die Schematisierung wirkt sich positiv und negativ aus. Ein Vorteil für den Menschen in ökonomischer Art: Die Reproduktion von Einzeldaten und ihre Transposition auf den Einzelfall wäre zu mühevoll. Durch das Schema erkennen wir eben einen Baum belaubt und unbelaubt, in verschiedener Entfernung, Färbung oder Beleuchtung. Nachteilig erscheint freilich die durch das Schema vollzogene Normierung. Die Schemata erzeugen in uns Erwartungen (Einstellungen, Fixierungen, Vorurteile), die neuen Eindrücken gegenüber eine Art Filter darstellen. Deshalb sind, abgesehen von der frühen Kindheit, keine »originale Begegnungen« (Heinrich Roth) für den Menschen anzunehmen. Immer schon erscheint uns die Wirklichkeit in der Anschauung zuerst so, wie wir sie vermutet, das heißt, wie wir sie stets erlebt haben.

Das wissen um den Schematismus unserer Anschauung kann uns helfen, geistige Starrheit zu vermeiden. Die Labilität unserer Schemata (oder Muster) ergibt sich nicht nur aus der individual-psychologischen Analyse der Anschauungsbildung. Unsere Muster sind ja hauptsächlich – wenn nicht ausschließlich – kulturelle Produkte. Nicht der Mensch, sondern die Menschheit, nicht das Individuum, sondern die Gesellschaft haben sie geschaffen. Unsere Anschauungen sind die Anschauungen unserer Kultur. Dabei ist es selbstverständlich, daß die Subkultur einer Familie ebenso beteiligt ist, wie die übergeordneten regionalen, nationalen oder kontinentalen Kulturen. Es gibt also eine vertikale (individual-genetische) und eine horizontale (kulturanthropologische) Dynamik unserer Anschauung. Diese Instabilität der Anschauung wird oft übersehen. In der »Theorie der kategorialen Bildung« zum Beispiel scheint es so, als müsse nach geheimen, »ewigen« Ordnungsstrukturen in den einzelnen Bereichen der Wirklichkeit gesucht werden; aus diesen Elementen seien dann die Exempla für den lernenden Menschen auszuwählen. Demgegenüber deutet die soziale Determinante der Anschauung darauf hin, daß unsere Denkformen nur Denkgewohnheiten sind. Jede Gesellschaft überliefert funktional oder intentional ihre spezifischen Kategorien. Sie in den Dingen selbst suchen zu wollen, ist das Rudiment eines naiven Realismus. Nicht in den Dingen selbst liegen die Ordnungsstrukturen; vielmehr trägt der Mensch bewährte Muster an die Dinge heran, die so lange gelten, bis sich ein neuer Ordnungsgesichtspunkt als zweckdienlicher erweist.

Läßt man das bisher Dargestellte auf sich wirken, so wird deutlich, wie weit wir uns immer wieder in unserem Alltag von dem »Wesensprinzip Anschauung« und damit von uns selber entfernt haben: Wer viele Stunden am Stück gearbeitet hat, braucht erst einmal Ruhe, ehe er, sofern überhaupt, zur Anschauung gelangt. Wer noch mit unterschwelligem Stolz sagt, er habe »jetzt schon fünf Tage nahezu ununterbrochen gearbeitet«, hat die Fähigkeit zur Selbstreflexion verloren. Wer seine Untergebenen durch Druck und Versprechungen zu ständigem Arbeiten bis weit in die frühen Morgenstunden treibt, verwehrt ihnen diese Lebensnotwendigkeit. Freilich – solche Extreme bleiben die Ausnahme. Wir sollten aber dafür aufmerksam werden, wo in unserem Alltag diese Hindernisse zum Anschauungserwerb liegen, die uns vom »Menschsein« abhalten. So verstanden steckt auch Aufmunterndes in diesem Buch, das zur Anschauung – zum Nachdenken über die Erfahrung – anregen möchte.

M. M.

Im Kunstteil haben wir uns bemüht, vor allem solche Informationen zu Bild, Künstler und Zeit zur Verfügung zu stellen, welche die »Anschauung« des Lesers erleichtern sollten. Unsere eigenen Erklärungsvorschläge wollen dazu bestenfalls eine weitere »Starthilfe« anbieten.

Aus dem Prinzip Anschauung wird deutlich, daß dieses Buch sich nicht auf die reine Betrachtung von Kunstwerken beschränken kann. Deshalb ist nach einem einführenden Kapitel und einem Kapitel zur modernen Kunst, auch ein Kapitel über das metaphorische Wortbedeutungsfeld der Wirbelsäule beigefügt: Sprache und Kunst sind nach Wilhelm von Humboldt »Paradigmata der Wirklichkeitserfahrung«. Beide organisieren eine Beziehung zwischen Natur und Subjektivität. Mit Trubetzkoy, Jakobson und Weisgerber wurde die Feldstruktur der Sprache für die Ästhetik der Bilder entdeckt: »Beziehungen sind wichtiger als die Dinge, die sie verknüpfen«. Ebenso wie die Farben im Bild aus einem übergeordneten System zu erklären sind, so sind auch die Bedeutungen der Wörter zu fassen. Beide, Bild und Sprache, bilden Spannungsfelder: Denken wir etwa an das (hier nicht enthaltene) Bild von René Magritte: (Abbildung einer Tabakpfeifer mit der Unterschrift: »Ceci n'est pas une pipe« – »Das ist keine Pfeife«): Die abgebildete Pfeife ist natürlich keine Pfeife. Magritte macht uns mit diesem Bild aber auf die Brüchigkeit der Welt aufmerksam. Nach Wittgenstein hat auch die Sprache so etwas wie einen surrealistischen Charakter und hilft ebenso wenig zu einer sicheren Weltdeutung wie das scheinbar eindeutige Bild einer einfachen Tabakpfeife.

Auch die anderen Kapitel im Anhang: »Die nonverbale Kommunikation mit dem Rücken«, »Die Geschichte der Wirbelsäulenchirurgie« oder »Die Krüppelpädagogik« des liebenswerten und zur Liebe fähigen Hans Würtz, wollen zum Innehalten, Stutzen (aporie als platonische »conditio sine qua non« des produktiven Denkens), zur Anschauung, zum Nachdenken über die Erfahrung einladen, und wo immer möglich, möchte das Buch anregen, eigene Ideen zu generieren.

Geschieht das, und ist es zu einer Kommunikation zwischen Bild und Betrachter, zwischen Text und Leser gekommen, so haben wir unser Ziel erreicht.

Wir haben Überlegungen aus dem Bereich der »Psychosomatik der Wirbelsäule« bewußt aus diesem Buch ferngehalten. Dieses Thema ist in dem Werk von

Thure von Uexküll: *Psychosomatische Medizin* unter: »Lumbago-Ischialgie-Syndrome« im Kapitel 45.3 ausgezeichnet beschrieben, diskutiert und durch die angegebene Literatur mehr als notwendig belegt. Jeder mit der Wirbelsäule konfrontierte Arzt sollte es kennen. Wir haben keine Vollständigkeit in der Bildzusammenstellung angestrebt, und eine Perfektion (lat.: perfectum est) nur in dem Sinne eines für uns zunächst abgeschlossenen Themas. Wir möchten uns auch nicht mit fremden Federn schmücken, sondern vielmehr Dank sagen allen denen, die vor uns gedacht haben: so beruht die Bearbeitung des Begriffes »Anschauung« auf der Dissertation von Wolfgang Memmert (*Die Geschichte des Wortes »Anschauung« in pädagogischer Hinsicht von Plato bis Pestalozzi*, 1968). Der Abschnitt »die Chance der modernen Kunst« wurde in Anlehnung an Koch-Hillebrechts Buch: *Psychologie einer revolutionären Bewegung*; DuMont, 1983, erstellt; die Einführung zum Kapitel »Das metaphorische Wortbedeutungsfeld Wirbelsäule« in Anlehnung an Walter Porzig *Das Wunder der Sprache*; UTB, 1986 (1. Auf. 1950). Die biographischen Daten zu Hans Würtz sind der Festschrift von Ewalt Kliemke, 1955, entnommen. Den Aufsatz *Die nonverbale Kommunikation mit dem Rücken* verdanken wir dem solitären Beitrag von Elisabeth Memmert.

Wir haben uns bemüht, die verwendeten Zitate entsprechend sorgsam zu kennzeichnen. Die verwendete Literatur ist im Anhang thematisch gelistet und soll zur weiteren Lektüre einladen.

Das vorliegende Buch ist in Zusammenarbeit zwischen Vater (G. M.) und Sohn (M. M.) entstanden. Die einzelnen Kapitel sind entsprechend gezeichnet.

Ulm, Oktober 1996   GÜNTER UND MARTIN MEMMERT

DIE WIRBELSÄULE IM SPIEGEL DER KUNST

Die Wirbelsäule, die aus Wirbelkörpern zusammengesetzte Knochensäule, ist ein so wichtiges Merkmal, daß sie in der Einteilung des Tierreiches im Unterreich der Vielzeller (Metazoen) beim Stamm der Chordatiere (Chordaten) den Unterstamm der Wirbeltiere (Vertebraten) bezeichnet und damit in der Überklasse der Vierfüßler (Tetrapoda) die Klasse der Säugetiere (Mammalia) einschließt. Doch erst in der Unterklasse der Höheren Säuger finden sich die Ordnungen Herrentiere, Nagetiere, Fleischfresser, Unpaarhufer und Paarhufer, an die wir in erster Linie denken, wenn wir von Wirbeltieren und Wirbelsäule sprechen.

Dies ist eine sehr ins Spezielle gehende Sicht, und doch wollen wir unser Thema noch mehr, und zwar auf die menschliche Wirbelsäule, einschränken.

Bei der Darstellung der menschlichen Wirbelsäule kommt es vor allem auf den Zweck der Darstellung an. Für den Naturwissenschaftler und vornehmlich für den Mediziner, wird es in erster Linie auf die Anatomie ankommen, aber auch auf physische und physiologische Fragen, denn schließlich hat auch die Einwirkung der Wirbelsäule auf die Psyche Bedeutung. Dabei wird es einmal um die Darstellung der Wirbelsäule selbst, also um das unmittelbar Sichtbare, gehen, ein anderes Mal um die Darstellung ihrer Aufgabe oder Wirkung, wobei der Gegenstand selbst nicht unmittelbar in Erscheinung treten muß, also unsichtbar bleiben kann.

Bei der Betrachtung der physischen Voraussetzungen und Möglichkeiten wird es auch um Fragen der körperlichen Leistungsfähigkeit in beruflicher und sportlicher Hinsicht gehen. Bei den psychischen Fragen kommen noch ethische Themen in den Blick. So ermöglichten aufrechte Haltung und aufrechter Gang eine andere Entwicklung des Gehirns als bei Tieren, gewährten dem Menschen einen Überblick über seine Umgebung und andere Lebewesen, erhielten aber auch wesentliche Bedeutung für die innere Haltung des Menschen, für seine seelische Verfassung und Weiterbildung.

Es gehört zu den wunderbaren Eigenschaften des Menschen, daß er sich nicht nur durch Gebärden und durch Sprache äußern möchte, sondern auch »bilden« will. In diesem Bilden werden die Elemente der Sinne und des Denkens aufgenommen und in bildnerischen Werken ausgedrückt. So umschließt die ästhetische Komponente alle anderen Sparten und gibt nicht nur dem Sichtbaren Form und Farbe, sondern läßt auch den inneren Gehalt, das Unsichtbare, aufleuchten. In allen Jahrhunderten begleiteten alle diese Momente die Künstler auf ihrem Wege und flossen allein oder in verschiedensten Zusammenstellungen in ihre Kunstwerke ein. Die unterschiedliche Betonung der Einzelelemente zeigt sich im Bild der Kunst der jeweiligen Zeit und des jeweiligen Künstlers.

Bereits in der prähistorischen Kunst werden Lebewesen dargestellt, doch sind es vor der Eiszeit meist nur Tierfiguren, die in Höhlenmalereien erscheinen. Erst ab dem Mesolithikum (8 000–5 000 v. Chr.) herrscht das erzählende Gruppenbild vor und darin der handelnde Mensch. So bietet die »Jägergruppe« in der Valltorta-Schlucht bei Albocacer, Provinz Castellon (Nordspanien), ein anschauliches Bild menschlicher Figuren in verschiedenen Bewegungszuständen. In der Form von »Venus«-Statuetten weisen plastische Darstellungen von menschlichen Körpern bis in die Altsteinzeit zurück.

Die Ägypter gaben bereits im Neolithikum (um 4 000 v. Chr.) ihren Verstorbenen Bildwerke in Form menschlicher Figuren als Beigaben mit, im Alten Reich

(3000–2000 v. Chr.) entstanden Schriftzeichen und Abbildungen, mit denen auch kompliziertere Sachverhalte in einfachen Bildern gestaltet werden konnten. In der Plastik wurden Statuetten von Göttern und Menschen aus Stein gearbeitet. Im Mittleren Reich (2000–1650 v. Chr.) entwickelte sich eine höfische Kunst, die in Malereien und Reliefs menschliche Gestalten bei Kult- und Opferhandlungen zeigt. Das Neue Reich (1650–1000 v. Chr.) führt dann zum Höhepunkt ägyptischer Grabmalerei, später auch zu einer Malerei, die weniger kolossale Maße berücksichtigt und eine eigenwillige, mehr expressive Gestaltung des menschlichen Körpers bevorzugt. Auf zahlreichen Bildostraka (Tontafeln) werden schließlich viele profane Darstellungen in Linienzeichnung und stark skizzenhaft festgehalten und dabei oft auch die Grenzen zur Karikatur sowie zur Satire überschritten. Es werden extreme Körperhaltungen (bei Tänzern, Akrobaten, Kämpfern) gezeigt. Ein Beweis, daß sich die damaligen Künstler bereits mit dem menschlichen Körper und seinen Eigenschaften und Fähigkeiten beschäftigt haben. In der Spätzeit (1000–300 v. Chr.) entstehen in der Plastik Herrscher- und Priesterköpfe, die dann zur Porträtkunst der griechischen, hellenistischen und römischen Zeit überleiten.

Es ist hier nicht der Platz, darauf einzugehen, wie sich die griechische Kunst entwickelte und welchen Einfluß dabei die sie umgebenden Kulturen hatten. Doch kann zusammenfassend gesagt werden, daß der Grieche nach dem Allgemeingültigen in der Natur suchte. Dabei war ihm der »Gott das Maß des Menschen und der Mensch das Maß aller anderen Wesen« (Literatur I [94]: Bd. 2, S. 108). Im Stehen einer Plastik fand er das Gesetz der freien Figur: »die Einheit von Ruhe und Bewegung, von Sein und Zeit«. Er fand »die organische Verbindung der Elemente«. Man erkennt dies am Kontrapost, an dem Gegenspiel, der »Ponderation tragender und lastender Körperteile«. Bewegung wird damit nicht mehr als äußerer Zustand, sondern als innerer Vorgang begriffen. Mit solcher Verinnerlichung beginnt die Verantwortung des freien Menschen« (Literatur I [94]: Bd. 2, S. 95). Aus dem klassischen Menschenbild ergibt sich, daß die aufrechte Haltung, die der Körper der Wirbelsäule verdankt, der Ausdruck der inneren Bindung ist, so wie Platon »Sinn und Norm der Wirklichkeit aus ihrem göttlichen Grund zu begreifen« suchte (Literatur I [94]: Bd. 2, S. 122).

Die römische Kunst zeichnete sich – wenn wir hier einmal ihre etruskischen Wurzeln übergehen – über weite Strecken ihrer Entwicklung weniger durch eigene Intentionen ihrer Kreativität aus. Vielmehr verdanken wir ihr vor allem die Überlieferung griechischer Kunst, die sonst für uns weithin unbekannt geblieben wäre. Eine Fülle griechischer Kunstwerke kennen wir nur durch römische Sammeltätigkeit und durch römisch Kopien. Schon die Römer begeisterten sich an den meisterhaften griechischen Plastiken mit ihrem ideal aufgefaßten Körperbau und ihren harmonischen Bewegungen, sei es als Tänzer, Kämpfer oder Sportler (Ringer, Speerträger, Diskuswerfer). Obwohl es vor dem zweiten Jahrhundert v. Chr. eine eigentlich römische Kunst noch nicht gegeben hat, markiert die sich dann entwickelnde römische Kunst den Beginn der Kunst im westlichen Abendland. Sie steht damit an der Wiege der Kunst nördlich der Alpen und bestimmt deren Werden bis weit ins Mittelalter. Und als in der Renaissance die Antike wiederentdeckt wurde, geschah dies gleichsam durch eine römische »Brille«. Zahlreiche griechische Originale wurden erst ab dem 18. Jahrhundert auf archäologischem Wege entdeckt. Eine der Leistungen, die heute auch als »römische Sonderleistungen« bezeichnet werden, ist das Porträt. Es wird zumeist in Form der Büste gezeigt und hat seinen Zweck vornehmlich im Ahnenbild als Verkörperung der Geschichte einer Familie (gens). Wenn eine Ganzfigur gegeben wird, handelt es sich weniger um eine harmonische Gesamtheit wie in der griechischen Kunst, sondern das Haupt wirkt wie auf den Oberkörper, oder im Sinne unseres Themas, wie auf die Wirbelsäule aufgesetzt. In der Wandmalerei und in Mosaiken finden wir eine Weiterführung der aus dem Hellenismus übernommenen Tradition. Stehende, schreitende, tanzende Götter- und Menschengestalten werden beliebte Themen. Aus Pompeji sind uns bezaubernde Beispiele für die reale Wiedergabe menschlicher Körper in Haltung und Bewegung überliefert.

Zu Beginn des Mittelalters erscheint zuerst in der Buchmalerei die Darstellung menschlicher Gestalten. Während in merowingischen Handschriften bildliche Darstellung und Schrift zu einem Gesamtbild verschmelzen und menschliche Gestalten, die auf Kopien frühchristlicher Vorbilder beruhen, keine stimmigen Proportionen anstreben, sondern symbolhafte Formen, werden in der karolingischen Buchmalerei reale Körper gezeigt. Frühmittelalterliche Kunst ist immer – und hochmittelalterliche Kunst weitgehend – religiöse Kunst. Menschliche Gestalten werden zur Darstellung biblischer oder »heiliger« Geschehnisse eingesetzt. Abgesehen von den Darstellungen des ersten Menschenpaares erscheint der nackte und nur mit Lendentuch bekleidete menschliche Körper beim Bild des Gekreuzigten. Es liegt also nahe, bei einem Überblick über die Darstellung des menschlichen Körpers in der Kunst der Geschichte der Kruzifixdarstellung nachzugehen. Naturgemäß handelt es sich dabei um Frontalansichten, da der Rücken stets dem Kreuz zugewandt ist. Auf die Stellung der nicht sichtbaren Wirbelsäule kann nur aus der Körperhaltung rückgeschlossen werden. Je nach dem, ob und wie die Rippen dargestellt sind, kann vermutet werden, ob der Künstler die Körperdarstellung realistisch oder eher symbolisch geben wollte. Während beim ersten ottonischen Kruzifix des Erzbischofs Gero von Köln (um 975) eine Darstellung des Leidens beabsichtigt ist, und der Körper des Gekreuzigten leicht zur linken Seite geschwungen am Kreuz hängt, wenn auch die Füße nebeneinander auf dem konsolartigen Suppedaneum stehen, verändert sich das Bild im weiteren Verlauf der Entwicklung zur romanischen Auffassung. Unter byzantinischem Einfluß wird die Gestalt des Gekreuzigten dann starrer. Dem entspricht auch eine gewandelte theologische Auffassung. Nicht mehr das Leiden des Menschen Jesus erscheint bedeutsam, sondern die Erlösungstat Christi, der auch am Kreuz als der Auferstandene im priesterlichen Gewand und mit Königskrone dargestellt wird.

Die Tendenz zur Verhärtung und Verfestigung hielt aber auch an, wenn der leidende Körper wiedergegeben wurde. In strenger, feierlicher Ruhe steht der Körper des Gekreuzigten an Kreuzen des ausgehenden 11. und beginnenden 12. Jahrhunderts, wie bei den Beispielen in Essen-Werden und Minden zu sehen ist. Hier sind auch sich abzeichnende Rippen dargestellt, doch nicht im anatomischen, sondern symbolischen Sinn. Dann werden die Gestalten schlanker und feingliedriger, neigen jedoch nicht zur Abbildung eines realistischen Körperbaues, sondern zum Ausdruck des geistlichen Gehaltes. Der von Gott Gesandte opferte sich an dem von Menschen aufgerichteten Holzstamm. In gleicher Weise erfolgt die Darstellung sitzender, liegender und stehender Gestalten anderer Themen (Madonnen- und Majestasdarstellungen, Grabdenkmälern). In der Bauplastik finden wir unter apotropäischen (Böses abwehrenden) Gestalten an romanischen Kirchen auch Fratzen, Ungeheuer und abartige Figuren wie z. B. Zentauren, Einhörner, Drachen, darunter auch Kephalopoden (Kopffüßler), wie wir sie später bei Edgar Ende (1901–1965) und Horst Antes (geb. 1936) wiederfinden.

In der folgenden Stilepoche, deren Beginn von der französischen Kathedralbaukunst ab Mitte des 12. Jahrhunderts eingeleitet wird, und die wir vereinfachend mit Gotik benennen, wird die Plastik zunächst von der Architektur bestimmt. Die Wandmalerei tritt zugunsten der Glasmalerei zurück, aber auch zugunsten der Buchmalerei, die wiederum nicht nur die Bauplastik beeinflußt, sondern auch der Tafelmalerei den Weg ebnet. Die Körperauffassung in Plastik und Malerei wird stärker von liturgischen und ästhetischen Fragestellungen bestimmt. Nach einem Abschnitt mit scharfen und kantigen Gewandfalten, der auch als »Zackenstil« bezeichnet wird, werden die Linien und Formen weicher und fließender und führen zur Bezeichnung »schöner Stil«. In der zweiten Hälfte des 14. Jahrhunderts beginnt dann der Wandel von zarten und idealisierten Figuren hin zu eher handfesten und irdischen Individualgestalten. Die Darstellungen bestimmter Personen erhalten Porträtcharakter und die Auffassung der menschlichen Gestalt wird naturalistischer. Vom frühen Humanismus vorbereitet, besinnt man sich in der Bildenden Kunst auf die antiken Vorbilder, und ab dem 15. Jahrhundert bedienten sich die Künstler des menschlichen Modells, um hinter die Geheimnisse des Körperbaus zu kommen. Wenn es auch bereits in der Gotik »Musterbücher« mit zeichnerischen Vorlagen gibt, so kann man erst bei den Studien Leonardo da Vincis, Michelangelos und Albrecht Dürers von anatomischem Interesse und von Studien im wissenschaftlichen Sinne sprechen. Doch sind es Fragen von Künstlern an die Anatomie, deren Lösungen sie in Zeichnungen und Bildern mit wissenschaftlicher Präzision und mit künstlerischer Kompetenz darstellen.

Mit Beginn des 16. Jahrhunderts beauftragen Ärzte Künstler, das Ergebnis ihrer medizinischen Forschung in Illustrationen zu ihren Büchern festzuhalten. Als selbstverständlich gilt, daß die Darstellung wissenschaftlicher Forschungsergebnisse auch ästhetischen Forderungen genügen muß. Dabei spielt es keine Rolle, ob ein Künstler am Werk war, wie z. B. Jacques Gautier d'Agoty (1710–1781), oder ob der beobachtende und zeichnende Mediziner selbst kleine Kunstwerke schuf. Diese Bedingung hält sich bis zur Erfindung der Photographie. Genauigkeit und Anschaulichkeit werden nun zu Hauptforderungen für Darstellungen. Die Fragen der Künstler begnügen sich aber nicht mit anatomischen Antworten. Zwar formuliert erst Goethe den faustischen Drang »daß ich erkenne, was die Welt im Innersten zusammenhält«. Doch Künstler und Wissenschaftler erstrebten dies schon zu allen Zeiten, und es scheint, daß den Künstlern der Primat beim Suchen und Finden zukommt. Vielleicht haben sie dem Wissenschaftler die Unbefangenheit und die Sehergabe voraus, die oft schneller zum Ziel führen als Spezialwissen und systemimmanentes Denken. Auch der von Hegel in seiner *Ästhetik* formulierte Satz »die Malerei hat es nicht mit dem Sichtbarmachen überhaupt, sondern mit der innerlich gemachten Sichtbarkeit zu tun« wurde und wird zwar immer wieder von Künstlern für ihr Tun beansprucht, ist aber in seiner Wurzel viel älter. Auf diesem

Weg greift Sandro Boticelli in seinem Gemälde *Der Frühling* (Florenz um 1478) das Thema des menschlichen Körpers in der Darstellung der drei Grazien, das wir bereits in Pompeji sahen, erneut auf, und in der Freiplastik kann im Gegensatz zu den Gewändefiguren der mittelalterlichen Bauplastik der Bildhauer nunmehr auch den Rücken zeigen, so wie Donatello um 1430/33 in seinem *David*.

Bei Aktdarstellungen des 15. und 16. Jh. handelt es sich meist um Frontalansichten und zwar sowohl bei biblischen Themen, wie z. B. Adam und Eva, als auch bei weltlichen, etwa bei Venusdarstellungen. Rückendarstellungen fallen darum besonders auf, und so soll das Gemälde Hans von Aachens *Sieg der Wahrheit unter dem Schutz der Gerechtigkeit* (1598) als ein solches Beispiel genannt werden, zumal bei ihm gleich zwei Rückendarstellungen zu sehen sind. Der weibliche Akt zeigt Biegung und Drehung des Rückens in sehr anschaulicher, um nicht zu sagen raffinierter Weise, und bei der auf den Rücken stürzenden männlichen Gestalt stellt der Maler die extreme Beanspruchung dieses Körperteils gleichsam lustvoll dar – als Beweis für seine Beherrschung aller Kunstmittel. Dann aber werden mythologische und biblische Themen, wie z. B. der Höllensturz, für Künstler willkommener Anlaß, menschliche Körper von allen Seiten und in allen möglichen Lagen und Verrenkungen zu zeigen.

Eine neue Auffassung zeigt sich erstmals bei dem Gemälde *Geschlachtetes Schwein* von Joachim Bueckelaer (1563), bei dem im geöffneten Tierkörper Wirbelsäule und Rücken in ganz realer Weise sichtbar werden. Auch Annibale Carracci zeigt in seinem Bild *Der Fleischladen* (vor 1583) geschlachtete Tierkörper. Ein menschliches Skelett, allerdings in frontaler Ansicht, findet sich in dieser Zeit am Grabmal des René de Chalons in St. Pierre in Bar-le-Duc (nach 1544). Im 17. Jh. werden Rücken- und Skelettdarstellungen häufiger, und schließlich kann das Gemälde *Die Anatomie des Dr. Sebastiaen Egbertsz de Vry* (1619) des niederländischen Künstlers Thomas de Keyser direkt eine Illustration unseres Themas genannt werden. Auf ihm weisen Stift und Finger der Lehrenden direkt auf das menschliche Skelett und dessen Wirbelsäule. Das berühmte Gemälde Rembrandts *Die anatomische Vorlesung des Dr. Nicolaes Tulp* entstand 1632 und zeigt den Leichnam schräg von der Seite, und nur der linke Arm und die linke Hand sind seziert. Bei Rembrandts unbekannterem Gemälde *Die Anatomievorlesung von Dr. Jan Deymann* (1656) überrascht die stark verkürzte Darstellung des Leichnams.

Im 18. Jh. läßt die Kunst gleichsam »alle Hüllen fallen« und gefällt sich in der Darstellung gedrehter und gewundener Körper. In dem Bild von Michel-Ange Houasse *Die Zeichenakademie* (Anfang 18. Jh.) darf der Betrachter den Künstlern bei der Zeichnung eines männlichen Rückenaktes sozusagen »über die Schultern sehen«. Im Gemälde *Der gelähmte Vater* von Jean-Baptiste Greuze (1763) wird die Krankheit zum Thema, doch steckt die Anteilnahme der neunköpfigen Familie den Kranken fast zu, so daß wir über die näheren Umstände des Krankheitsbildes auf dem Bild nichts erfahren können. Im 19. Jh. nimmt Jean-Baptiste Regnault das Thema »Die Drei Grazien« erneut auf, und der Klassizismus bietet den Künstlern genügend Gelegenheit, antike Gestalten darzustellen und ihr Studium sowie ihre Kenntnisse der antiken Formensprache in Malerei und Plastik zu beweisen.

Mit Beginn des 20. Jh. üben auch Künstler immer mehr Gesellschaftskritik, und Paul Klee setzt in seiner Radierung *Zwei Männer, einander in höherer Stellung ver-*

mutend, begegnen sich (1903) dafür sogar die Körpersprache ein. Der italienische Maler Giorgio de Chirico (1888–1978) irritiert den Betrachter mit phantasiereich konstruierten Figuren, die ihn in die Metaphysik entführen wollen, auch wenn sie real erscheinen. Der deutsche Künstler Max Ernst (1891–1976), der 1919 mit Hans Arp zusammen eine Kölner Dada-Gruppe gründet, lebt seit 1922 in Paris, wo er sich den dortigen Surrealisten anschließt. Mit nicht zu übertreffender Intensität erforscht er den Menschen, seine Gestalt, seinen Körper, seine Organe, seine körperlichen Möglichkeiten bis hin zu seinen geistigen und seelischen Fähigkeiten sowie deren Mißbrauch. In seinen Werken deckt er erfindungsreich und schonungslos alle nur denkbaren Fehler und Schwächen des Menschen auf, und was dem Betrachter als absurd erscheint, will er als grausame Wirklichkeit der menschlichen Natur entlarven. In phantastischen Erfindungen benutzt er biologische und mechanische Voraussetzungen und stellt so neue Bedingungen für das menschliche Skelett und die Wirbelsäule dar, die das Nachsinnen schier ins Endlose steigern. Aus der Dada-Gruppe und von den Surrealisten ist auch der Amerikaner Man Ray (1890–1976) zu nennen, der, ebenso wie der Belgier René Magritte (1898–1967), den menschlichen Körper mit dem Schallkörper von Streichinstrumenten vergleicht, doch nicht bei formbedingten Ähnlichkeiten stehenbleibt, sondern nach Beziehungen im klanglichen und seelischen Bereich sucht.

Von ganz anderer Seite kommen Maler wie Otto Dix (1891–1969) und George Grosz (1893–1959) an das Thema menschlicher Körper und menschliches Skelett. Getrieben vom Erleben und Erkennen menschlichen Elends im Ersten Weltkrieg und der daran anschließenden wirtschaftlichen Notzeit, werden sie zu sozialkritischen Anklägern. Und so, wie sie in ihren Arbeiten den selbstgefälligen Menschen die Maske abreißen, den Frack, Schmuck, Perücke und Abendkleid, so stellen sie dar, wie Verwundungen den Menschen zum Krüppel machen und ihm Hunger und Leid zum Skelett abmagern lassen. Bei ihnen bleibt die Wirbelsäule als letzter Halt, als letztes Zeichen der menschlichen Würde, die auch und gerade dem Opfer zusteht.

Pablo Picasso (1881–1973) ging es immer um den Menschen; dies ist für alle seine Schaffensperioden bezeugt. Doch auch dort, wo er mit den Formen spielt oder zu spielen scheint, führen ernstes Suchen nach dem Sinn des Lebens und tiefe Verantwortung für das Geschöpf die Hand des Meisters, für das er über neue Möglichkeiten des Bewegens und Lebens phantasievoll sinniert. In ebenso einzigartiger Weise individuell ist das Schaffen Salvador Dalís (1904–1989). Auch ihn entführt seine Phantasie in surrealistische Weiten, doch bleiben seine Einzelformen stets im Realen, sie sind gebaut und gehen am intellektuellen Zügel. Wie in der Natur dreht zwar die Wirbelsäule den Kopf, aber man spürt, daß die Gedanken von oben kommen.

Zu vergeistigter Ästhetik gesteigert erscheinen die verfremdeten Gestalten bei Paul Wunderlich (geb. 1927), während Francis Bacon (1910–1993) mit dem Pinsel als Seziermesser in das Fleisch dringt, um die Knochenstruktur in seine phantastische Gestaltung mit einbringen zu können. Bei solchen weit gespannten Anstrengungen moderner Künstler um den menschlichen Körper und um menschliches Wesen kann nicht ausbleiben, daß sich auch die Karikatur dieses Thema annimmt und in Verbindung mit dem Wort menschliche Schwäche geißelt.

Sehr erfolgversprechend haben sich moderne Architekten und Ingenieure um die Übersetzung natürlicher Konstruktionen aus Flora und Fauna in technische Tragwerke bemüht. Hier ist vor allem Frei Otto zu nennen, der seit langem die lebende und fossile Natur durchforscht, um ihr Lösungen für leichte Tragwerke abgewinnen zu können. Mit seiner Hilfe konnte Günter Behnisch den Traum von schwebend wirkenden und weit gespannten Hallen in Zeltform für das Olympiagelände in München (1972) in die Wirklichkeit umsetzen. Santiago Calatrava erstellte 1988 die Überdachung für den S-Bahnhof Stadelhofen bei Zürich in einer frei geschwungenen und in sich gegliederten Stahlkonstruktion, die sich dem Radius der Schienen harmonisch anschmiegt und eine kühne Leichtigkeit vermittelt. Während zuvor nur gespannte und durchhängende Konstruktionen erprobt und ausgeführt wurden, folgen nun die Konstrukteure der Natur auch auf deren Wegen der Gliederung, um mit sich möglichst frei bewegenden Gelenken starre Bauten zu flexiblen Gebilden zu formen, die auf bewegliche Belastung elastisch reagieren können. Mit stählernen »Wirbelsäulen« werden dabei Bewegungen und Drehkräfte aufgenommen und mit geringstmöglichem Aufwand abgeleitet. Hier dürfen noch Aufsehen erregende Lösungen erwartet werden. Mit einem auch ästhetisch sehr ansprechenden Entwurf des jungen Stuttgarter Architekten Göran Pohl soll die Richtung dieses zukunftsweisenden Weges gezeigt werden.

G. M.

DIE CHANCE IN DER MODERNEN KUNST AUS DER SICHT EINES MEDIZINERS

Medizin und Kunst haben sich seit jeher befruchtet. Viele »medizinischen Abbildungen« aus der Geschichte der medizinischen Literatur sind seit langem bekannt: sei es als kultische Handlung, textverdeutlichende Illustration, didaktische Abbildung oder singuläre schöpferische Leistung mit einem chirurgischen Thema, wie sie Carstensen, Schadewald und Vogt geordnet haben (I. 20, S. 9). Diese Verknüpfungen sind durch eine ganze Reihe von Veröffentlichungen im Begriff aufgearbeitet zu werden.

So fragen die Arbeiten von Schadewald, Lyons, Holländer u. a. danach, was der Künstler überhaupt gesehen hat, wie der Künstler durch die Medizin angeregt wurde, wie er das Geschehen dargestellt hat, was der Künstler von der Medizin verstanden hat und in wieweit der Zeitgeist zum Ausdruck kommt.

Wir wollen in unserer Betrachtung der Wirbelsäule in der Kunst aber umgekehrt vorgehen: Als Unfallchirurgen haben wir die Werke der Künstler befragt, welches Verständnis sie von der Wirbelsäule haben, und was sich Bewußtes oder Unbewußtes in ihren Werken ausdrückt. So wurde über die Zeit eine Sammlung von über 600 Darstellungen zum Thema Wirbelsäule zusammengetragen, die Zeugnis ablegen vom gemeinsamen Abenteuer Wirbelsäule und der Selbstauffassung des Menschen überhaupt. Das Ergebnis unserer Recherchen überrascht: Wir fanden die Wirbelsäule in Harmonie, in akrobatischer Bewegung, starr als Säule, als Karikatur, aber auch krank und verkrüppelt, bis hin zu Bauten und Konstruktionen, denen die Wirbelsäule als Vorbild diente. Die von uns angebotene Einteilung mag dabei nur als Konzept dienen. Künstlerisch betrachtet sind wir genauso in der Schwebe wie der Mensch an sich: mit beiden Füßen auf der Erde stehend, und nach dem »Geistigen nach oben strebend«. Trotz aller Höhenflüge sind wir aber an das Irdische gebunden. Ähnlich »irdisch« ist die Auswahl und damit auch die Interpretation der Bilder. Das heißt, die Auswahl muß sich auf die (teilweise noch eben) erkennbaren gegenständlichen Darstellungen beschränken: Der abstrakte schwarze Fleck mit dem Titel: »Wirbelsäule« steht noch aus – und würde unsere Fragen auch nur wenig beantworten können. Gleichzeitig werden nur wenig Abbildungen mit einem rein medizinisch-illustrativen Zweck als Beispiele vorgestellt.

Seitdem die Künstler mit dem Aufkommen der Photographie von der Pflicht befreit wurden, reine Chronisten zu sein, »verlieren die Kunstwerke ihren imitativen Charakter« (Busch 1977; I. 17, S. 156f). Den Künstlern ist es nun noch besser möglich, den äußeren Schein der Dinge zu durchdringen und durch innere Schau in das Wesen der Dinge einzudringen.

Die Kunst zeigt uns, wie der Künstler schwierige Probleme, die auch die unseren sind, manchmal ohne daß uns das recht bewußt wird, wenigstens teilweise schon bewältigt hat. »Die Kunst bewegt, verdeutlicht, ordnet« (nach Salber 1977; I. 103, S. 11ff). Freilich, die Künstler stellen die Wirbelsäule von einem nichtmedizinischen Gesichtspunkt aus dar. Genau aber diese Einstellung soll uns helfen, von unserer »Arbeit an der Wirbelsäule« etwas Abstand zu gewinnen, damit der Patient als ganzer Mensch – zumindest für kurze Zeit – wieder in den Mittelpunkt rücken kann. Interessiert den Arzt der medizinische Aspekt, so richtet sich die Aufmerksamkeit des Künstlers auf nicht-medizinische Gesichtspunkte. Wir nehmen an, daß der Künstler Wesentliches der Wirbelsäule und ihrer Erkrankungen dabei auch deutlicher herausstreichen kann, als dies der Arzt vermag. Dies soll uns helfen, dem Patienten wieder ganzheitlich mit Interesse zu begegnen, und uns in unserem Spezialgebiet zu medizinischer Leistung am Menschen erneut anspornen.

Vorangestellt haben wir Darstellungen aus der vollen Lebensfreude heraus: akrobatische Leistungen und Verrenkungen bis hin zu grotesken Bewegungen. In der Gymnastik finden wir eine Harmonie der Bewegungen des gesamten Organismus. Die Turner und Akrobaten erscheinen beschwerdefrei. Vor unserem inneren Auge lösen sie sich aus der Momentaufnahme und wir sehen den gesamten zeitlichen Bewegungsablauf. Wehmütig mag sich der eine oder andere an verblaßte eigene Lebensfreude und Bewegungsfähigkeit erinnern. Wir haben Bilder mit dem Einschnitt im Leben durch einen Unfall vorangestellt: Das Ereignis, der Aufschrei der Seele – die Verarbeitung der neuen Lebenssituation –, die Bilder sprechen für sich. Das expressionistische Gedicht von Claudio Kürten ergänzt die Bilder und weist schon hier auf einen beginnenden neuen Lebensmut und eine Energie hin, wie sie nur Menschen aufbringen, die für und in ihrem Leben gekämpft haben. Schonungslos stellen Künstler aber auch den verkrüppelten Menschen in seinem Elend dar, wie Hieronymus Bosch und Pieter Bruegel. Erst in unserer Generation wurden Behinderte wieder Stück für Stück in unsere Gesellschaft integriert. In vergangenen Zeiten mit all den Kriegen gehörten sie als Bettler zum Bild der Straße, bis sie nach dem Französischen Krieg und dem Ersten Weltkrieg zunächst »in Heimen säuberlich aufgehoben« wurden. Und bis zur vollständigen Integration – vor allem mental – gibt es für uns noch viel zu lernen.

Die Karikaturen der Wirbelsäule streichen das Groteske heraus oder verbildlichen sprachliche Wendungen (»Rückgrat haben«). Der beißende Spott von Heartfield und Weber wird durch Tomaschoff in spielerische Situationskomik aufgelöst.

Bedeutet Wirbelsäule doch eigentlich »Drehsäule«, so wird der Aspekt der »Säule«, das Erstarren in Bewegung und Verhalten, in einer weiteren Gruppe von Bildern dargestellt. Die Bilder heben durch Abstraktion einen Teilbereich heraus und wirken steif, kühl, abweisend und lähmend – fast bedrohlich. Gleiches gilt für die Darstellungen in denen Menschliches auf die Wirbelsäule allein reduziert wurde. Mit diesen Bildern konzentriert sich die Darstellung auf das zentrale Achsenskelett. Hierbei ist die Wirbelsäule schon künstlerisch bearbeitet. Voraussetzung ist hierzu zunächst die exakte medizinische Zeichnung, die uns nur die jeweiligen Strukturen aufzeigen kann, die sie auch »sieht«. Von den groben Skelettzeichnungen bis hin zum »anatomischen Engel« hat es mehrere Jahrhunderte gebraucht. In diesem Buch beschäftigen wir uns ausschließlich mit der Wirbelsäule. Fast zwangsläufig fragt man sich, wie der Mensch ohne Wirbelsäule aussehen könnte: Ende, Dalí und Antes geben darauf überraschende Antworten.

Weitere Darstellungen mit einer Wirbelsäule aus Ketten, Blasen, Gegenständen o. ä. lösen sich von der Vorstellung von knöchernen Wirbeln. Mit der veränderten Substanz und dem anderen Aufbau werden ganz neu wirkende Bewegungen möglich.

Neben der bildenden Kunst hat sich auch die Architektur von dem anatomischen Bau der Wirbelsäule inspirieren lassen. Der Wirbelkörper für sich allein hat, mechanisch gesehen, »nur« die Funktion eines Abstandhalters. Entscheidend für die Bewegung und die Stabilität sind jedoch die »Verspannungen« durch Muskeln und Bänder. Mit dieser Bauweise wird – wie so oft in der Natur – der größtmögliche Nutzen mit dem geringsten Aufwand erreicht. Frei Otto, der Begründer der modernen »Natürlichen Konstruktionen«, zeigt dies an seinen Studien zur Wirbelsäule. Göran Pohl hat aus den Elementen Wirbelkörper und Verspannung die Überdachung ganzer Sportanlagen konzipiert. An den Schluß des Buches haben wir eine Reihe von bekannten und weniger bekannten Darstellungen aus der Geschichte der Wirbelsäulenbehandlung gestellt, die nicht nur den jeweiligen Stand des Wissens wiedergeben, sondern auch aus künstlerischer Sicht bemerkenswert sind.

Auf den künstlerischen Bearbeitungen der Wirbelsäule liegt der Schwerpunkt dieses Buches. Im folgenden soll etwas allgemeiner dargestellt werden, welcher Mittel sich die moderne Kunst dabei bedienen kann. (Die Abstraktion als Mittel zum Zweck wird im folgenden zwar betont, doch sind »Abstraktion« und »Moderne Kunst« selbstverständlich nicht synonym zu verstehen):

»Auf den Bildern der alten Meister können wir als Laien ohne Mühe das Thema und die dargestellten Gegenstände und Lebewesen erkennen: Der Hintergrund ist unzweideutig dargestellt, die Farben stimmen mit denen unserer Umwelt überein: Ein Baum sieht aus wie ein Baum, ein Pferd wie ein Pferd. Nicht so bei den Modernen. Wenn man überhaupt etwas erkenne kann, dann meist nur mit grober Verzerrung. Die Nase sitzt an der Seite des Gesichtes. Unpassendes und Unzusammenhängendes stehen beieinander: Geiger spielen auf dem Dach und am Himmel fliegt neben Engeln eine Kuh. Auch die Farben stimmen nicht. Pferde können blau sein, Wiesen rot. Die Titel geben selten Hilfe. Manchmal sind sie eher verwirrend als erklärend und lauten etwa: Das große orthochromatische Rad, das Liebe macht nach Maß. Aber damit nicht genug: Gegenstände des täglichen Lebens werden schlicht zu Kunstwerken erklärt: Kleiderständer oder auch Badewannen, sowie Suppendosen der Marke »Campbell«. Bilder werden bestaunt und bewundert, deren Herstellung kaum handwerkliches Können erfordert, wie etwa ein schwarzes Quadrat auf weißem Grund. Auch Abstoßendes soll Kunst sein: ein Urinal, oder eine Fettecke. Schließlich kommt es zu Happenings, deren Sinn schwer zu durchschauen sind: Nackte Künstler begießen sich mit blauer Farbe oder echtem Blut und wälzen sich auf einer niedergestreckten Leinwand. Löcher werden in die Erde gebohrt und ein ganzer Reichstag wird in Plastikmaterial verpackt« (nach: I. 61, S. 9f).

Erklärungen gibt es in Fülle: Sie reichen von »der modernen Kunst als Antwort auf die Photographie«, »moderne Kunst als gemalte Psychoanalyse« über »Kunst als eine logische Folge der Relativitätstheorie Albert Einsteins«, in der sich Zeit und Raum relativieren, bis hin zu »Kunst als Sinnbild der Erfahrung und der Degeneration unserer Zeit« (nach I. 61, S. 10).

Zusammenfassend betrachtet gab die moderne Kunst die Anlehnung an das »Bewegungssystem Natur« auf. Bilder werden von der Wahrnehmung abgekoppelt und damit zu »Gebilden eigenen Rechts« und eigener Gesetzmäßigkeit. Dieser »Schnitt« wird allgemein um 1910 angesiedelt (I. 101, S. 9f u. S.25), wobei die direkten Vorläufer sicherlich bis weit in die Vergangenheit hinein reichen.

Die moderne Kunst bediente sich verschiedener »Verfremdungsmittel«, die aber, für sich alleine betrachtet, jeweils ihre eigene Geschichte haben. Auf diese Geschichte soll hier nicht weiter eingegangen werden.

Man verließ die perspektivische Darstellungsweise, eine Entdeckung der Griechen im 5. Jahrhundert v. Chr. (I. 61, S. 35), über deren »Erfindung« man in der Renaissance so begeistert war. Ohne Zentralperspektive erfahren die Bilder eine andere Sehweise, wirken flacher und verlieren ihren imitativen Charakter. Über eine Momentaufnahme der Photographie hinaus, kann die moderne Kunst Raum, Zeit und Kausalität neu ordnen. Wichtig ist es auch zu bedenken, daß die moderne Kunst erst durch die Photographie und, davon abgeleitet die Reproduktionsverfahren, dem Menschen weltweit verfügbar wurde (I. 61, S. 43ff). Erst als Konkurrent gefürchtet, dann angeregt, wurden Künstler auch durch die Photographie: die Gegenlichteffekte, die Technik des Ausschneidens von Sujets, ungewöhnlich freie Standpunkte, »close up«, Überblendung, Doppelbelichtung, Raster der photographischen Illustration, Bewegungsempfindung und vieles mehr.

Weitere Verfremdungsmethoden sind die Einbeziehung des Hintergrundes bis hin zur Textur des Untergrundes in das Bildgeschehen. Daneben wird dasselbe Sujet – wie bei einer Kinderzeichnung – von verschiedenen Aspekten gleichzeitig wiedergegeben (z. B. Picasso, *Guernica*: Doppelgesichter). Licht und Farbe werden zu frei verfügbaren Ausdrucksmitteln und verlieren ihre ordnende Funktion beim Auffassen des Bildes. Die »rote Wiese« als Ausdrucksmittel der Freude oder der Bedrohung wird so zur »Seelenfarbe des Künstlers« (nach I. 61, S. 64).

Während die alten Meister sich bemühten, von abstrakten Formen auf exakte Linienführungen hinzuarbeiten, geht die Moderne oft den umgekehrten Weg: Das scheinbar fertige Bild wird Stück für Stück abstrakt reduziert. Wir finden Abstraktion und Ornamentik schon in der Steinzeit (aber eben auch neben gegenständlichen Darstellungen). Ein geometrischer Stil steht am Anfang aller frühen Hochkulturen. Diese frühgeschichtliche Tendenz ist mit dem Phänomen der Seßhaftigkeit, der Entwicklung agrar-feudalistischer Gesellschaftsform, mit der Verwandlung eines magischen in ein kultisches Weltbild, mit der Entwicklung präziser Zeitvorstellungen, und damit einem geschichtlichen Denken in Verbindung gebracht worden (I. 101, S. 12f). Mit den antiken Idealen von vollendeter Schönheit wird die Abstraktion verdrängt und wird als Ornamentik zu einem Rückzugsgebiet verdrängter Gedanken. Tiefenpsychologisch gesehen wäre dann die erneute Beschäftigung mit Abstraktion eine nochmalige Bewußtmachung von Verdrängtem. Das Interesse moderner Kunst für abstrakte Vorformen stellt in sich nicht nur eine Form der Regression dar, sondern ist typisch für Zeiten der inneren Ruhe, der inneren Besinnung, und um Neues zu schöpfen (I. 101, S. 11).

Unter dem Einfluß von Alkohol und Drogen, die die »Herrschaft des personellen Oberbaues« im Sinne von Lersch blockieren, aber auch bei schizophrenen Krankheitsbildern, treten Ausdruckserscheinungen auf, die an abstrakte Malerei erinnern. Der Grund für die Abstraktion ist nicht nur in der Psychologie zu suchen. Viele Religionen halten es für angemessen, Göttliches nicht ausführlich darzustellen, sondern lediglich als Symbol. In der Darstellung dessen, was uns heilig ist, reicht die Andeutung aus. Selbst im Mandala hat C. G. Jung eine religiöse Abstraktionsform erkennen können (nach I. 61, S. 77 u. I. 51). Bilderfeindlichkeit ist dann in der europäischen Geschichte »ein Kennzeichen vieler religiösen Protestbewegungen geworden, die zur Rückkehr zum Eigentlichen, zum Ursprünglichen, aufriefen« (I. 14, S. 273ff). Von den Regressionsformen der Abstraktion unterscheidet sich eine weitere Form, die Tarnung, dadurch, daß das Figurative, nicht das Abstrakte, potentiell real vorhanden ist, also nicht erst gefunden werden muß, oder doch nicht durch Abbau verloren gegangen ist. Das Bild wird nicht, wie in der religiösen Abstraktion, als das eigentliche Angemessenere angesehen, es wird vielmehr mehr oder minder absichtlich durch eine Abstraktion ersetzt, so ähnlich wie wir Ärzte statt der Bezeichnung »Krebs« oder »Tuberkulose« »CA« oder »TB« sagen (nach I. 61, S. 93). Gerade bei Themen, die mit Tabus beladen sind, wie Religion, Sexualität oder Tod, finden wir diese »Tarnung durch Abstraktion«. Durch diese Technik sind die Künstler in der Lage, das Thema der Sexualität in gewisser Weise noch eingehender, ja noch direkter, zu thematisieren: »Die erotischen Mechanismen werden verschlüsselt in Apparaten, Zeichen und Gestirnen abgehandelt« (I. 35, S. 81f). Der religiöse Hintergrund der modernen Abstraktion tritt an vielen Stellen zutage. Franz Marc spricht von der »Sehnsucht nach dem unteilbaren Sein, nach der Befreiung von der Sinnestäuschung unseres ephemeren Lebens«. Diese sei »die Grundstimmung aller Kunst«; die »mystisch-innerliche Konstruktion« sei »das große Problem der heutigen Generation«. Er versuchte sich »pantheistisch einzuführen in das Zittern und Rinnen des Blutes in der Natur« (I. 44, S. 78f). Neoplatonische Gedankengänge werden hier lebendig. Der Körper ist ein Gefängnis der Seele. Das Körperliche ist das Unschöne, das Abstrakte ist das Göttliche und damit das Schöne. Die Kunst hat ebenso wie die Religion die Aufgabe, den Geist aus einem häßlichen Gefängnis zu befreien. »Ich empfand«, schreibt Marc, »schon sehr früh den Menschen als häßlich ..., so daß meine Darstellungen instinktiv, aus einem inneren Zwang, immer schematischer, abstrakter wurden« (nach I. 44, S. 79).

Kandinsky wiederum rät Künstlern, ihr Auge auf das innere Leben zu konzentrieren. Dies sei der einzige Weg, »das Mystisch-Notwendig« zum Ausdruck zu bringen. Abstraktion findet sich v. a. in der Mathematik und in der Musik. Sei es die Mathematik als nötiges Hilfsmittel, um zur Gotteserkenntnis vorzudringen, der als mathematisches Symbol faßbar wird (Nicolaus Cusanus), oder sei es die »Musik der Farbe« (Bahr in Literatur I [61], S. 85). Abstraktionen finden sich auch in der Architektur, dem Theater, dem Tanz, der Photographie, den Comics, der Sprache. Die gegenseitigen Inspirationen und Parallelen sind kaum zu trennen.

Beim Inhalt der Bilder kommt es in der Moderne weniger darauf an, was man malt, sondern wie man malt. Frühe Inhalte werden neu gedeutet: Eine nackte Frau ist nicht mehr die badende Diana oder Venus, sonder, das, was der Künstler in ihr sieht. Durch Vergrößerung, Isolierung, Überbetonung eines repräsentativen Details oder auch Personalisierung werden mechanische Objekte in Gegenbildern bearbeitet. »All is pretty«, so begründet Andy Warhol seine Bilder aus der Werbe- und Konsumwelt. Gehen wir der Auffassung vom Gegenstand nach, so formuliert Martin Heidegger (Literatur I [40], S. 11f und [42], S. 11f): »durch die Entwicklung der Verkehrs- und Nachrichtenmittel eingetretene Verkürzung innerhalb der Dimensionen von Zeit und Raum ... (seien) ... viel mehr die Wirklichkeit und ihre Dinge in das gleichförmige Abstandslose« gerückt. Daraus hätte sich ein »gelöstes Verhältnis zur Dingwelt ergeben, in der sich Ängste einnisten können«. Rilke (Literatur I [61], S. 116) hat dieses moderne Gefühl von »Ausgeschlossensein von der übrigen menschlichen Welt« in Worte gefaßt: »Ausgesetzt auf den Bergen des Herzens«

und »verborgen, hier auf den Bergen des Herzens« – man braucht sich nur hinzusetzen und die Worte zu malen.

Die Brüchigkeit der Wirklichkeit wird dem modernen Künstler verdächtig – er bearbeitet sie. So wird die Wirklichkeit bei Kubin zu »Metaphern der Angst«. Anders die naiven Maler: »In einer gewissen hilflosen Fixiertheit richtet sich ihr Blick auf die Solidarität des einzelnen isolierten Dinges. In diesem isolierten Sehen aber entwickelt das Ding ein machtvollen Eigengewicht. Es wuchs empor zu einem magischen Gegenüber. Es entstand das Gefühl für die fremde Feierlichkeit der Dinge ...« (Literatur I [40], S. 18f).

Eine weitere Verarbeitungsform, mit dem neuen Erlebnis der als inneren Schwierigkeit erkannten Wirklichkeit fertig zu werden, ist das intellektuelle Überhöhen und Verstärken des Zufälligen, der Absurdität des Alltags. »Das unerwartete Auftauchen des Unerklärlichen und Überraschenden im Herrschaftsraum der Logik« wird zum wesentlichen Bildinhalt. Die Künstler wetteifern dabei, möglichst Ungereimtes, Gegensätzliches, Überraschendes in einem Bild zusammenzufügen. Traumartiges, Absurdes, Banales und Alltägliches mischen sich im modernen Bild. W. Haftmann schreibt 1971: »Durch Dalí, Max Ernst und Magritte ist die Verknüpfung der halluzinierten Traumwelt mit den Materialien der existierenden Dinge so exemplarisch vorgeführt und in die zeitgenössische Vorstellung aufgenommen worden, daß sich eine nähere Beschreibung erübrigt« (Literatur I [40], S. 30). Ganz so offenkundig, wie für Haftmann, ist das für uns aber nicht. Im Gegenteil: Gerade weil der Künstler interpretiert, die Welt von seiner eigenen Sichtweise darstellt und uns zu seiner Denkweise einlädt, wäre er uns vielleicht erklärende Worte zu seinem Werk schuldig.

Zusammenfassend läßt sich sagen, daß eine neue Auffassung von Bildinhalten auftritt, die eher an die Zeit vor der naturalistischen Revolution erinnert und gewisse Übereinstimmung mit der Kunstauffassung früherer Stile zeigt. Das Ding, die dargestellte Person, stehen auch in der modernen Kunst für etwas Anderes. Anstatt zu einer realistischen Sicht, tendiert die moderne Kunst zu einer allegorischen oder symbolischen Betrachtungsweise. Ähnliche Gedanken finden wir schon in der Gotik, der Renaissance, der Kunst Afrikas und – in der Steinzeit.

Die modernen Kunstwerke haben aber noch andere Veränderungen erfahren: Die Schönheit und der Eigenwert des Materials wurden neu entdeckt. In der Architektur werden »alle Kaschierungen – Putz, Tünche, Farbe beseitigt, um das Kernmaterial und seine ihm zugeordnete Ausdruckskraft zur Wirkung zu bringen« (Literatur I [5], S. 77). Gleich den modernen Malern, die eine »Demokratie der Bildinhalte« errichteten und erklärten, daß keinem Inhalt eine besondere Würde zukomme, formuliert Loos: »Gott und dem Künstler sind alle Materialien gleich wertvoll« (nach Literatur I [61], S. 120). Mit am frühesten wurde das Glas als Material entdeckt, das Durchsichtige und Klare, oder das bunte Glas, das sich von der Farbe her dadurch auszeichnet, daß es gerade diese Wellenlänge »verschwenderisch verschenkt«, die seinen Charakter ausmacht. Praktisch alle denkbaren Werkstoffe kommen in rascher Folge hinzu. Oft lassen sich die Materialien nur aus den ganz persönlichen Erlebnissen des Künstlers zurückführen: so die Fettecken und der Filz bei Beuys, der als Kampfflieger in Rußland abgeschossen und von den ihn pflegenden Menschen in Filz gewickelt, erwärmt und mit Fett ernährt wurde.

Abschließend sei eine weitere Änderung in diesem Sinne erwähnt: der Verzicht auf den Rahmen, der als ein »call to order«, als ein Ruf zur Ordnung, zu verstehen ist (Zaloscer, nach Literatur I [61], S. 133, und [136]). Durch diesen Verzicht kommt auch eine rebellische Seite der modernen Kunst zum Vorschein, als »antiautoritäre Geste« sozusagen (nach Literatur I [61], S.135).

Für uns entscheidend ist das moderne Kunstwerk als Kommunikationsmittel: Es drückt Weltanschauung aus, persönliche Erfahrung, protestiert, prophezeit, verbindet, fragt, erklärt, interpretiert, identifiziert, schockiert, regt an, ruft zur Umkehr auf, zum Nachdenken, zum Grübeln. Immer lädt Kunst zum Innehalten, zum Nachdenken über die Erfahrung ein – zur »Anschauung« eben.

M. M.

DER UNFALL

20. August, 14.30

Ende
unserer Hochzeitsreise.

Der Weg
führte uns
von München
über Italien
nach Afrika,
in die Sahara.

Wir befinden uns auf der
Rückfahrt.
Abends wollen wir
Venedig erreichen.

Ein Fiatfahrer
unterschätzt
die Geschwindigkeit
meines Motorrades
und kreuzt
die Schnellstraße.

Meine Frau,
auf eigenem Motorrad,
einhundert Meter
hinter mir,
kann noch ausweichen.

Ich erwache
auf dem Asphalt
und spüre
meine Beine
nicht mehr.

Im Krankenhaus
in Perugia
wird festgestellt:

Fraktur des siebten
Brustwirbelkörpers.
Ausfall aller
Gefühlsqualitäten
unterhalb der Arme,
keine Hautsensibilität,
weder für Berührung
noch für Wärme
oder Kälte.
Bewegungsunfähigkeit.

Rippenserienfraktur
eins bis vier links,
vier bis sechs rechts.

Lungeneinblutung.

Fraktur des
Hüftgelenks rechts,
des rechten
Oberschenkels,
der Kniescheibe
und des Schienbeins.

Offene Wunden am
rechten Bein und an
beiden Armen,
Strecksehnenabriß des
kleinen Fingers rechts.

Die offenen Wunden
werden versorgt,
die Kniescheibe
wird operiert.

Entscheidung,
weitere Operationen
in Deutschland
vornehmen zu lassen,
denn
Sprachprobleme
erschweren
die Verständigung
und
das Ärzteteam
läßt erkennen,
daß
die Chancen
für
Querschnittgelähmte
in Deutschland
größer seien.

Die Chance:

50 : 50

CLAUDIO KÜRTEN

Auf der einen Seite begegnet uns Sensationsgier, in Filmen – auch in Kinderfilmen – steigern sich Rekorde von Zerstörungen und Grausamkeiten, auf der anderen Seite werden wir durch die Medien fast täglich mit entsetzlichen Bildern von Unfällen, Naturkatastrophen und Kriegsfolgen konfrontiert, deren Fülle wir kaum noch verarbeiten können. In Kliniken folgt ein Polytrauma dem anderen, sei es an Knochen oder Seelen.

Helnwein gelingt es, die Dinge so auf die Spitze zu treiben, daß sie uns unter die Haut gehen. Ein gemarterter Kopf, dessen Wunde nicht zu sehen ist, sichtbar ist nur der »schützende« Verband, der aber nicht schützt vor der Blendung durch zwei Wundhaken, die sich, durch Pflasterstreifen gehalten, in die Augen bohren, ein so gequälter Kopf stößt durch eine splitternde Glasscheibe – der Mund öffnet sich zu einem Schrei, der uns in die Ohren gellt, auch wenn wir ihn nicht hören können. Die Scheibe klirrt, die Glassplitter fliegen nach allen Seiten, spitzig, scharfkantig, äußerst gefährlich, der Maler hat sie in nicht zu übertreffender Realität dargestellt. Noch haben sie den Kopf nicht verletzt, doch wenn er weiter vorwärts stürzt – wir wagen uns das zerschnittene Gesicht nicht auszudenken – *Blackout*.

Ein Jahr vor der Entstehung des »Blackout« hat Helnwein eine ganze Reihe dieser verletzten Köpfe mit »Selbstdarstellung« bezeichnet. Er versteht dies aber nicht im Sinne eines »Selbstporträts«. Er meint damit nicht sich, sondern malt sich, weil er als Modell jederzeit verfügbar ist. »Was ich meine, ist einfach, einen Menschen« (Literatur I [73], S. 36). Er meint den heutigen Menschen, der sich in Lärm und Abgasen, in Streß und Überforderung, in Zwängen und Angst, gemartert und ausgeliefert erlebt. Der Verband deutet es an: hier kann auch die Medizin nicht helfen.

G. M.

Gottfried Helnwein
(geboren 1948)

Blackout, 1992
Aquarell auf Karton
44 x 40 cm
Privatbesitz

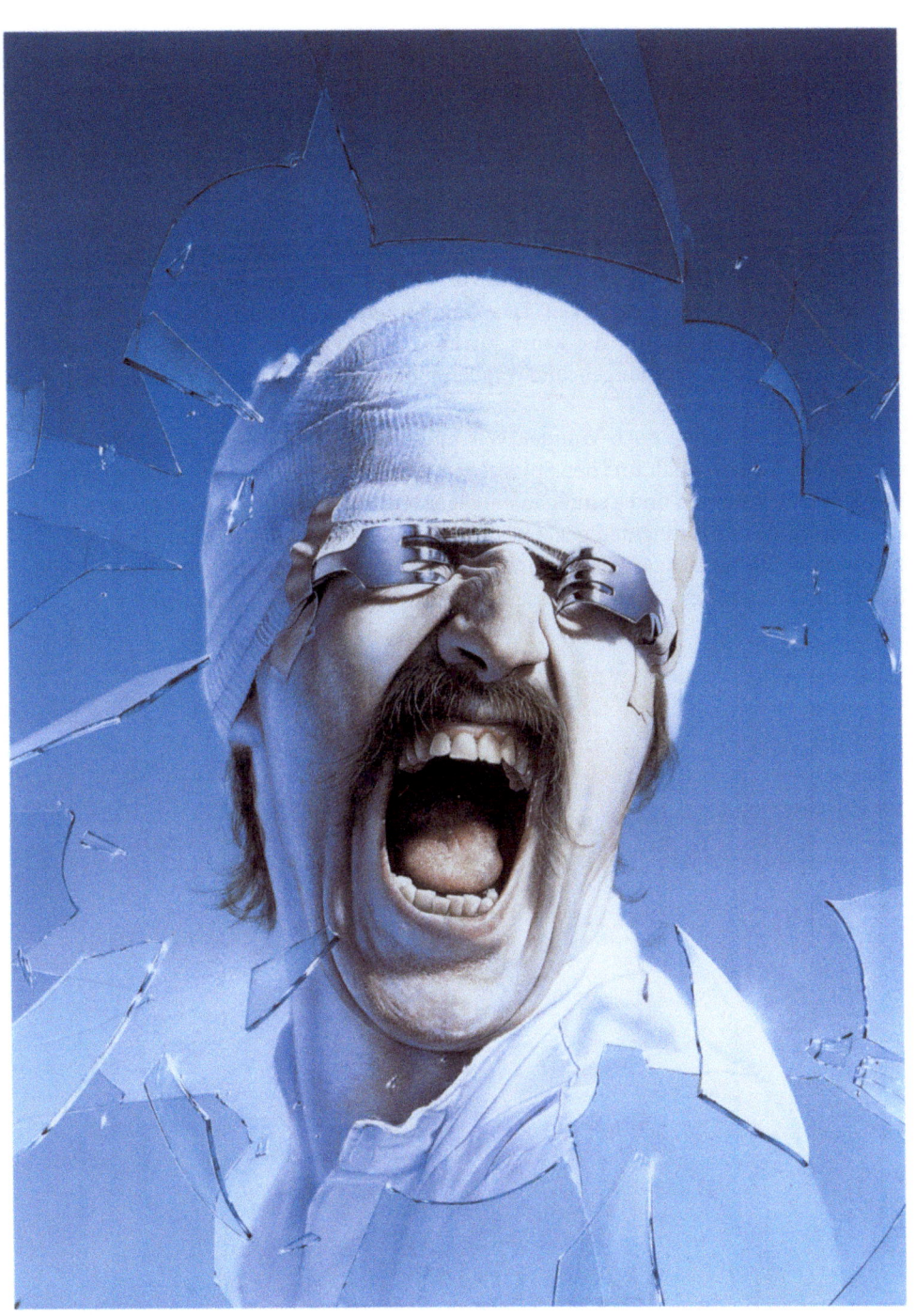

»Greift nur hinein ins volle Menschenleben!« Dies taten Dichter, Maler, Photographen, Journalisten schon zu allen Zeiten. Aber so schockierend wie Gottfried Helnwein haben nur wenige Künstler den Menschen mit sich und seiner erschreckenden Umwelt konfrontiert, und Helnwein versteht es, auch noch den letzten Nerv bloßzulegen.

Ein Unfall ist zum alltäglichen Bild geworden. Ein verbeultes Auto – von Helnwein mit photographischer Genauigkeit wiedergegeben – regt niemanden mehr auf. Menschliche Körper, vom Unfall bis zur Unkenntlichkeit entstellt, – auch dies gehört zur traurigen Wirklichkeit. Das Unfallopfer malt Helnwein bis ins letzte Detail mit einer Realistik, die kaum zu übertreffen ist. Doch dann stutzt der Betrachter: eine so stark eingebeulte Wagenhaube und ein völlig unverletzter Kopf? Ein Wunder!

Es gibt auch heute noch Wunder. Wir müssen nur neu lernen, sie wieder zu sehen. Der Künstler hält uns den Spiegel vor: Die menschliche Sensationsgier, die uns aus vielen Filmen und Zeitungen entgegenschlägt, und die umgekehrt von der Erwartung des Konsumenten genährt und angestachelt wird, läßt zum Nachdenken weder Zeit noch Raum. Helnwein gelingt das Unerwartete: er bringt uns wieder zum Staunen, der ersten Voraussetzung für weiterführende Gedanken.

G.M.

Gottfried Helnwein
(geboren 1948)

Das Wunder I, 1980
Aquarell auf Karton
52,2 x 40,4 cm
Privatbesitz

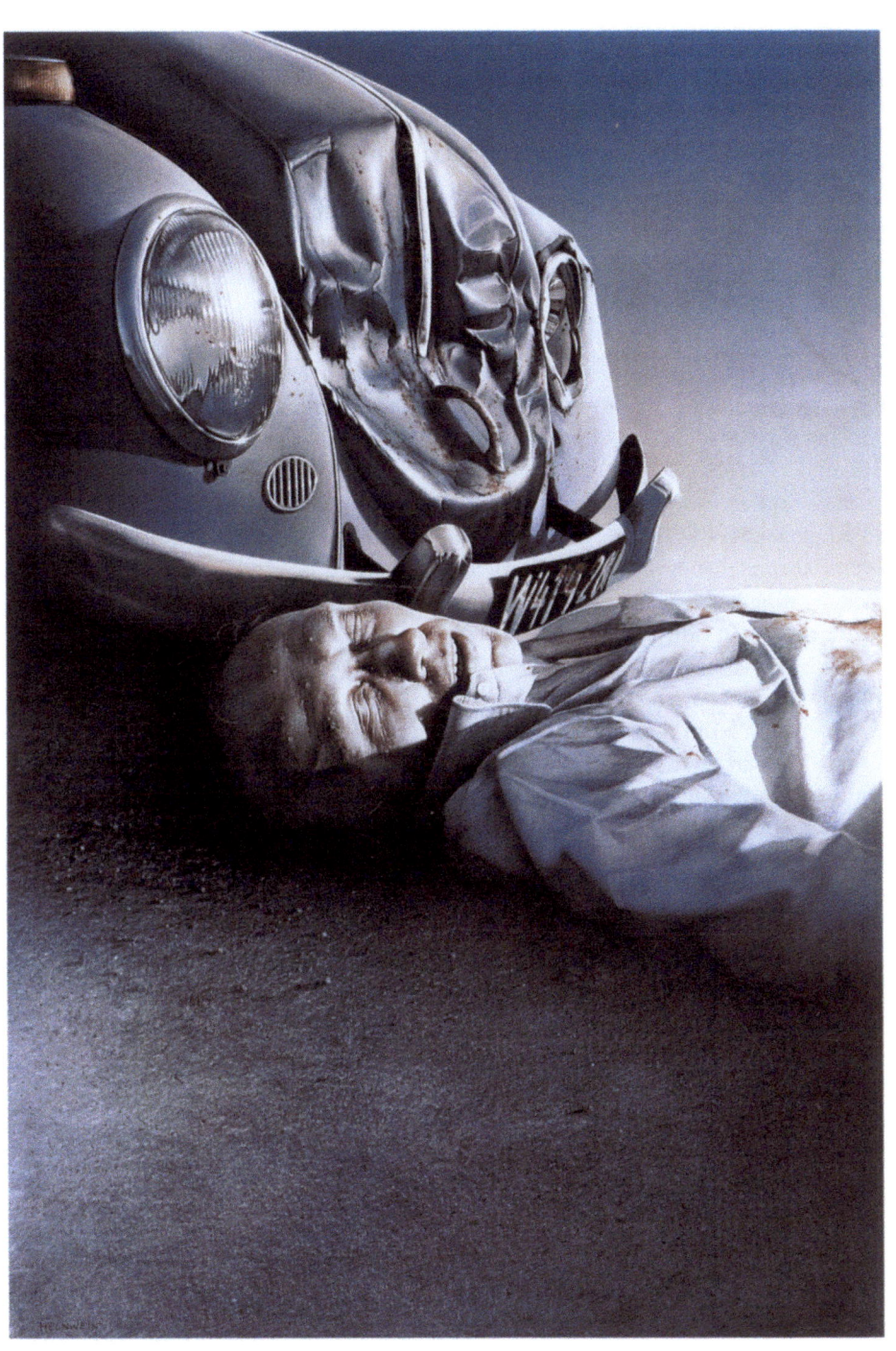

Seit 1944 mußte Frida Kahlo das Stahlkorsett tragen, das sie in ihrem Gemälde *Die zerbrochene Säule* in demselben Jahr dargestellt hatte (S. 133). Trotz der Stütze durch das Korsett hatte sie große Beschwerden. So folgte sie im Jahr 1946 Empfehlungen und ließ sich von einem Spezialisten in New York an der Wirbelsäule operieren.

Die Operation, die im Juni ausgeführt wurde, verlief so gut, daß sie im September bei einer Preisverleihung ihren Preis persönlich entgegennehmen konnte. Wie bis dahin ihren Lebenslauf, verarbeitete sie ihr Operationserlebnis ebenfalls an ihrer Staffelei.

Ihre Stärke und ihr ungebrochener Lebensmut sind diesem Bild unmittelbar zu entnehmen. Auf dem Fähnchen in ihrer Hand steht ihre Losung: »Arbol de la esperanza manente firme« (»Baum der Hoffnung bleibe stark«).

Über ihr Gemälde schreibt sie an ihren Mäzen und Gönner Eduardo Morillo Safa am 11. Oktober 1946: »Ich habe Ihr erstes Bild schon fast fertig; natürlich ist es nichts weiter als das Resultat der verdammten Operation: Da sitze ich – am Rande des Abgrunds – mit dem Lederkorsett in der einen Hand. Dahinter liege ich auf einem Krankenhauswagen – das Gesicht zur Landschaft hingewandt – ein Stück Rücken unbedeckt, wo man die Narbe von den Schnitten sieht, die mir diese Hurensöhne von Chirurgen verpaßt haben« (Literatur II [5], S. 68).

Die Landschaft hinter ihr ist zerklüftet und geborsten wie auf ihrem Bild von 1944 *Die zerbrochene Säule* (S. 133). Die Atmosphäre ist zweigeteilt, vor und nach der Operation kann man dies pragmatisch benennen. Links der Tag mit der nach der aztekischen Mythologie männlichen Sonne, der Menschenblut geopfert wird – Sinnbild für die Angst vor dem blutigen Eingriff, rechts die Nacht mit dem weiblichen Gestirn »Mond«, das der Genesenden Trost und Mut zuspricht. Sie selbst sitzt aufrecht wie ein Baum und blickt dem Betrachter in sich zur Ruhe gekommen entgegen.

G. M.

Frida Kahlo
(1907–1954)

Baum der Hoffnung bleibe stark, 1946
Öl auf Hartfaserplatte
55,9 x 40,6 cm
Sammlung Daniel Filipacchi, Paris

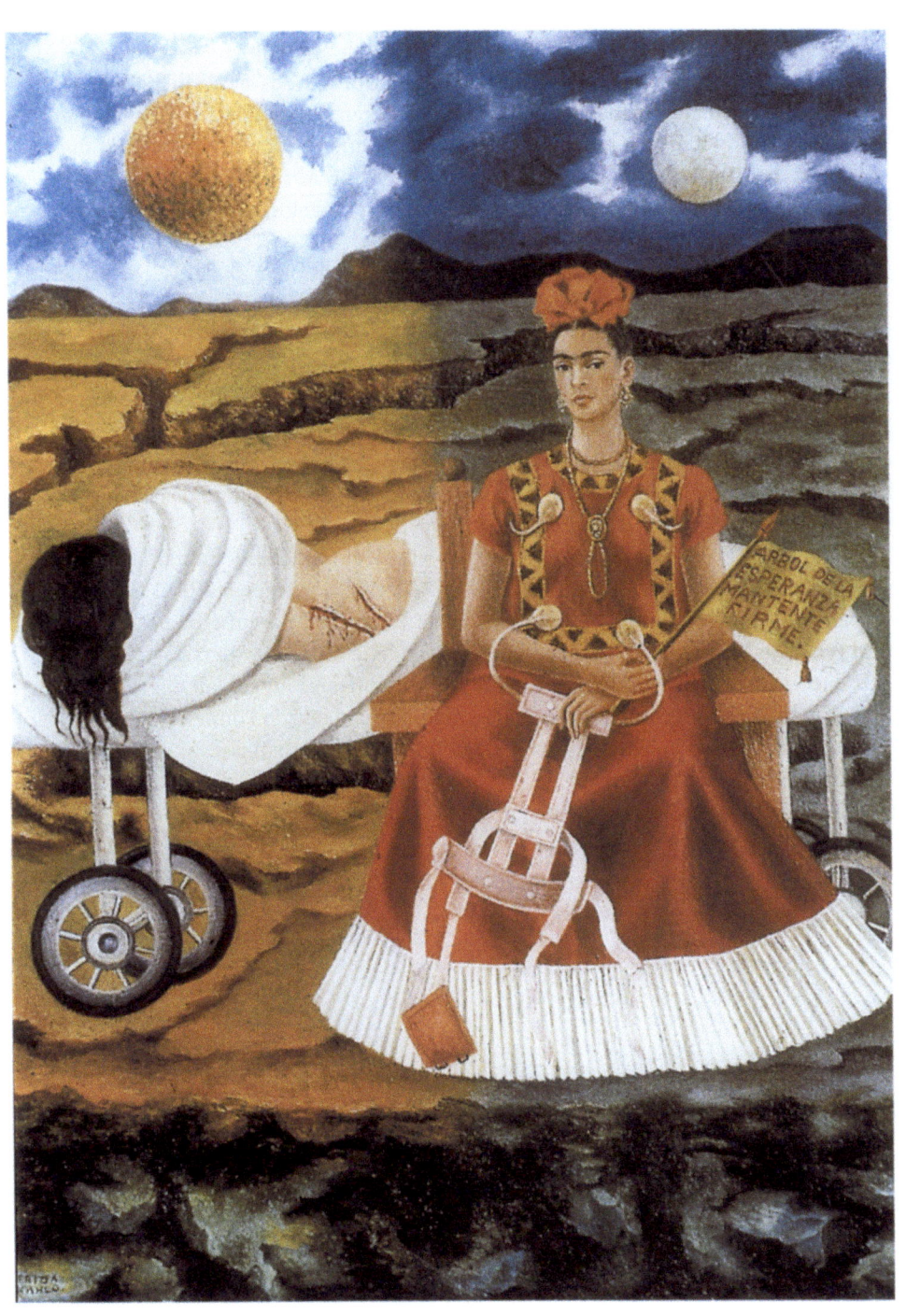

Der Gesundheitszustand der Künstlerin hatte sich ab dem Jahr 1949 derartig verschlechtert, daß mehrere Operationen notwendig wurden. Als sie endlich Ende des Jahres 1951, wenn auch zunächst nur auf dem Rücken liegend und mit Hilfe einer besonders konstruierten Staffelei, wieder malen konnte, bedankte sie sich mit diesem Bild bei Dr. med. Juan Farill, ihrem Operateur am ABC-Krankenhaus in Mexiko-Stadt. Von diesem Dank spricht auch ihr Tagebucheintrag aus diesen Tagen:

»Ich war ein Jahr lang krank: 1950–1951. Sieben Operationen an der Wirbelsäule, Doktor Farill hat mich gerettet. Er gab mir die Lebensfreude zurück. Ich bin noch immer im Rollstuhl und weiß nicht, ob ich bald wieder werde laufen können. Ich habe ein Gipskorsett an, das mir, obwohl es eine schreckliche Plage ist, hilft, das Rückgrat besser zu ertragen. Ich habe keine Schmerzen, empfinde nur eine große Müdigkeit... und, was nur natürlich ist, oftmals Verzweiflung. Eine unbeschreibliche Verzweiflung. Dennoch habe ich Lust, zu leben. Ich habe schon angefangen, das kleine Gemälde zu malen, das ich Doktor Farill schenken werde und das ich mit all meiner Zuneigung für ihn anfertige« (Literatur II [10], S. 63).

Anläßlich der Übergabe des Geschenkes wurde eine Lichtbildaufnahme angefertigt, die Dr. Farill und die Künstlerin im Rollstuhl vor einer Staffelei mit eben diesem Bild zeigt (Literatur II [5], S. 79). Frida Kahlo hält darauf eine Farbpalette und Pinsel in Händen. Auf dem Bild hat sie die Palette als großes Herz gestaltet und will damit ausdrücken, daß sie gleichsam mit ihrem Herzblut gemalt habe.

Inniger hätte sie ihren Dank an den Arzt nicht ausdrücken können.

Für Ärzte ist ein solches, ehrlich gemeintes »Danke« wie das Umkehren einer der zehn geheilten Aussätzigen.

Ein »Danke« beschert neue Energie zum Weiterarbeiten.

G. M.

Frida Kahlo
(1907–1954)

Selbstbildnis mit Bildnis
Dr. Juan Farill, 1951
Öl auf Hartfaserplatte
41,5 x 50 cm
Privatsammlung

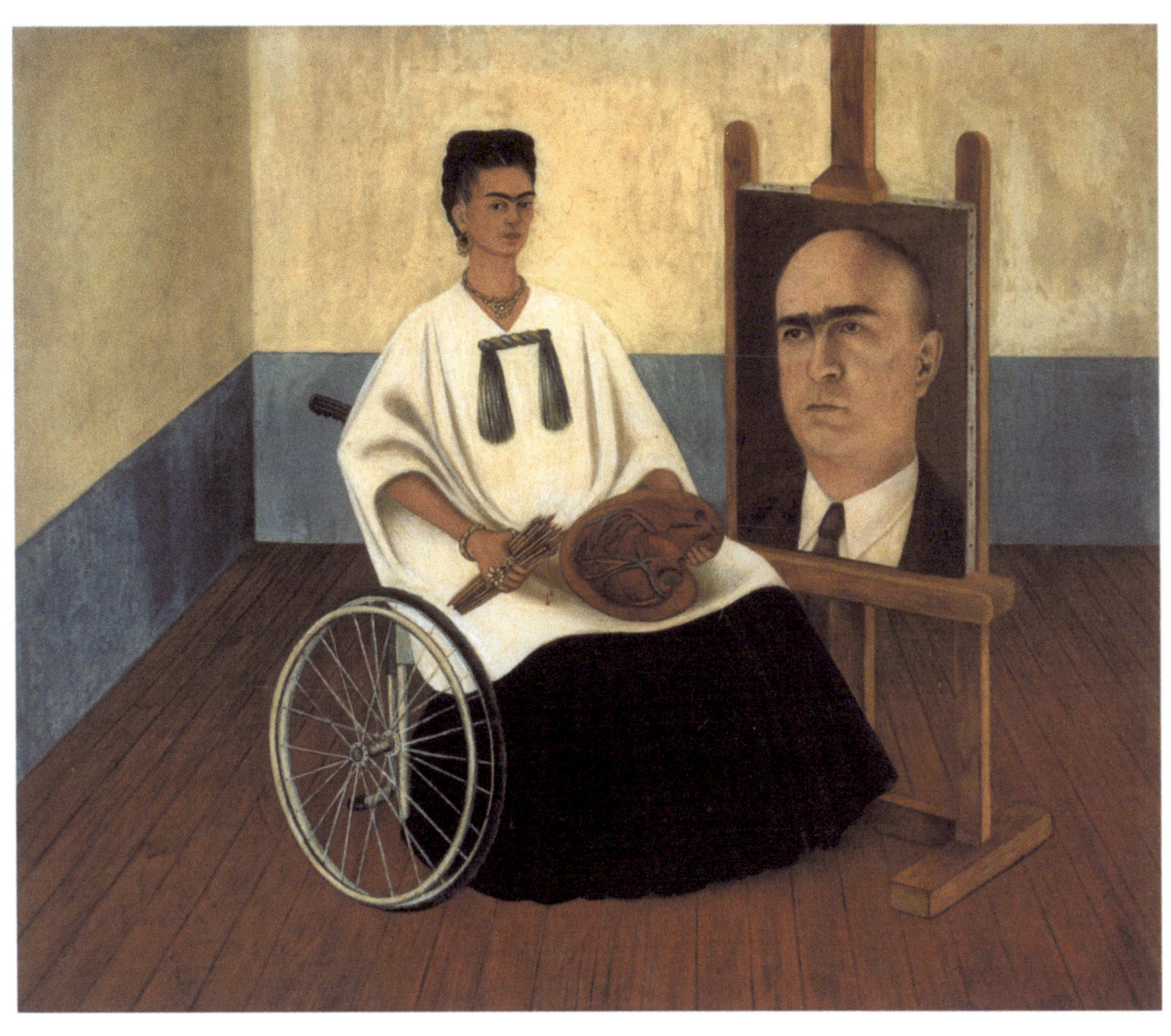

DIE WIRBELSÄULE IM EXTREM

Das Fragment zeigt nicht den Kontext, in dem die anmutige Gestalt abgebildet wurde. Es handelt sich wahrscheinlich um eine einzelne Skizze. Gut zu erkennen ist der elastische Körper, der eine fünfeckige, fast regelmäßige Öffnungsfigur freigibt, in der das lange Haar der Frau, die nur mit einem gezierten Lendenschurz bekleidet ist, reich drapiert gezeigt wird. Den ägyptischen Künstler beschäftigt offenbar die artistische Biegsamkeit der schlanken Figur, deren grazile Gliedmaßen er anatomisch richtig wiederzugeben versucht. Wenn bei dieser Darstellung auch eher an eine tänzerische oder akrobatische Darbietung zu denken ist, als an einen medizinischen Zusammenhang, so zeigt sie doch, daß sich die Ägypter für die Bewegungsfähigkeit des menschlichen Körpers interessierten.

G. M.

Ägyptische Malerei auf einem Kalkstein-Bruchstück

Museo delle Anntichità Egizie, Turin

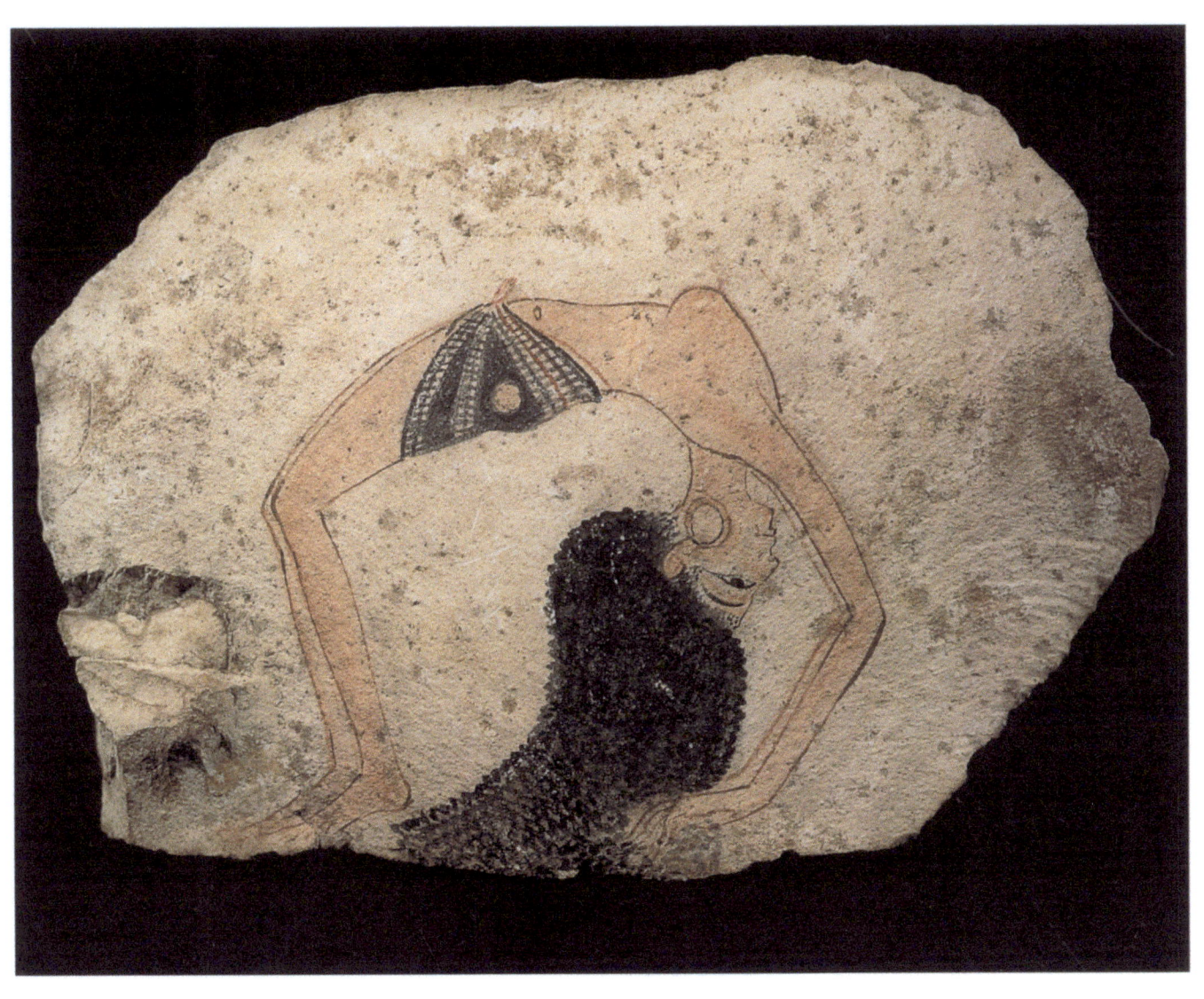

Schon vor Hippokrates, dem großen Arzt der Antike (460–377 v. Chr.), kannten die Griechen nicht nur athletische Kämpfe, sondern auch gymnastische Übungen. In den Schriften, die man unter dem Sammelbegriff Corpus Hippocraticum zusammenfaßt, finden sich erste schriftliche Äußerungen zur Bewegung und Gesunderhaltung des Körpers. So wird unter dem Namen des Hippokrates überliefert: »Der Körper ist ein harmonisches Ganzes, dessen Teile sich in gegenseitiger Abhängigkeit halten und dessen Bewegungen aufeinander abgestimmt sind« (Literatur I [128]). Auf Hippokrates soll auch die Erkenntnis zurückgehen, daß Gesundheit und Krankheit auf einem ausgewogenen oder unausgewogenen Verhältnis zwischen Ernährung und körperlicher Beanspruchung beruhen (Literatur I [4]). In mehreren der ihm zugeschriebenen Abhandlungen widmet er der Gymnastik längere Erörterungen. Auf diese hippokratischen Anregungen sollen die abgebildeten Plastiken zurückgehen. Sie zeigen, daß offensichtlich nicht nur Männer, sondern auch Frauen gymnastische Übungen ausführen sollten. Bei der dargestellten Brücke fällt auf, daß sie mit einem Arm geturnt wird, und beim Handstand ist die spielerische Anmut der Bewegung bemerkenswert. Auch der moderne Arzt kann in den Rat des Hippokrates einstimmen, daß der Mensch ausreichend Sport treiben, dabei mit leichten Übungen beginnen, und die Anstrengungen erst allmählich steigern soll (Literatur VI [105], S. 348).

G. M.

Griechische Figürchen eines unbekannten Künstlers

um 400 vor Christus

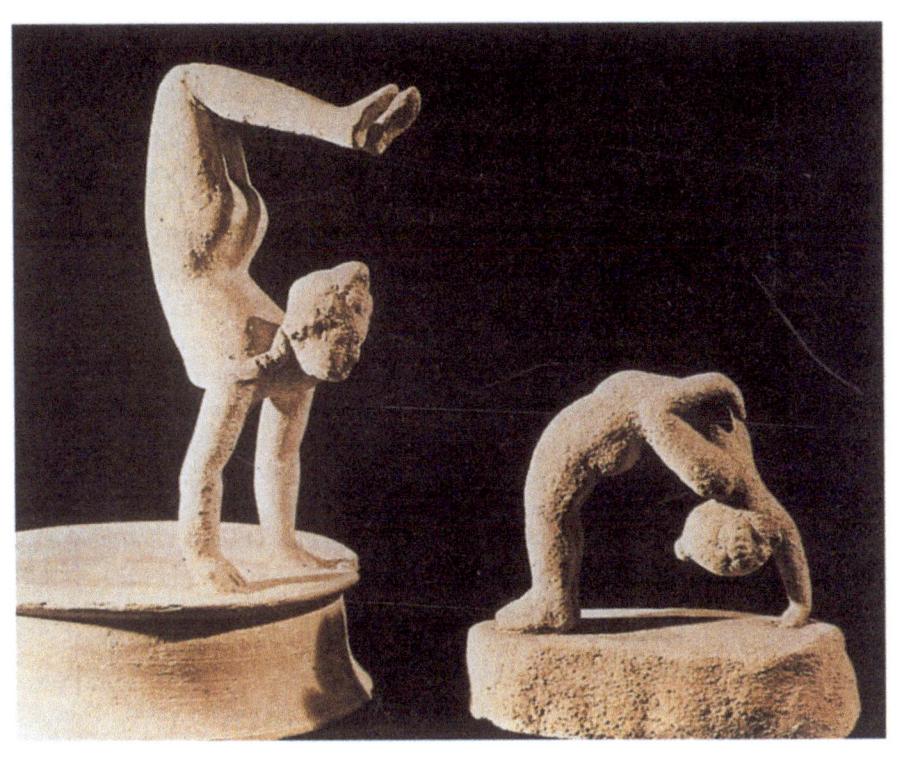

41

Von 1925 bis 1936 beschäftigte sich Picasso intensiv mit plastischer Gestaltung. Dies führte ihn zu geschweißten Drahtplastiken und zu plastischen Formen, die er dann in Bronze gießen ließ. Aber auch in Zeichnungen und Gemälden dieser Zeit setzt er sich konzentriert mit plastischen Formen auseinander. Carsten-Peter Warncke nennt den Künstler einen »Jongleur der Form«. Später kehrt Picasso wieder zu zweidimensionaler Malweise zurück. Doch zeigt sein Akrobat, daß der Künstler auch in der Zweidimensionalität mit Formen jongliert. In einer ganzen Reihe von Gemälden studiert er den sitzenden und den liegenden, den schwimmenden, laufenden und ballspielenden menschlichen Körper. Dabei stellt er Extremsituationen des Bewegens und Biegens dar. Mit dem Akrobat scheint er Grenzsituationen auszuloten. Der Körper ist nicht nur in sich extrem gebogen, sondern zugleich federnd in die rechteckige Fläche gespannt. So ergibt sich gleichsam ein Sinnbild dessen, was dem Menschen unter inneren und äußeren Zwängen zugemutet wird, was er aber durch flexible Haltung auszugleichen und auszuhalten weiß. In der Zeichnung konstituiert sich die Figur nahezu allein aus Beinen und Armen, Hals und Kopf. Der Körper mit Bauch und Rücken wird auf diese Weise unterdrückt. Damit wird auch eine Wirbelsäule überflüssig. Der Künstler eröffnet so eine völlig neue Sicht des menschlichen Körpers und überläßt es dem Betrachter, den begonnenen Faden weiterzuspinnen.

G. M.

Pablo Picasso
(1881–1973)

Der Akrobat, 1930
Öl auf Leinwand
162 x 130 cm
Musée Picasso, Paris

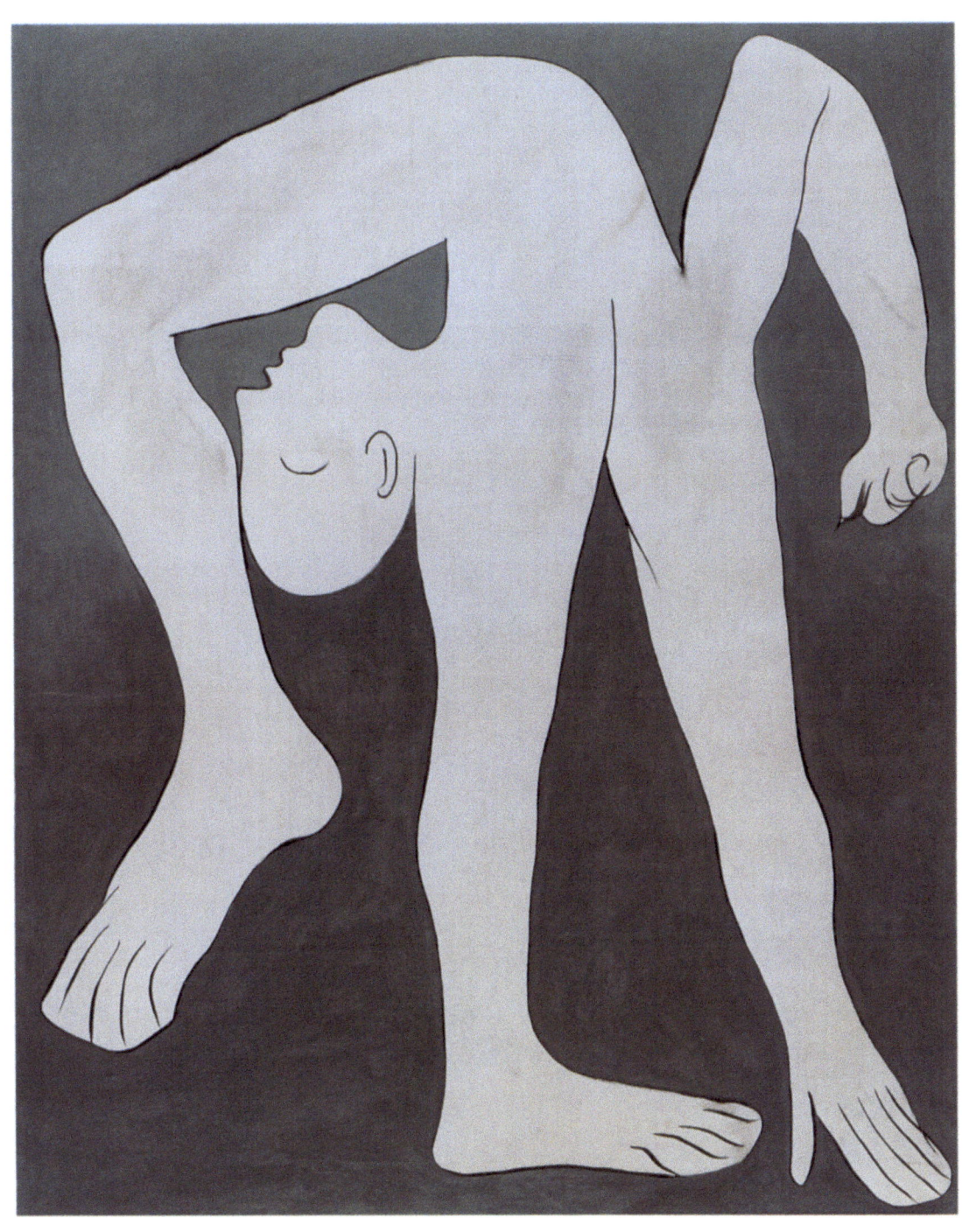

Durch seinen Sanitätsdienst im Ersten Weltkrieg (1914/15) kam Max Beckmann wohl zum ersten Mal unmittelbar mit medizinischen Fragen in Berührung. Er hat sich dem für ihn neuen Umkreis auch als Künstler gestellt. Seine graphischen Arbeiten aus dieser Zeit, wie die Radierung *Grosse Operation*, legen davon Zeugnis ab. In späteren Jahren beschäftigte er sich bei seiner Suche nach dem Menschen und seinen Grenzen ebenfalls immer wieder mit dem menschlichen Körper, bis ihm hierzu die ihm als Maler auferlegte Zweidimensionalität nicht mehr ausreiche und er deshalb auch die Plastik mit ihren dreidimensionalen Möglichkeiten nutzte. Natürlich bewegte ihn vor allem die Ästhetik des menschlichen Körpers, der sich bei seinem Akrobat zu einem vollendeten Tor wölbt, das durch die Überbetonung der Hände sicher wie auf vier Füßen steht. Doch immer dringt er tiefer in das Wesen der Dinge ein, und man spürt bei dieser Arbeit, wie sehr sich der Künstler um die Grenzmöglichkeiten der menschlichen Wirbelsäule müht. Hier begegnet seinem Schaffen das Interesse des Mediziners.

G. M.

Max Beckmann
(1884–1950)

Der Akrobat, 1950
Bronze, 28 cm
Catherine Viviano Gallery, New York

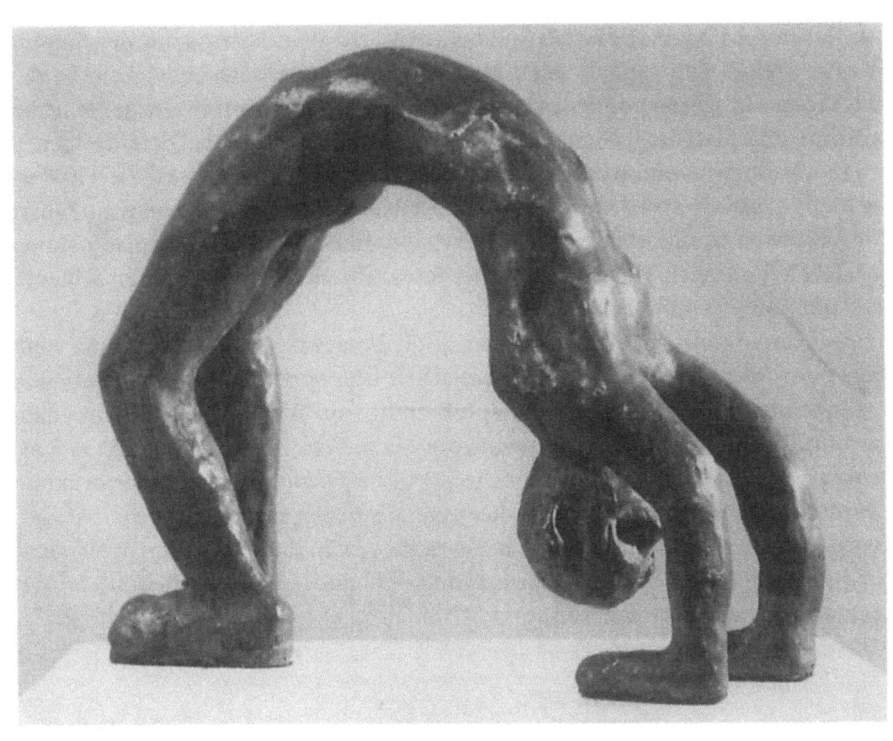

Im Jahre 1963 beginnt die Zusammenarbeit Paul Wunderlichs mit der Fotografin Karin Székessy, die später seine Frau wurde. »Gemeinsam entwickeln beide die Methode der ›Correspondenzen‹, bei der die Fotografin die Impulse des Malers aufnimmt und die Fotografien wiederum den Maler inspirieren. Die einzelnen Themen werden wiederholt aufgegriffen, zerlegt und verformt, angereichert und überschichtet, bis die ernsten und elegischen Bilder der Karin Székessy vom Reichtum der Bildwelt Wunderlichs durchtränkt sind, und die visionäre Imagination des Malers Wunderlich die Lebensfülle der fotografischen Kompositionen seiner Partnerin erfaßt« (Literatur I [87], S. 31).

Mit ihrer Aufnahme *Position A* zeigt die Fotografin einen weiblichen Akt, bei dem der Körper in einer fast akrobatischen Übung die Grenzen der Bewegungsmöglichkeit erreicht. In seiner Graphik greift Paul Wunderlich diesen Gedanken auf und formt ihn in einer Weise um, die an die Verformung von gerillten Plastikrohren denken läßt. Der menschliche Körper wird zum Muster einer ornamental anmutenden Form. Anatomische Bewegungsgrenzen sind nicht mehr Thema. Die vom Künstler bestimmte Form beherrscht den Bildaufbau. Die Facettenteilung erinnert noch an Wirbel, die eine Biegung ermöglichen. Die Wirbelsäule wird zum schlauchartig biegsamen Rohr.

G. M.

Karin Székessy

Position A, 1967
Schwarzweiß-Fotografie
Privatbesitz

Paul Wunderlich
(geboren 1927)

Positon A, 1967
Lithographie in Farben
42,5 x 54,5 cm
Privatbesitz

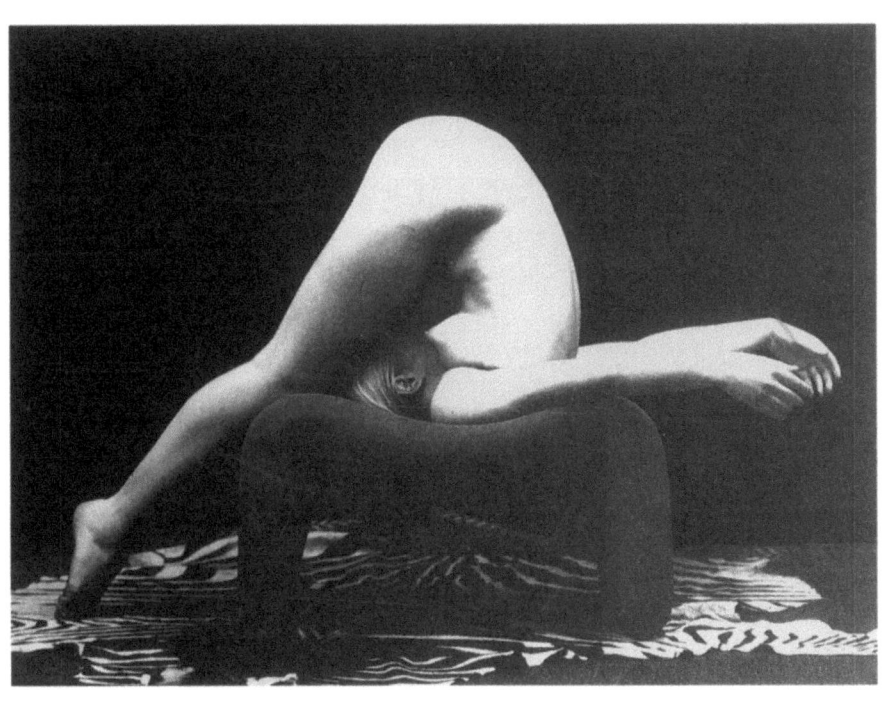

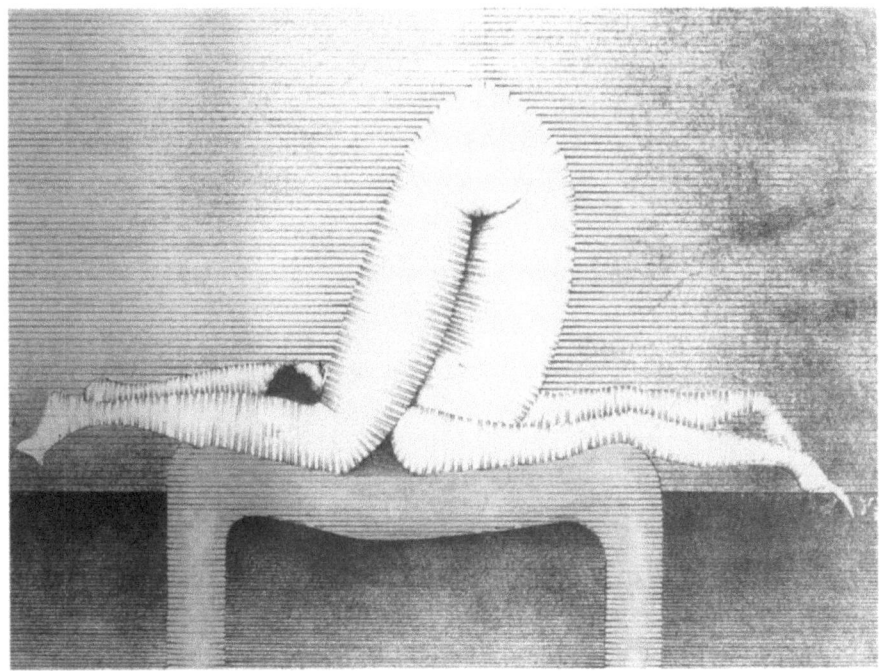

47

Die Bilder, die Sportlerinnen und Sportler bei der rhythmischen Sportgymnastik, beim Bodenturnen oder auch beim Turnen an Geräten zeigen, nötigen uns nicht nur höchste Achtung vor ihrer Körperbeherrschung und ihrer sportlichen Leistung ab, sondern sind auch in höchstem Maße ästhetisch reizvoll.

Sie zeigen, zu welcher Harmonie und zugleich Spannung der menschliche Körper fähig ist.

Wie in anderen menschlichen Bereichen, drohen auch hier Rekordsucht und Sensationsgier zu zerstören, was allein von Freude und Zielstrebigkeit geleitet sein könnte.

Vor allem Kinder sollten unter allen Umständen von negativen Begleitumständen, die ein unmenschlicher Leistungsdruck auslösen kann, bewahrt bleiben. Hierzu gehören auch Gesundheitsschäden, die unbedingt vermieden werden müssen.

Freude an Bewegung, Spiel und Harmonie können Sport, Kunst und Medizin verbinden.

G. M.

Rainer Martini

J. Ogrizko (Estland)
Rhythmische Gymnastik
Europacup-Finale, 1995
Malaga, Spanien

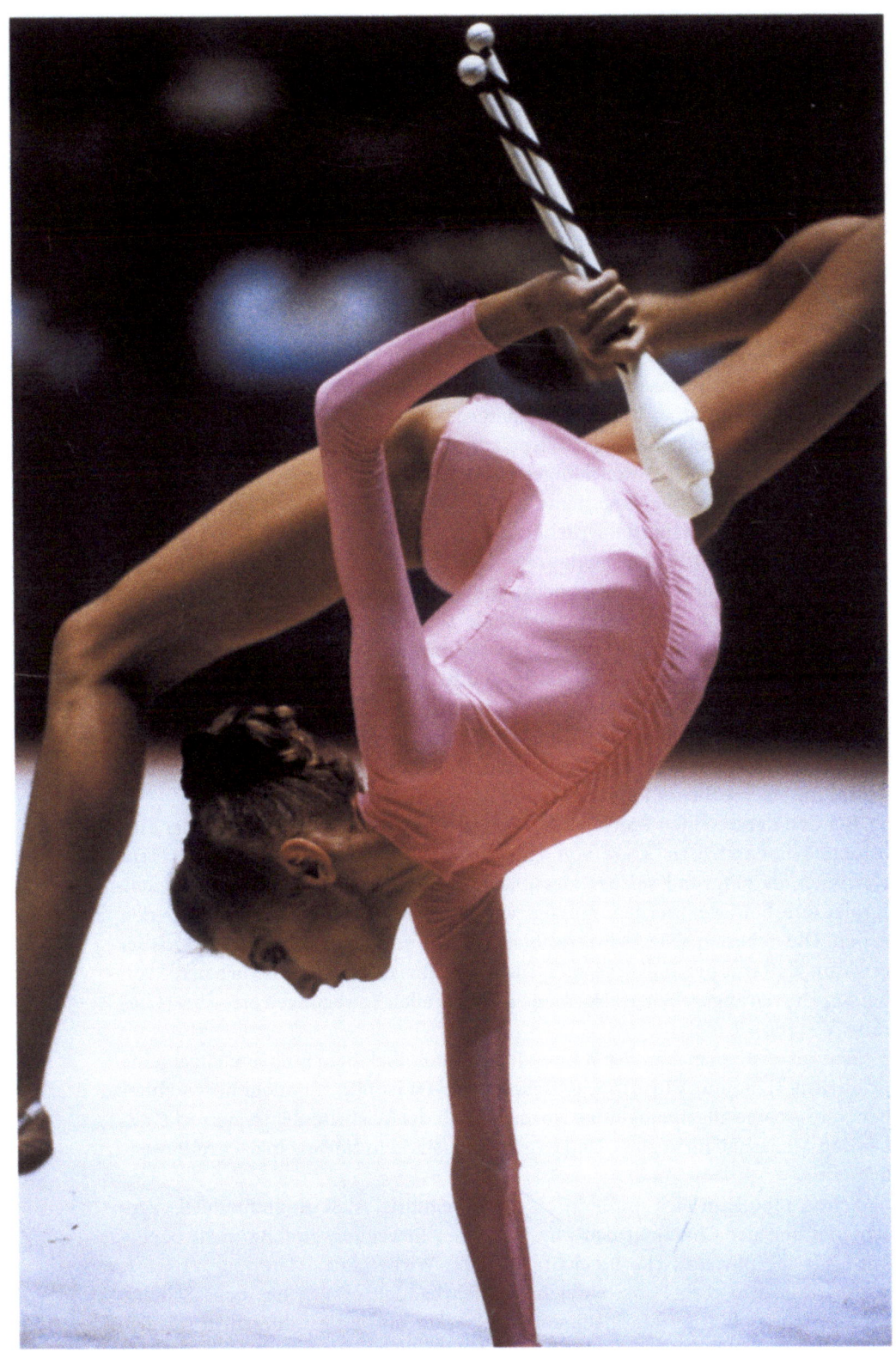

Wo immer eine naturwissenschaftliche Fragestellung auftaucht, versuchen wir zu messen, bilden vergleichbare Kollektive und Mittelwerte und ähnliches mehr, um einer Antwort, einer wissenschaftlichen »Wahrheit«, näher zu kommen. Bei den Messungen der Wirbelsäulenbeweglichkeit wird es schwierig: Wenn wir von außen messen, sei es mit Goniometer oder Winkellineal, liegen unsere Instrumente auf der Haut an und es verbleibt ein nicht unerheblicher Abstand zur darunterliegenden Wirbelsäule. Abweichungen von bis zu 14° bei der Inklination z. B. sind die Folge (Literatur VI [200], Tabelle 13, S. 68). Hingegen ist die Ausmessung von Röntgenbildern mit einer Abweichung von maximal 2° möglich. Nur – das Röntgenbild selbst gaukelt uns eine falsche Wahrheit vor. Aufnahmetechnisch durch den sogenannten *Projektionsfehler* verursacht (d. h. Vergrößerung des abgebildeten Wirbelkörpers, bedingt durch den Abstand von Organen zur Filmplatte), sowie durch den sogenannten *Zentralstrahlfehler* (d. h. Einfallswinkel der punktförmig entstehenden und sich flächig ausbreitenden Röntgenstrahlen. Diese fallen nur in genau einem Punkt lotrecht auf einen Wirbelkörper. Die anderen werden im Winkel getroffen.) ergeben sich Abweichungen für Wirbel-Längen von bis zu 54 %, und bis zu 18 % Abweichung für dargestellte Wirbel-Winkel. Klinisch freilich, sind diese Unzulänglichkeiten nahezu unerheblich.

Vom wissenschaftlichen Standpunkt betrachtet aber sind diese, in der Meßmethode liegenden, Abweichungen höchst unbefriedigend. Um die Ungenauigkeiten zu beheben, könnte man dreidimensionale Computertomographie-Bilder oder Magnetresonanz-Bilder auswerten, doch ist beim CT die Strahlenbelastung für den Patienten in keiner Weise gerechtfertigt, und für beide Verfahren ist der rechnerische Aufwand noch zu langwierig. Eine weitere Möglichkeit, die Messung an der Leiche, wurde am Objekt und radiologisch schon Anfang dieses Jahrhunderts probiert. Auch hier kam man zu sehr unterschiedlichen Ergebnissen, vor allem aufgrund unterschiedlicher Präparier- und Fixierverfahren.

Bei den dargestellten Problemen wundert es nicht, daß die Ergebnisse der einzelnen Wissenschaftler krass von einander abweichen: Mit etwas schlechtem Gewissen, da aufgrund solcher Messungen auch Operationsverfahren und neue Implantate bewertet werden, müssen wir uns mit Näherungswerten zufrieden geben. Die neuesten »Normalwerte« bieten White und Panjabi (1990) an, doch sei erwähnt, daß eine persönlich vermessene Landesmeisterin im Kunstturnen die von beiden Herren angegebenen »Normen« nicht bei allen Bewegungen erreichte (Literatur VI [200], S. 68).

Was also ist normal an der Wirbelsäule? Rudolf Fick betont unsere allgemeine Erfahrung (Literatur VI [101], S. 35) schon 1911: »Da ist nun vor allem hervorzuheben, daß es eine allgemeingültige Normalgestalt der Wirbelsäule des aufrecht stehenden Menschen nicht gibt«. Und es gibt ebenfalls kein Normal in Sachen Beweglichkeit.

Schon 1890 kam Fick mit Löhr zu der Erkenntnis, »daß die individuelle Verschiedenheit der Charakter den physikalischen Bewegungsumfang mehr beeinflußt, als die physikalische Beschaffenheit der Wirbelsäule« (Literatur VI [101], S. 106). Bei dem rechts abgebildeten Artisten handelt es sich um den »Schlangenmenschen« Büttner-Marinelli, der von Wecker und Eisler untersucht worden war (Literatur VI [101], S. 108–109). In den Abbildungen erhält man eine deutliche

WAS IST EIGENTLICH
DIE NORMALE BEWEGLICHKEIT
DER WIRBELSÄULE?

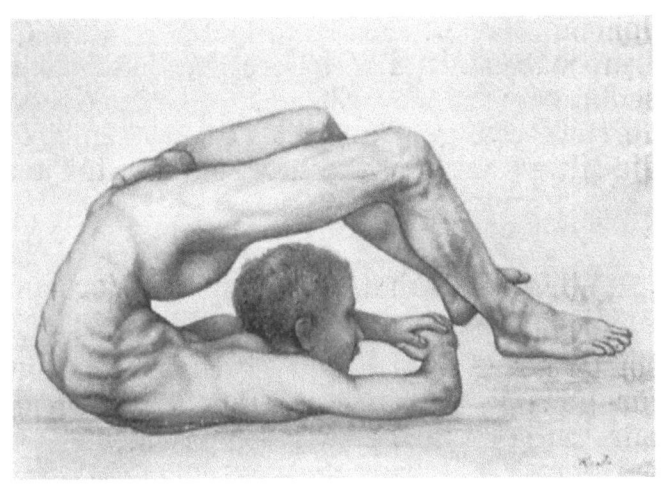

Artist
(Aus: Fick: Handbuch der Anatomie und Mechanik der Gelenke.
Fischer, Jena, 1911. Abb. 61, S. 109)

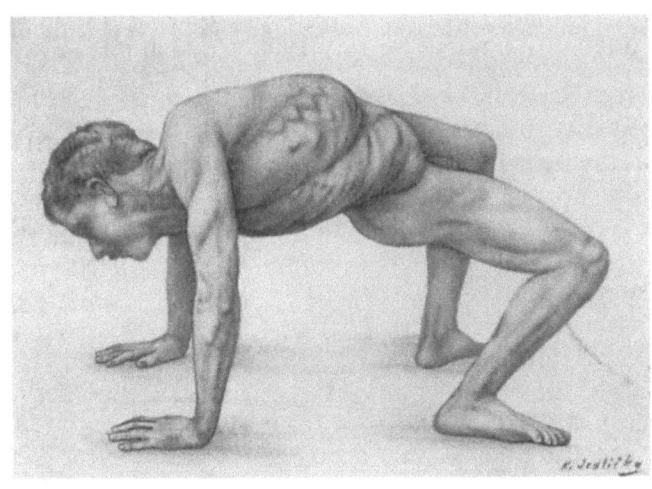

Artist
(Aus: Fick: Abb. 62, S. 109)

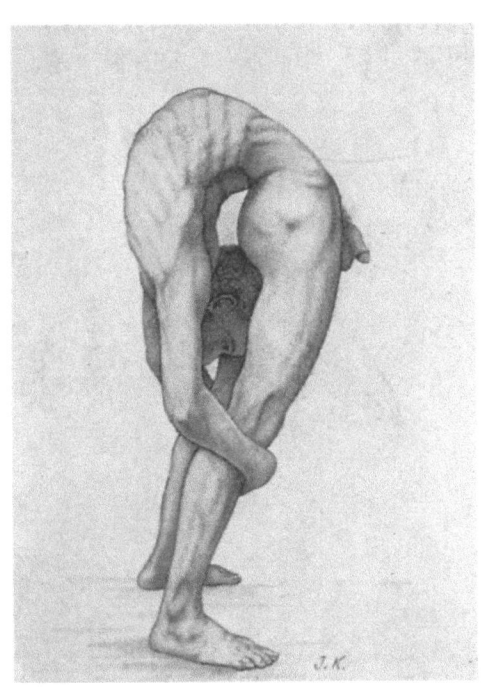

Artist, den »Bogen« machend
(Aus: Fick: Abb. 59, S. 108)

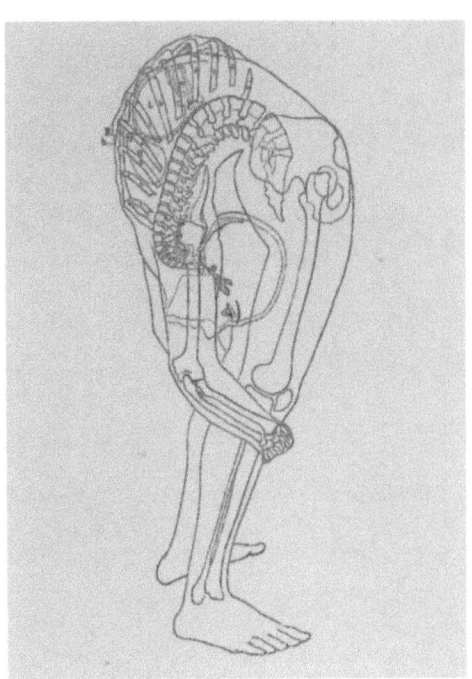

Hineinkonstruiertes Skelett
(Aus: Fick: Abb. 60, S. 108)

Vorstellung der paradoxen Bewegungen. Auf einer Abbildung stellt der Artist den sog. »Bogen« dar. Die Reklination erfolgt jedoch mehr durch die Last des Oberkörpers, als durch aktive Muskelbewegung. Der Artist vermehrt die Rückbiegung der distalen Wirbelsäulenanteile durch Heranziehen des Rückens an die Beine mit Hilfe der Arme.

M. M.

DIE WIRBELSÄULE
IN DER ARCHITEKTUR

Eine Säule muß Druck-, aber auch Zugbelastungen aufnehmen können. Druckbelastungen bestehen aus übernommener Last, die eine Säule tragen muß, und aus Eigengewicht. Die Zugbelastungen entstehen bei Wind- und Erdbewegungsbelastungen und bei außermittigen Belastungen. Die Höhe einer Säule und damit ihre Schlankheit wird durch die Gefahr des Ausknickens begrenzt. Um Material einsparen zu können, werden für diese besonderen Anforderungen – Druck, Zug, Ausknicken – getrennte Konstruktionsteile entwickelt.

Bei diesem seilverspannten Mast übernimmt der mittige Stab die Druckkräfte, die seitliche Verspannung die Zugkräfte und die Versteifung verhindert das Ausknicken.

Für das getrennte Aufnehmen und gegenseitige Zusammenwirken von Kräften hat die Natur Lösungen gefunden, die den Werken des Menschen weit überlegen sind.

Auch die Wirbelsäule in Verbindung mit Muskeln und Sehnen ist solch eine wunderbare Schöpfung der Natur. Freilich wird sie oft vom Menschen durch übertriebene Belastungen bei Arbeit und Sport und außerordentliche Belastungen bei Unfällen überbeansprucht.

G. M.

Frei Otto
(geboren 1925)

Mast eines Kabelkrans
Tauernautobahn, 1978
Institut für leichte Flächentragwerke
Universität Stuttgart
Archivnummer 12762 A–27

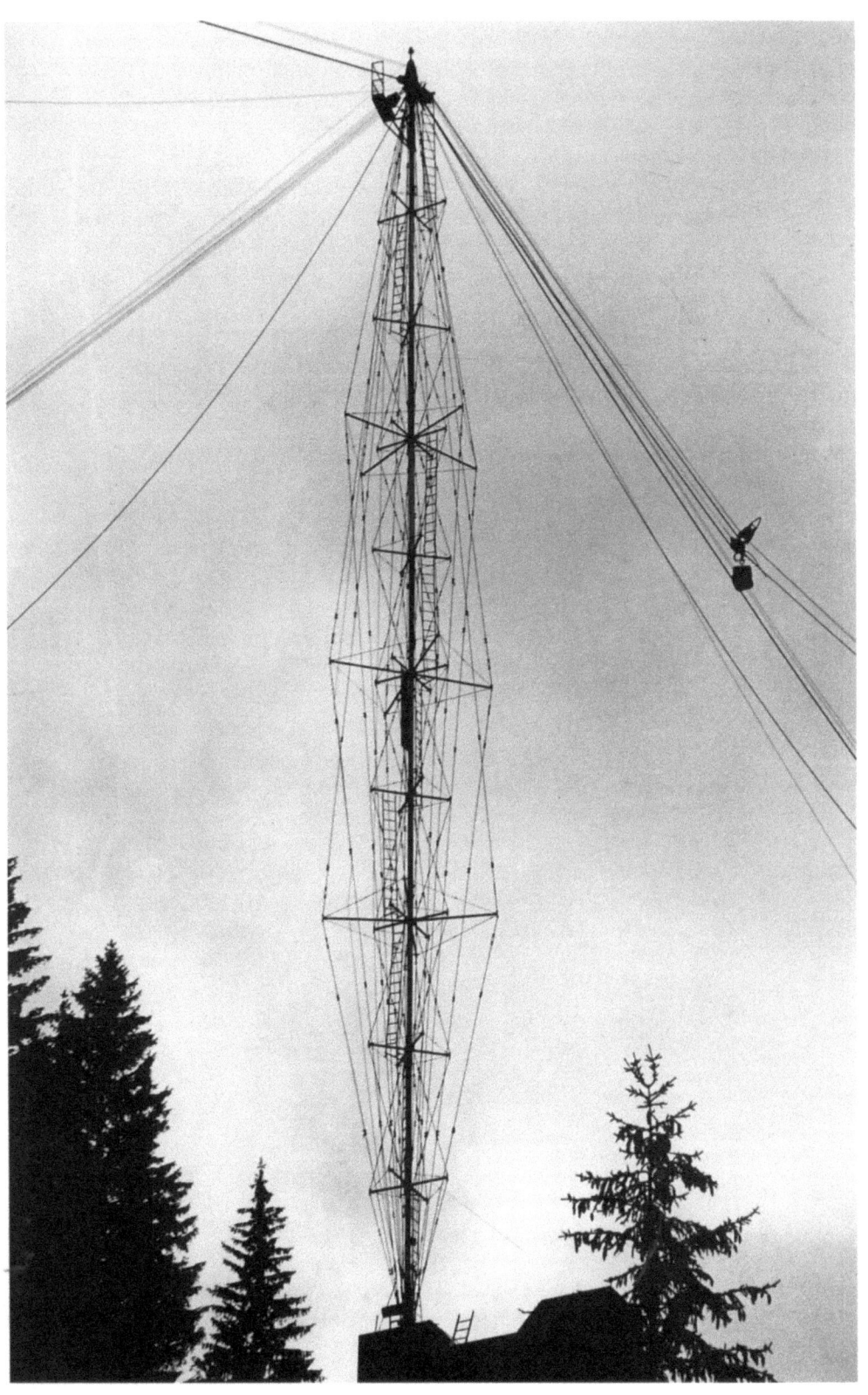

»Das Forschen nach Verschiedenheiten oder grundlegenden Gegensätzen zwischen Phänomenen organischer und anorganischer, belebter und unbelebter Dinge hat die Gedanken vieler Geister beschäftigt. Während nur wenige nach gemeinsamen Prinzipien oder wesentlichen Ähnlichkeiten suchten.«

Dieses Wort des Zoologen d'Arcy Wentworth Thompson aus dem Jahr 1917 stellt Frei Otto seiner Veröffentlichung *Natürliche Konstruktionen* voran. In der Tat gehört Frei Otto zu den Wenigen, die nach gemeinsamen Prinzipien zwischen den gewachsenen Schöpfungen der Natur und künstlichen Gebilden des Menschen suchen oder, anders ausgedrückt, die erst von der Natur zu lernen versuchen, bevor sie neue Konstruktionen ersinnen.

Der Konstruktion eines nach allen Seiten beweglichen Kranes legte Frei Otto das System einer Wirbelsäule zugrunde. Einzelne, druckbelastbare Elemente, die untereinander beweglich sind, werden durch Seile als Zugelemente verspannt und stabilisiert.

Vielleicht ersetzt einmal Frei Ottos Entwurfsgedanke die heutigen steifen Krankonstruktionen.

Bei der Konstruktion flexibler Endoskopie ist das Prinzip bereits verwirklicht.

G. M.

Frei Otto
(geboren 1925)

Entwurf für das Tragskelett
eines Krans, 1965
Modellstudie
Institut für leichte Flächentragwerke
Universität Stuttgart
Archivnummer: LO 6486-6492

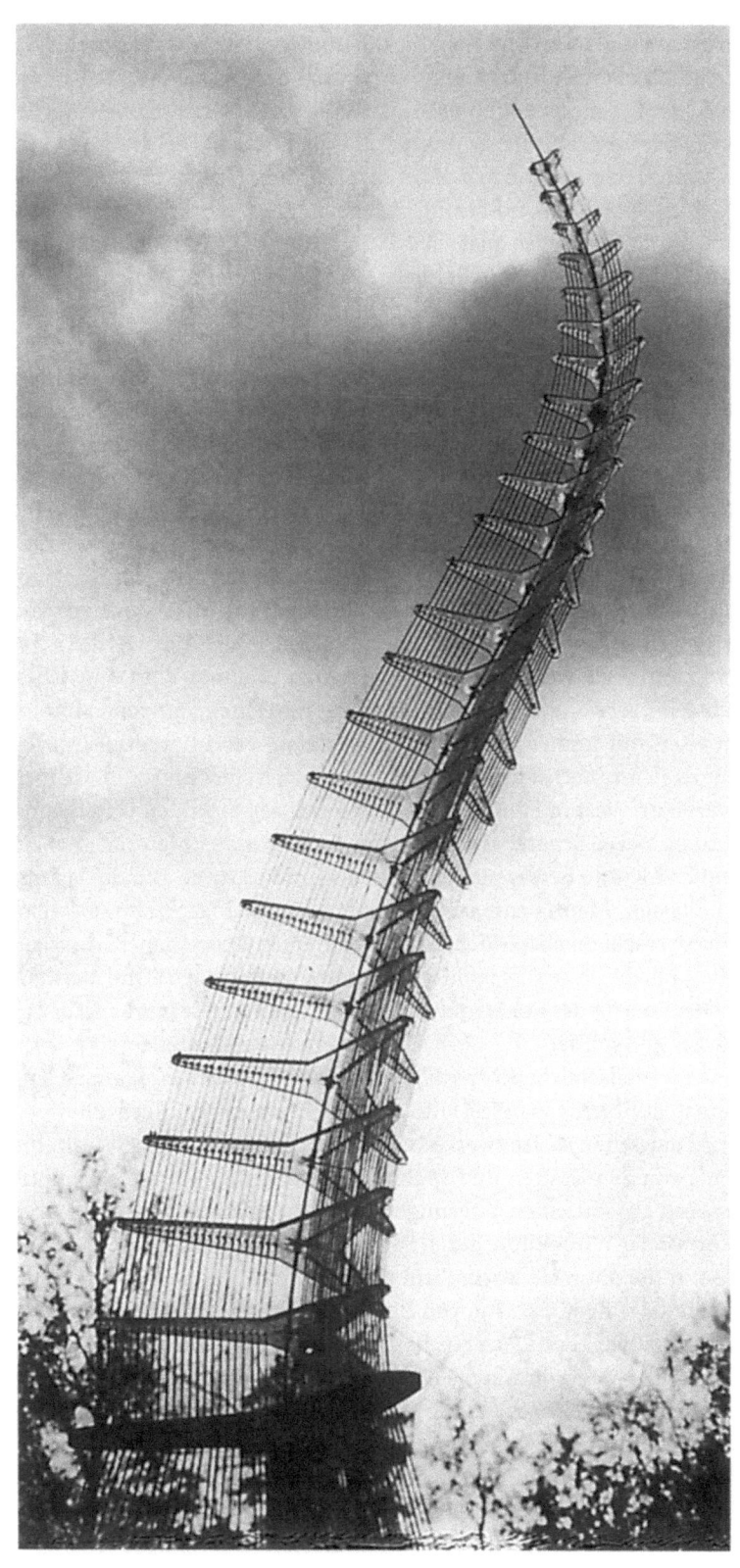

Gebäude betrachten wir als statische Gebilde, die unbeweglich in sich ruhen. Dieser Anschein trügt aber meist, auch wenn wir einmal die unerwünschten Bewegungen aus unsicheren Untergründen außer acht lassen. »In sich ruhen«, in des Wortes strenger Bedeutung, würden Bauwerke, auf die nur senkrechte Lasten einwirken, die auch senkrecht nach unten abgeführt würden. Druckkräfte nennt sie der Statiker. Doch bereits durch außermittige Belastungen, schräge Konstruktionen, Bogen und Gewölbe entstehen zusätzliche Zugkräfte, die ein Bauwerk aufnehmen muß. Dies ist durch massige Bauteile, dicke Wände und starke Pfeiler möglich, und die Bezeichnung Massivbau weist bereits auf den hierfür erforderlichen Aufwand an Baustoffen und Baumassen hin. Gelingt es, Druck- und Zugkräfte getrennt zu bewältigen und durch Baustoffe mit speziellen Eigenschaften aufzunehmen, können Massen und Kosten gespart werden. Beim Stahlbetonbau werden die Druckkräfte durch den Beton und die Zugkräfte durch den Stahl aufgenommen. Im Holz- und Stahlbau, deren Material Druck- und Zugkräfte aufnehmen kann, weist man die unterschiedlichen Aufgaben Druck- und Zugstäben zu, indem man keine »Massivbauten« – wie etwa »Blockhäuser« –, sondern nur noch »Fachwerke« errichtet, deren Gefache je nach Verwendungszweck frei bleiben oder mit Glas oder wandbildendem Füllmaterial ausgefüllt werden können. Eine Mischkonstruktion entsteht, wenn bei Holzfachwerken Zugstäbe aus Stahl eingesetzt werden. Der Materialaufwand kann noch weiter verringert werden, wenn man statt Zugstäben Seile, meist Drahtseile, verwendet. Bei all diesen Konstruktionen, mit denen immer größere Spannweiten mit immer geringerem Materialaufwand bewältigt werden können, handelte es sich zunächst um Tragwerke, die in sich starr und zumeist auch starr gelagert waren und fest in Fundamente oder unmittelbar in den Untergrund eingespannt wurden. Durch Schaffen von Gelenken konnte weiter Material gespart, und auch bewegliche Kräfte besser aufgenommen werden. Durch Windbelastungen und Verkehrslasten, Menschenmassen, Fahrzeuge und Maschinen, ja selbst durch das harmlos erscheinende Glockenläuten treten in statischen Bauwerken Bewegungskräfte auf, die ihnen dynamische Gesetze aufzwingen. Und den zunächst letzten Schritt macht der Konstrukteur, wenn er den starren Träger nicht nur mit Gelenken ausstattet, sondern ihn noch selbst in einzelne Glieder zerlegt.

Der tierische und menschliche Körperbau gibt hier wertvolle Anregungen. Die »Natürlichen Konstruktionen« von Frei Otto nehmen diese Anregungen auf.

Bei Göran Pohl entstehen so Tragwerke von einer Leichtigkeit und Eleganz, die nach außen nichts von den Kräften und Spannungen zeigen, denen sie ausgesetzt sind. Die Träger sind aus einzelnen Y-förmigen Gliedern zusammengesteckt und, wie die Wirbelkörper der Wirbelsäule durch Sehnen, durch Zugseile verspannt. Die Träger können so in die optimale Bogenform gebracht und mit geringstem Materialaufwand für die jeweiligen Belastungen dimensioniert werden. Dabei beträgt das Eigengewicht von Bogen und Dach nur fünf Kilonewton pro Quadratmeter. Die Dachhaut ist ein Stahlseilnetz mit aufgelegten Polycarbonatplatten und wie die Haut der Fledermausflügel zwischen die Träger gespannt. Eine untergehängte Netzgewebehaut gewährt die gewünschte Verschattung und begrenzt das Luftpolster, das im Winter für die erforderliche Wärmedämmung sorgt und im Sommer über Eintrittsklappen am Boden und Austrittsklappen an den höchsten Stellen durch Schwerkraftströmung einen Hitzestau verhindert.

Göran Pohl
(geboren 1963)

Überdachte Stadionanlage, 1990
Forschungsprojekt

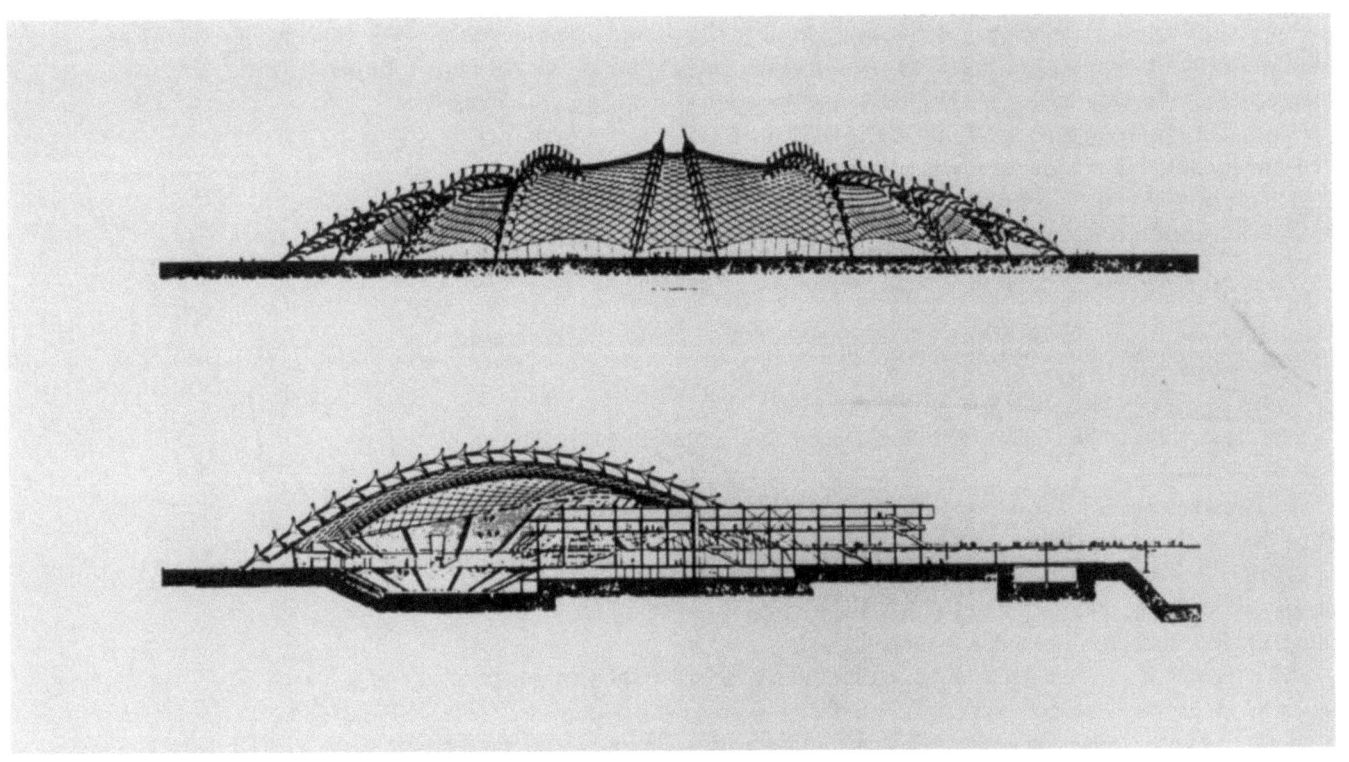

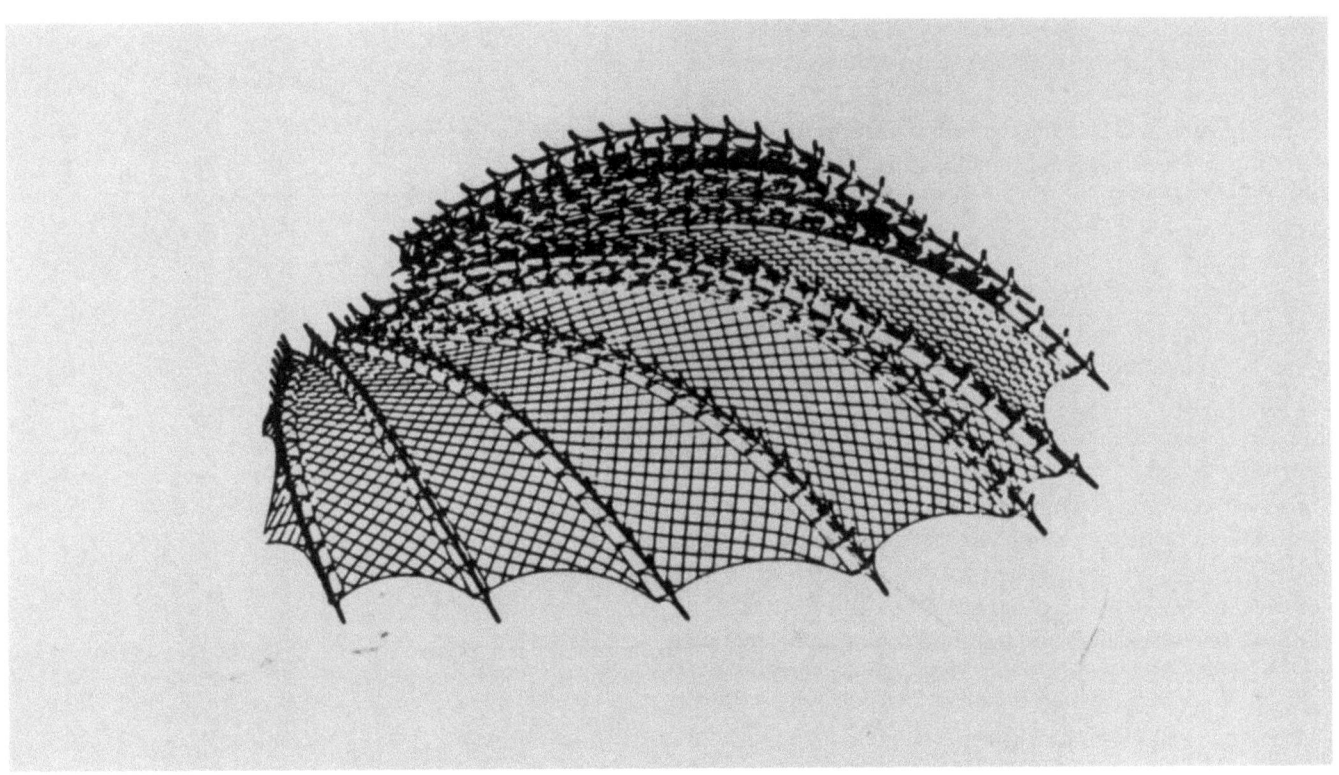

Ein »natürliches« Tragskelett, das sich am Bau der Wirbelsäule orientiert und mit einem Hautsystem aus Dachhaut und Schattenhaut, gleich den menschlichen Hautschichten aus Oberhaut und Unterhaut, überspannt ist, ermöglicht die Überdachung von Flächen bisher ungeahnter Größe. Beim Vergleich mit organischen Strukturen fällt aber auf, daß sich diese Dachhaut im Unterschied zur menschlichen Haut nicht erneuern kann. Trotzdem bleibt der Phantasie für eine zukünftige Verwendung genügend Raum.

Überdachte Stadionanlage
Trägerelement

G. M.

Göran Pohl selbst schreibt über die »Philosophie« zu seinem Entwurf 1996 (bisher unveröffentlicht):
»Alles ist in Bewegung, alles ist Kräften ausgesetzt.
Jedes materielle Objekt kann Kräfte übertragen und ist im bautechnischen Sinn eine Konstruktion.
Die Fähigkeit zur Kraftübertragung hängt von Form, Material und Art der Belastung ab.
Erfolgt die Kraftübertragung mit einem möglichst geringen Masse- bzw. Energieaufwand, nähert man sich einer Optimalkonstruktion, einem Objekt, das ein konstruktives Bedürfnis besonders gut erfüllt.
Die Kriterien, die bei einem solchen geschaffenen Objekt Berücksichtigung finden, sind nicht so vielfältig und komplex wie die Phänomene der Natur.
Die Natur wird nach ausgewählten Gesichtspunkten erforscht und selektiv werden bestimmte Erkenntnisse genutzt, um die »künstliche« Umwelt zu gestalten.
Sie werden auf einen oder wenige spezielle Zwecke reduziert, unter neuen Gesichtspunkten kombiniert, und mit Hilfe der Technik verbessert. Sie können daher optimaler als ihre Vorbilder in der Natur sein, mit der Tendenz natürlich zu erscheinen.
Die Optimierung zielt auf eine Übereinstimmung von Form und Konstruktion in Richtung maximaler Funktionalität hin.
Bei der Formfindung ist der Ausgangspunkt in einem der Morphologie entlehnten Konstruktionssystem zu suchen.
Der Begriff ›natürliche Konstruktionen‹ ist ohne Kommentar mißverständlich, widersprüchlich.
Konstruktionen sind ›menschengemacht‹ und so der Natur entgegengesetzt, im weitesten Sinne Kunst.
Der Begriff stellt jedoch den Zusammenhang her zwischen Architektur und Biologie, Morphologie, dient der Verdeutlichung einer Idee, das Schöpferische, die Kreativität der Natur rückt ins Blickfeld.
Das Interesse gilt der verborgenen Geometrie der Natur, seinem geistigen Prinzip und nicht primär seiner äußeren Erscheinungsform.
Die Idee und die spezifische Gestalt dieser architektonischen Großform ist aus naturgegebenen Strukturen zu verstehen.
Keine imitatorischen, sondern bildhafte Analogien sind zentrales Thema der Arbeit. Die Realität ist zerlegt und neu zusammengefügt, wird zu architektonischer Realität.«

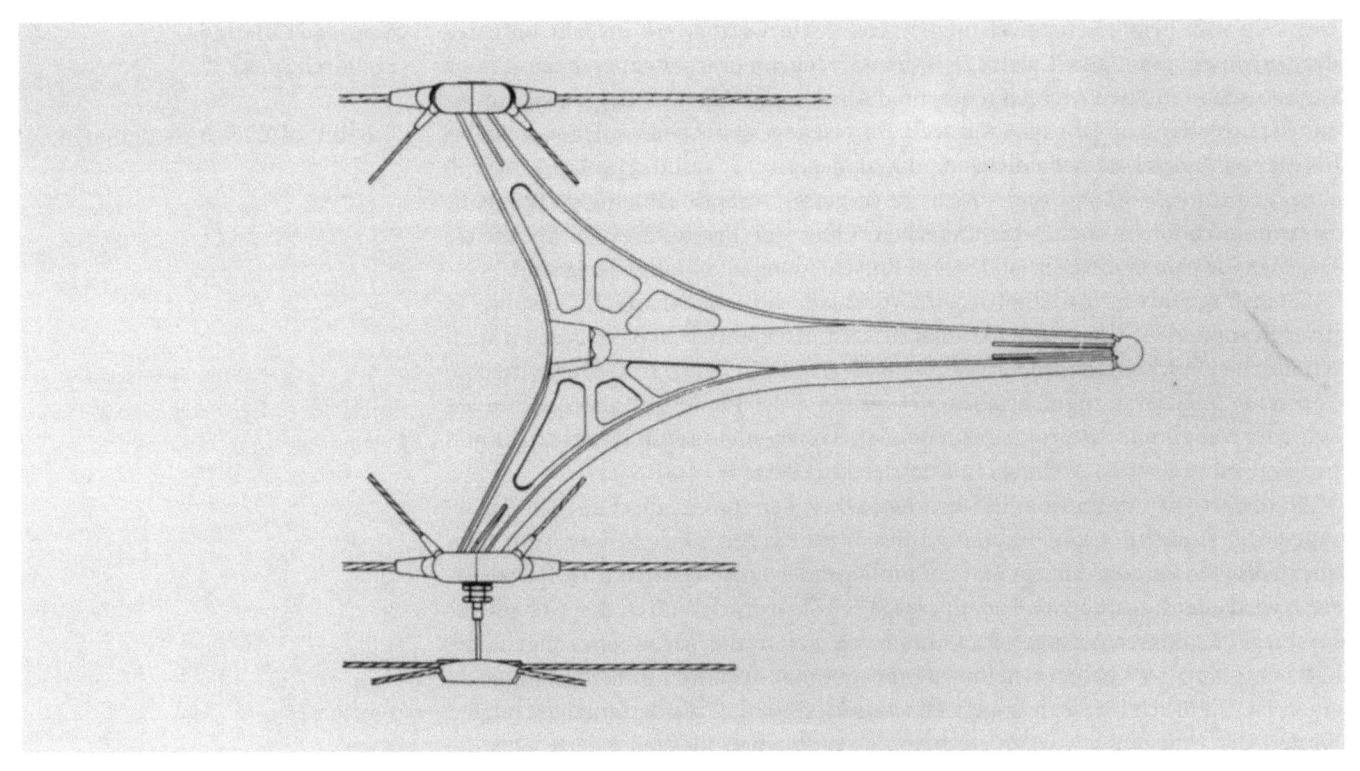
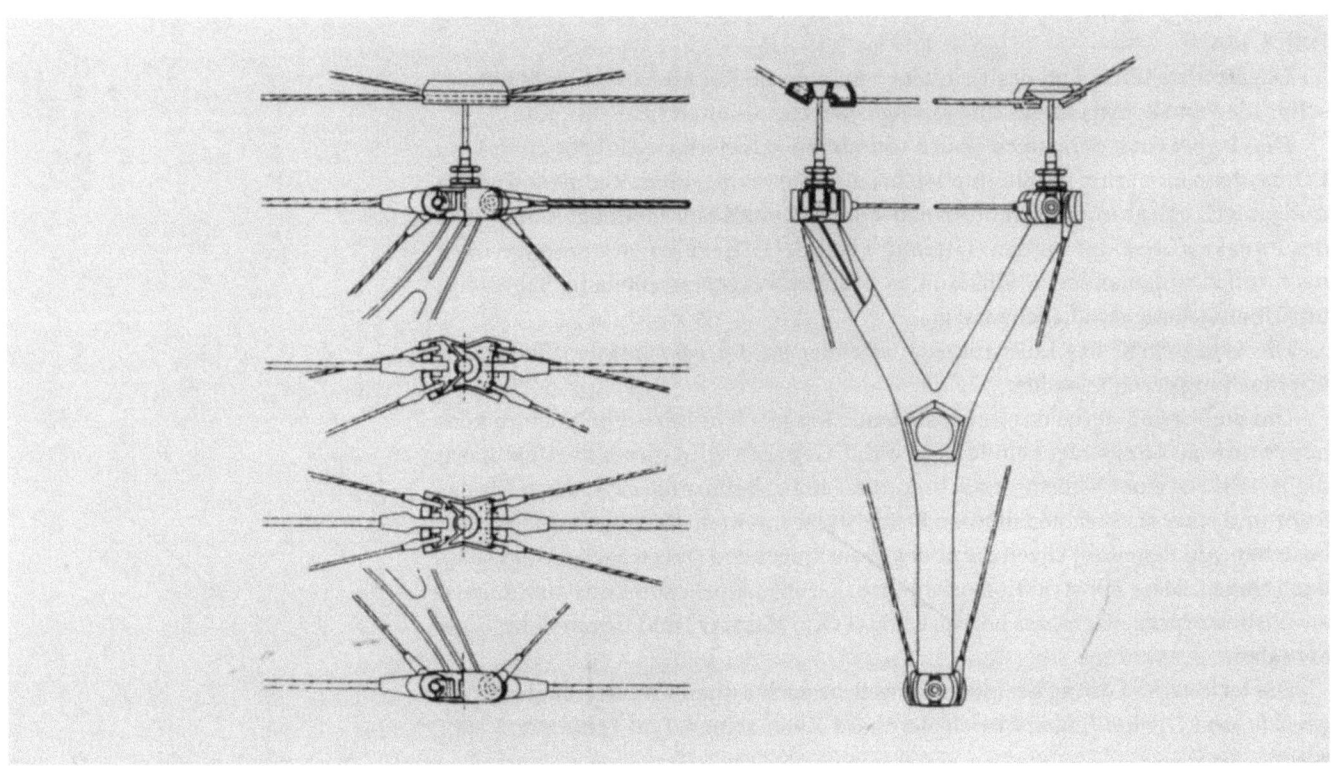

Der Weg vom Erfolg beim zweistufigen Architekturwettbewerb im Jahr 1983, den der Ingenieur Santiago Calatrava – heute »Ingenieurarchitekt« genannt – in Gemeinschaft mit den Architekten Arnold Amsler und Werner Rüeger gewann, bis zur Fertigstellung im Jahr 1988 war weit. Dies ist angesichts einer solchen Aufgabe, bei der zahlreiche städtebauliche, denkmalpflegerische, architektonische, technische, grundstücksmäßige und – nicht zu vergessen – renditeabhängige Probleme zusammenkommen, nicht verwunderlich. Einer der Preise, die wir für unsere Demokratie zahlen müssen, ist der, daß Entscheidungen oft langwierig sind.

Santiago Calatrava
(geboren 1948)

S-Bahnhof Zürich-Stadelhofen, 1988

Beim Ergebnis in Stadelhofen wird vor allem die »städtebauliche Lösung« in ihrer Besonderheit eines »unreaktionären zukunftsorientierten Beitrags zum städtebaulichen Erscheinungsbild Zürichs« gelobt (Literatur I [18], S. 14). Dies wird dem Verdienst Calatravas zugeschrieben, der während der Planungs- und Ausführzeit »von der Nebenrolle des projektbegleitenden Bauingenieurs zum Hauptakteur und projektbestimmenden Architekten avancierte« (Literatur I [18], S. 12).

Kritisiert wird dagegen »die Unvereinbarkeit der (unterirdischen) Ladenpassage«, die zunächst nicht Bestandteil des Wettbewerbsprojektes war, »mit dem oberirdischen Pergolakonzept und der umliegenden Quartierstruktur«. Herausgestellt wird allerdings, daß die Ladenpassage selbst »trotz der durch den Grundwasserspiegel bedingten geringen Raumhöhe von 2,70 m die Weihe jenes Ingenieurkults empfangen zu haben scheint«, der bestimmten früheren Industriebauten zu eigen ist. Natürlich bleibt zu fragen, ob es sinnvoll ist, daß die denkmalgeschüzten Bauten der Umgebung – wenn sie schon stehenbleiben mußten – jetzt »wie die Kulissen einer Bühne« anmuten und daß der Benutzer das ehemalige Stationsgebäude völlig »umgeht«, was »zur Isolierung des Stationsbaus führt« (Literatur I [18], S. 18).

Dagegen steht das Lob des Kritikers: »Eine große Kohärenz von architektonischer Idee und konstruktiver Umsetzung ist erreicht« (Literatur I [18], S. 18).

Dies ist bei einer derartigen – auch technisch – schwierigen Aufgabe ein großer Erfolg, denn immerhin mußte eine 270 m lange Kurve mit einem Radius von 400 m und eine Hanglage mit großer Stützmauer am Fuß eines Moränenhügels innerhalb des Projektes bewältigt werden (Literatur I [18], S. 8). Drei Ebenen waren von oben nach unten miteinander in Einklang zu bringen: Pergolapromenade, Bahnsteige mit Überdachung und Ladenpassage.

Die Handschrift des Konstrukteurs soll hier an der gekrümmten Bahnsteigüberdachung gezeigt werden.

Um die Torsion durch das weitausladende Kragdach besser aufnehmen zu können, wurde als Längsträger ein Rohr gewählt. Getragen wird dieses durch Stützen, die jeweils aus einer V-förmigen Schrägstütze mit gabelförmigem Auflager für das Rohr und einer senkrechten dünnen Pendelstütze mit kreuzförmigem Querschnitt bestehen. Auf dem Rohr sitzen die über 5 m auskragenden Querträger, die das Glasdach tragen. Diese Konstruktion orientierte sich an »natürlichen Konstruktionen«, an Wirbelkörpern, wie wir es bereits bei Frei Otto (S. 55, 57) und Göran Pohl (S. 59, 61) sahen.

Die technische Lösung beeindruckt, weil sie auch ästhetisch überzeugt. *Gleichgewicht und Dynamik* überschrieb Bernhard Klein seinen Text (Literatur I [18], S. 6).

G. M.

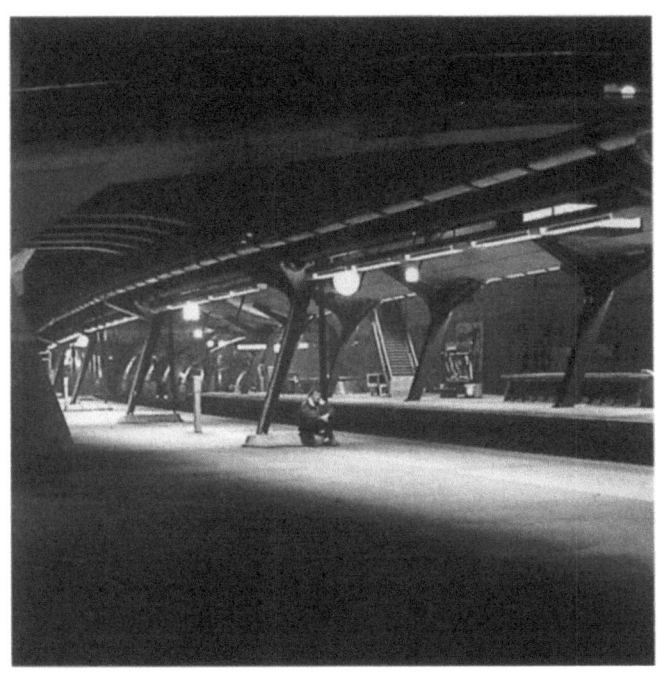

Blick auf den Bahnsteig

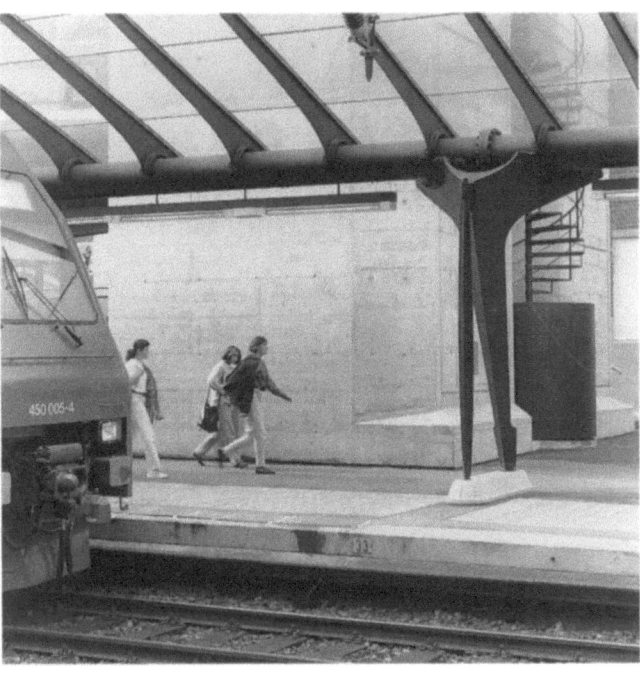

Bahnsteigüberdachung mit Stütze

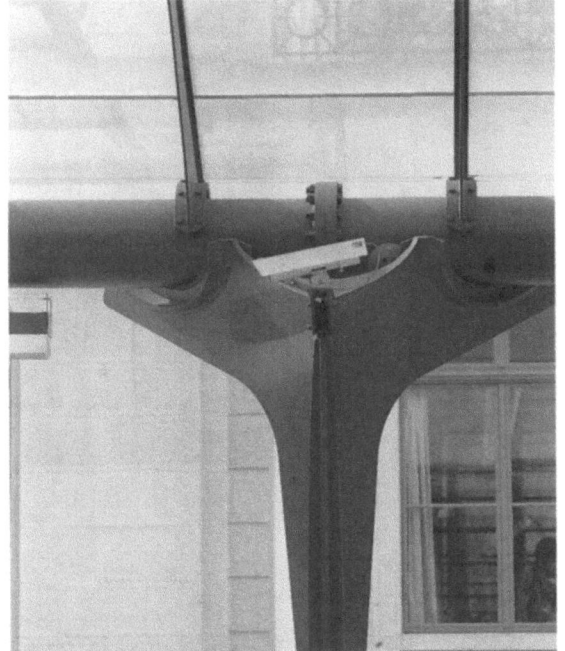

Oberer Teil der Stütze mit Auflager für das Rohr des Längsträgers

Stütze, Frontansicht, Konstruktionszeichnung (rechts)

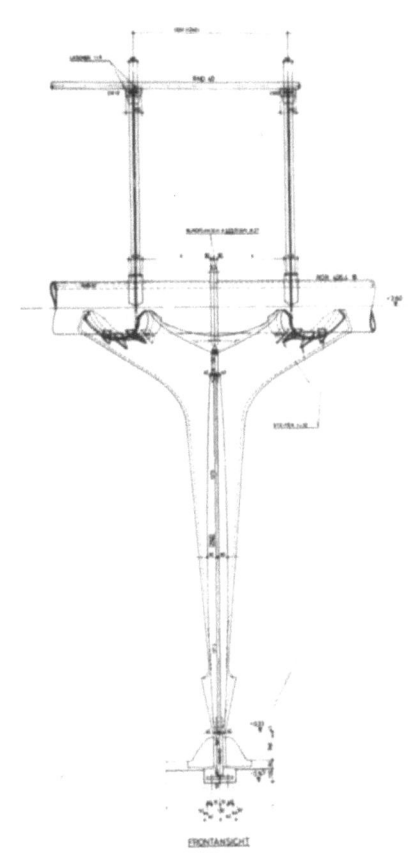

DIE WIRBELSÄULE
IN DER KARIKATUR

Nachdem wir uns über den Witz um eine »gelungene« Lösung nach Fehldiagnose und falscher Therapie gefreut haben, können wir uns von der Karikatur über die Aufgabe der Wirbelsäule belehren lassen. In der Tat könnte diese Aufgabe und das, was passieren würde, wenn sie nicht mehr erfüllt wird, nicht treffender dargestellt werden. Ohne Wirbelsäule würde der menschliche Körper zum »Häufchen Elend«. Die deutsche Sprache hat damit einen treffenden Ausdruck für das jämmerliche Ergebnis, das sich so bieten würde, gefunden. Dem Karikaturisten sei nachgesehen, daß die verbliebenen Rippen den Oberkörper wohl etwas sperriger gestalten würden, als seine Zeichnung zeigt, und auch das Knochengerüst der Beine ist nicht realistisch berücksichtigt, ganz abgesehen von der humorvollen Verbindung des Gebisses mit der Wirbelsäule.

Man muß sich nur zu helfen wissen. Natürlich sind auch wir dem Karikaturisten »auf den Leim gegangen«, denn gerade das kann die Wirbelsäule alleine nicht! Dazu bräuchte sie noch Muskeln und Sehnen, durch die das »klapprige Knochengestell« erst zusammengehalten und ihm die nötige Spannung eines Bogens verleihen würde.

Tomaschoff hat die geraden Klammerlinien seiner Wirbelsäulenvorlage stehen lassen. Er zeigt uns dadurch, wie sein Gedankengang verlief.

Unsere Kinder suchen sich einen frischen biegsamen Zweig und haben mehr Erfolg damit – wenigstens solange, bis dieser zu einem spröden Stock verdorrt ist.

G. M.

Jan Tomaschoff
(geboren 1952)

Die Kopfschmerzen sind weg, 1994
Filzstift auf Papier
21 x 29,7 cm
Düsseldorf, Privatbesitz

Der Indianer, 1992
Filzstift auf Papier
21 x 29,7 cm
Privatbesitz, Düsseldorf

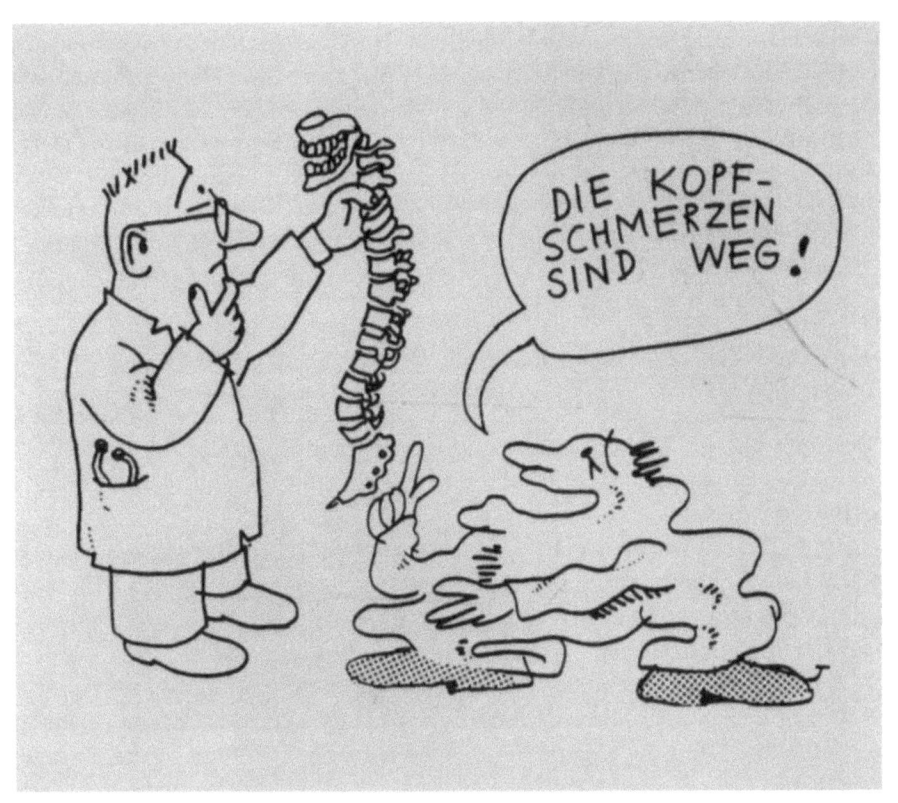

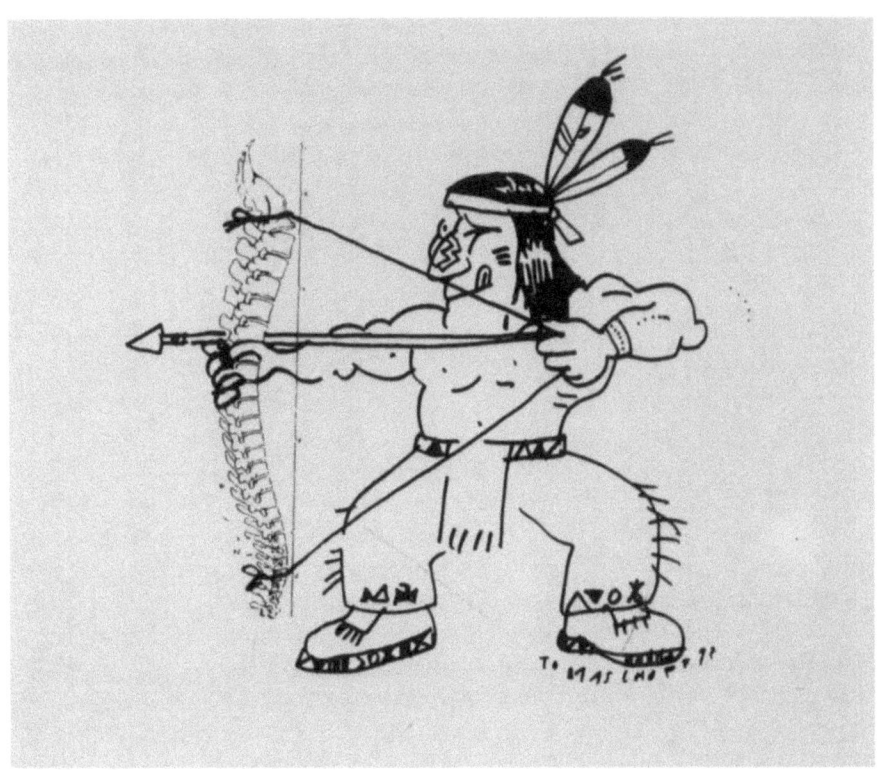

Mensch, wäre das schön: Das anschließende Durcharbeiten nach Nachtdiensten ist abgeschafft, ebenso die Warteschlange bei der Anmeldung. Unser Patient ist gut drauf, berichtet klar, deutlich und ohne Umschweife, wo es zwickt. Bei der Röntgenuntersuchung kommt er gleich dran. Die Diagnose ist aufgrund der Befunde eindeutig zu stellen. Die Erkrankung wird mit geringem therapeutischen Aufwand sicher zur Heilung gebracht werden können.

Die Schwester hat gute Laune – hat nicht nur eine Tasse Kaffee besorgt und ein paar Kekse dazugestellt – ganz ohne zu meckern, daß das Kaffee-Käßchen schon wieder leer ist – nein, sie lächelt sogar!

Im OP konnte man selbst wieder operieren, und nicht nur Haken in irgendwelchen grotesken Stellungen halten.

Der Oberarzt der Ambulanz ist auch wirklich verfügbar, um seinen jungen Kollegen mit Rat und Tat beiseite zu stehen, ja, er nimmt sogar die geschilderten Probleme des Patienten ernst und verbeißt sich seine Blickdiagnose durch drei Kabinenwände hindurch.

Der Chef – nicht daß man wirklich erwartet, daß er einen für monatelange nächtliche Schuftereien entsprechend entlohnt – nein, wir wollen ja gar nicht anmaßend sein – aber er hält wenigstens ein Sechstel seiner Versprechungen von wegen solider Ausbildung!

Kurzum, die Welt ist voller Musik, alles schnurrt, alles klappt, eine Wirbelsäule in Harmonie, und wir kleinen Doktoren – wir sind die großen Macher, die Magier der Heilkunst und der Organisation, die lebensfreudige Töne in die Umgebung hauchen.

Mensch, wäre das schön!

M. M.

Jan Tomaschoff
(geboren 1952)

Der Flötenspieler, 1992
Filzstift auf Papier
21 x 29,7 cm
Privatbesitz, Düsseldorf

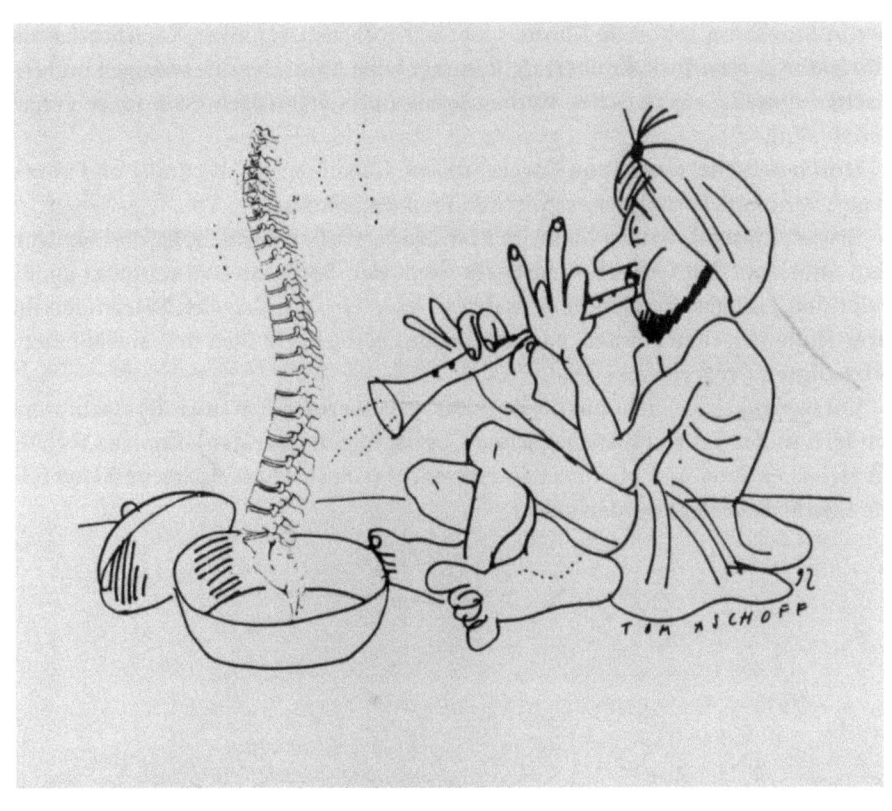

Der in Straßburg geborene Künstler lebt seit 1957 als Graphiker, Karikaturist und Illustrator in New York. Er überrascht immer wieder durch seine witzigen und ironischen Einfälle, die zwischen Werbegraphik und tiefsinnigen Erfindungen angesiedelt sind.

Durch den Titel lenkt Tomi Ungerer unsere Gedanken auf das uralte und immer neue Thema des Verhältnisses zwischen Frau und Mann.

Erwartungsvoll sitzt der Mann im Bett. Die vertikal stehende Frau, die aber wohl dem »horizontalen Gewerbe« nachgeht, sieht den Betrachter verschmitzt an. Sie weiht den Außenstehenden in ihr wahres Wesen ein. Wird sie den Wartenden mit ihrer Hülle täuschen können, oder ist ihr dies bereits gelungen und sie läßt einen befriedigten Greis zurück?

Ein Gedanke, der nicht nur für das »älteste Gewerbe der Welt« interessant wäre, sondern in der Tat zu philosophischen Überlegungen über das komplexe Verhältnis zwischen Frau und Mann einlädt, das nicht in seelische, geistige und körperliche Elemente zerlegt werden kann.

G. M.

Tomi Ungerer
(geboren 1931)

Adam und Eva, 1974
Federzeichnung
26,7 x 21,5 cm
Centre Tomi Ungerer, Straßburg

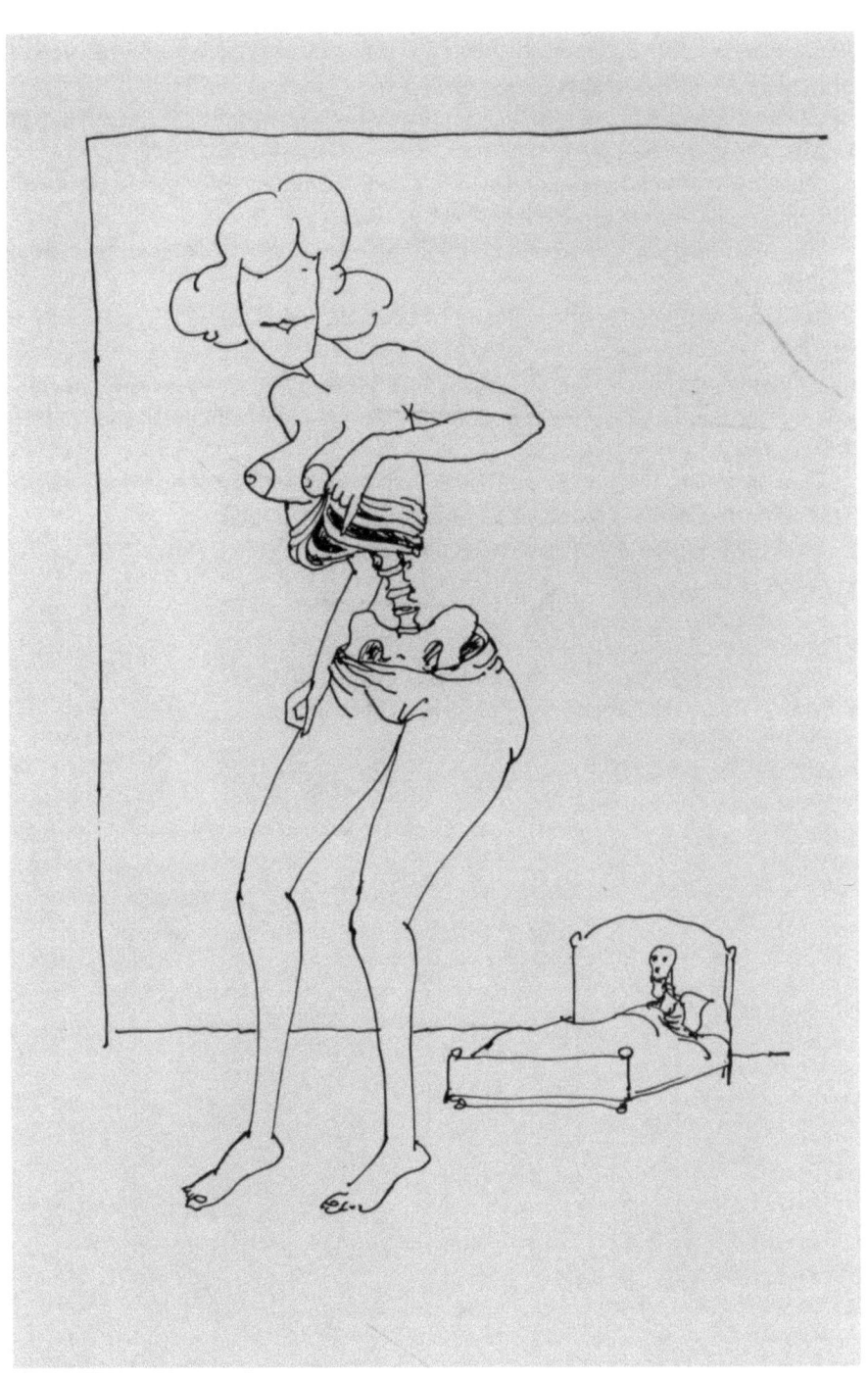

Wenige hatten damals einen solchen »Durchblick«, und noch weniger hatten den Mut, ihn zu veröffentlichen, ein Jahr später war es nicht mehr möglich. Wir können dem Künstler nur danken und im Nachhinein bedauern, daß sein Aufruf damals so wenig gehört wurde.

Zu seinem Text können wir sagen: Wie wahr! Und aus heutiger Sicht nur noch hinzufügen: »... und vergießt Blut!«

Die Millionenzahl der Opfer konnte niemand ahnen – sie ist noch heute unvorstellbar.

Im anatomischen Zusammenhang ist beachtlich, daß Heartfield die Geldstücke wie in einer Speiseröhre oder wie Wirbelkörper zu einer Wirbelsäule aufbaut und damit ins Bild setzt, daß Geld eine tragende Rolle spielt. Das Bild kann noch fortgesetzt werden: was als Münzrolle trägt, wird im Magen zum unverdaulichen Haufen.

Dies Werk ist auch ein Beispiel dafür, daß Kunst und Politik eine Beziehung eingehen können, daß der Künstler zum Politiker werden kann.

Heartfield hat all diese Zusammenhänge mit durchdringenden Röntgenaugen vorhergesehen.

G. M.

John Heartfield (Helmut Herzfeld)
(1891–1968)

»Adolf – der Übermensch:
Schluckt Gold und redet Blech«
Photomontage, 1932
erschienen in der Allgemeinen
Illustrierten Zeitung Berlin
Privatbesitz Gertrud Herzfeld, Berlin

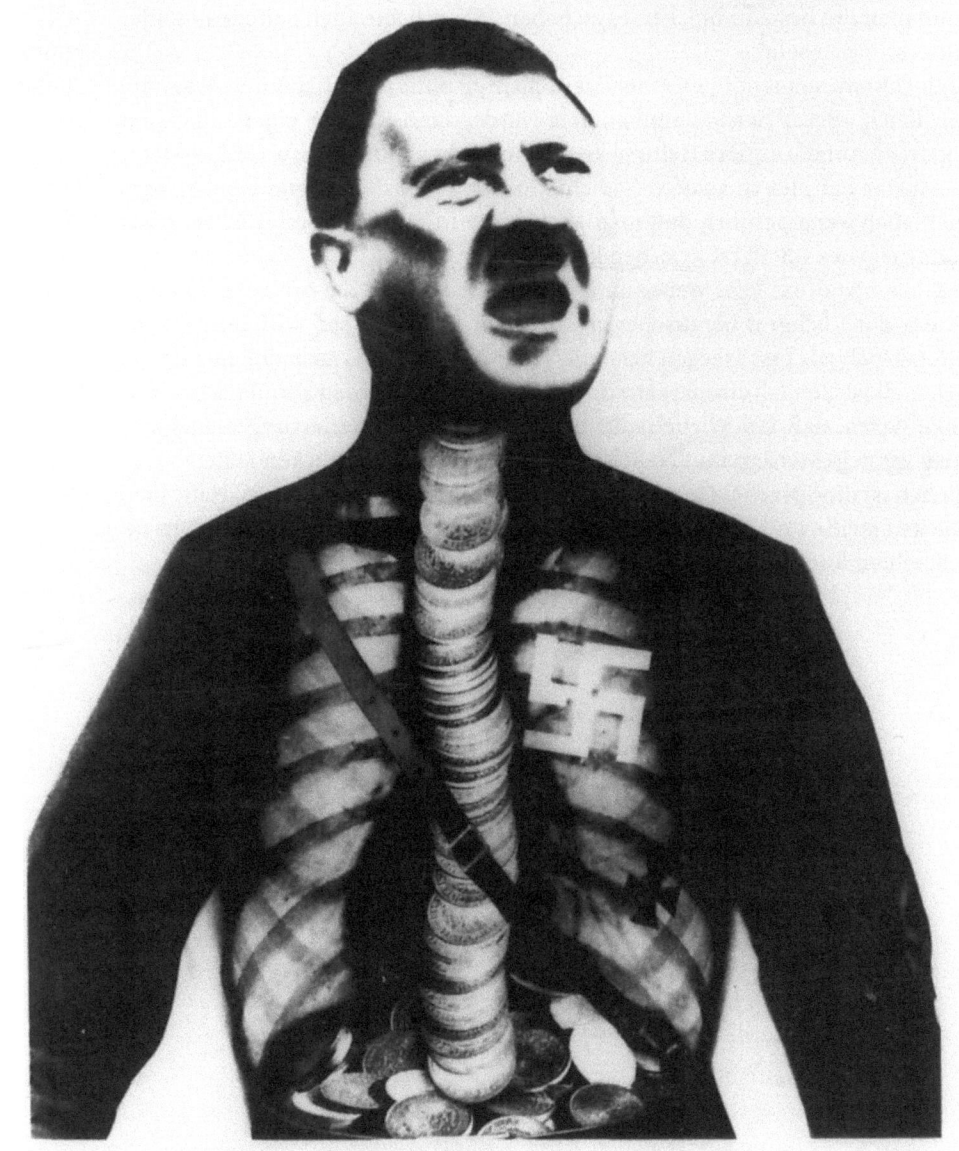

Die Redewendung von der übertragenen Bedeutung des Rückgrates ist im Deutschen so verbreitet, daß man einen Zeitgenossen kaum schlimmer beleidigen kann, als wenn man ihn beschuldigt, keines zu haben. Wer möchte auch haltungslos oder charakterschwach sein!

Doch Diktaturen benötigen einen Menschentyp ohne eigene Haltung. Wenn im Dritten Reich »Brust raus!« kommandiert wurde, dann war das eigene Rückgrat nicht gefragt. Auf die äußere Haltung kam es an, nicht auf die innere. Gerhard Hermann Mostar hat dies in seinem Gedicht »Rückgrat raus!« treffend beschrieben, zugleich aber weitergeführt, daß man auch heute in manchem oder in manches Amt ohne eigenes Rückgrat kriechen kann.

So schlägt Andreas Paul Weber im Bild ironisch-kritisch die Brücke zum Chirurgen, der das Rückgrat herausoperiert, um dem Patienten zur Willfährigkeit zu verhelfen. Doch wir erschrecken bei dem Gedanken, daß dies nach einem entsetzlichen Unfall tatsächlich einmal ganz oder teilweise nötig werden könnte. Schon der Gedanke daran, daß ein Wirbelsäulenbereich nach einer Verletzung manchmal teilweise versteift werden muß, läßt es einem »kalt über den Rücken laufen«. Wie bilderreich ist die Sprache! Da gebrauchen wir lieber die Redewendung »Halte deinen Rücken steif!« und meinen nur einen bestimmten Anlaß und gestehen gerne einen flexiblen Rücken bei Arbeit, Sport und Spiel zu.

G. M.

Andreas Paul Weber
(1893–1980)

Rückgrat raus! 1960
Lithographie, handkoloriert
39 x 50 cm
A. Paul Weber Gesellschaft, Ratzeburg

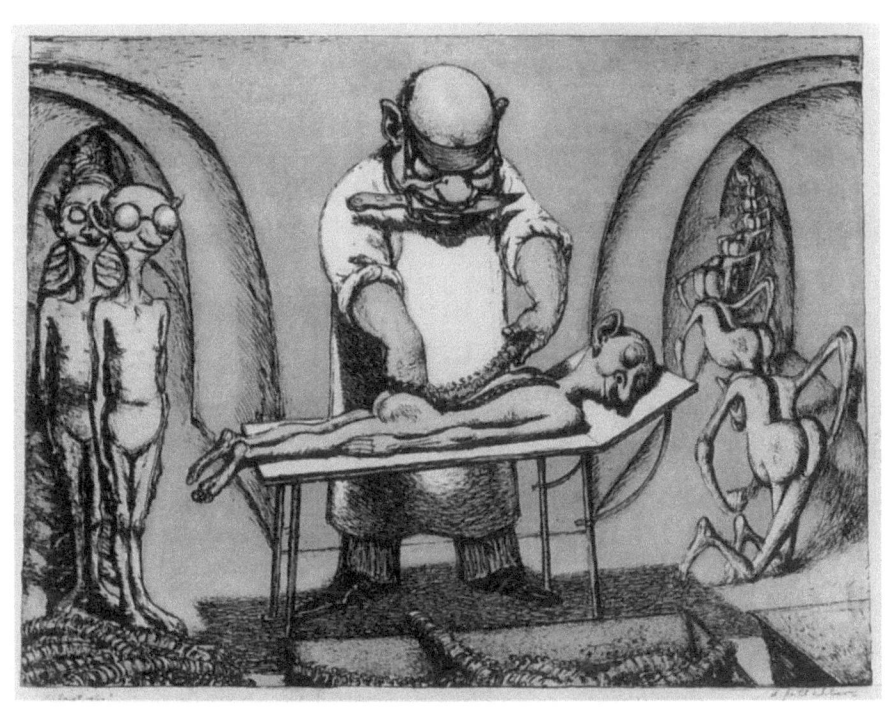

Rückgrat raus!

Herrn Deutschmanns Hausarzt ist Chirurg,
Der stand wie eine feste Burg
Im lieben dritten Reiche,
Und wen er lebens[un]wert fand,
Der sah sich schon als Leiche.

Er wirkt auch heute hochgeehrt,
Nur macht er es jetzt umgekehrt:
Er nimmt das gleiche Messer –
Doch ging's dir schlecht im vierten Reich,
Jetzt geht es dir gleich besser:

Ein schneller Schnitt, dein Rückgrat fehlt,
Und was dich eben noch gequält,
Ist jetzt direkt vergnüglich,
Im Wehrdienst robbt sich's wie geschmiert,
Im Amt kriecht sich's vorzüglich.

Und willst du wo geboren sein,
Du kriechst ganz mühelos hinein,
Hat's doch der Arzt gestanden:
Ein Rückgrat, das vermißt man kaum –
Es war nie viel vorhanden …

Hermann Mostar

(Literatur I [97])
[ ] Ergänzung der Verfasser

»Ja, meine Liebe, ja, ich, Graf von Bossendos,
ich war bucklig, völlig bucklig,
als die Orthopädie mir zu Hilfe kam,
und Sie sehen, die Heilung ist vollkommen,
gerade wie ein Strich.«

Unbekannter Künstler (A. D.)

Le Chapitre des illusions
(Das Kapitel der Einbildungen)
19. Jahrhundert
Kolorierter Druck
Bibliothek für Angewandte Kunst,
Bibliothèque Nationale, Paris

Sicher will diese drastische Karikatur nicht Behinderte schmähen, sondern die menschliche Selbstüberschätzung geißeln.

Die Fehleinschätzung des Buckligen wird durch die zwei Spiegel, zwischen die ihn der Zeichner stellt, noch zusätzlich ironisiert. Denkbar wäre aber auch, ihn als den Betrogenen zu sehen, dem von Orthopäden, die ihm nicht vollständig helfen konnten, eine Heilung nur eingeredet wurde. Dann wäre die Karikatur ein Seitenhieb gegen die Orthopädie, die erst im 19. Jahrhundert als eigenes Teilgebiet der Medizin entstand und sich gegen Widerstände von verschiedenen Seiten verteidigen mußte.

Zur Stellung des »Krüppels« in der Gesellschaft und zur Krüppelpädagogik wird auf das Kapitel über Hans Würtz verwiesen sowie auf seine Stellungnahme zum Krüppel in der Kunst auf S. 239.

G. M.

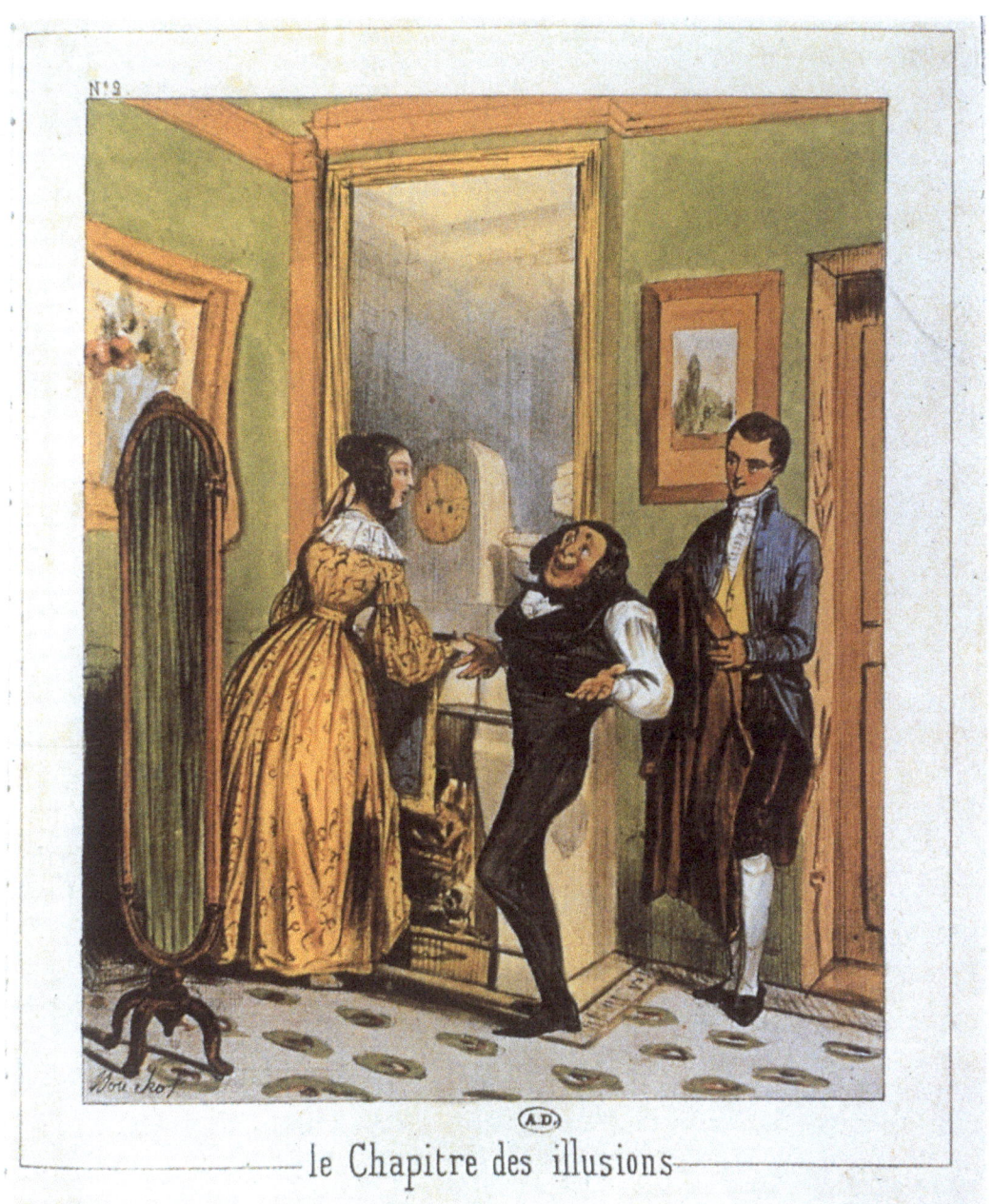

le Chapitre des illusions

Oui ma chère oui !!! moi Comte de Bossendos... j'étais bossu, mais parfaitement bossu, lorsque l'Orthopédie vint à mon secours et vous voyez cure complète, droit comme I .

DIE WIRBELSÄULE
IN ANDERER FORM

Horst Antes ist Badener und war in Karlsruhe Schüler von HAP Grieshaber, bevor er künstlerisch eigene Wege ging. Doch Karlsruhe, wo er eine Professur an der staatlichen Akademie der Bildenden Künste bekleidet, ist er treu geblieben, auch wenn Florenz, Rom und Berlin wichtige Stationen seines Lebens sind.

Spontan mag die Karte aus genanntem Anlaß entstanden sein. Als Thema wählt der Künstler den Kopffüßler (Kephalopoden), der auch mittelalterlichen Steinmetzen bekannt war.

Mit einem Stichel sind punktförmige Vertiefungen, die sich zum einem aussagekräftigen Umriß formen, über einem weichen Untergrund in den Karton gedrückt. Bei einer Frottage (Durchreibung), einer Technik, der sich unter anderem Max Ernst bediente, würden sich die Punkte nach oben wölben. Zwar ist bei dieser Karte die gesamte Oberfläche wie bei einer Frottage bewegt, jedoch könnte die Wellung auch von einer Befeuchtung für das Punzen herrühren.

Die Redensart »der Kopf gleich auf den Beinen« fällt einem ein und man stellt übereinstimmend fest, daß tatsächlich der Hals und der Körper fehlen. Nase, Mund und ein kräftiges Kinn sind angedeutet und auch Füße mit vier Zehen.

In einer Zeit, in der Handarbeit von Robotern verrichtet wird, mag der Mensch in der Tat nur noch seinen Kopf zum Denken und seine Beine zur Fortbewegung zu benötigen. In einer futuristischen Zeichnung wurde aus dem gleichen Grund der Übertreibung nur noch ein Kopf mit einer propellerartigen Krawattenfliege gezeigt.

G. M.

Horst Antes
(geboren 1936)

Glückwunschkarte
1970

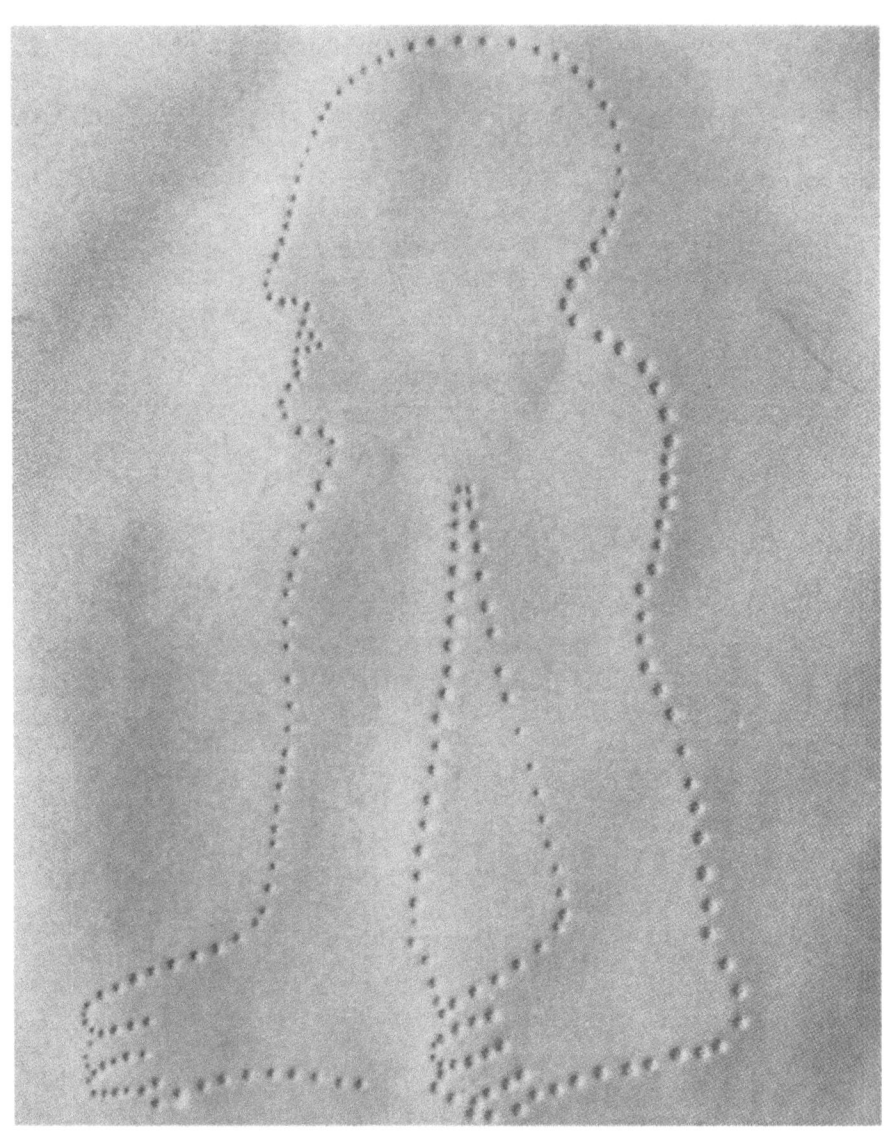

Der in Hamburg-Altona geborene Maler lebte seit 1931 in München und gilt als einer der Hauptvertreter des deutschen Surrealismus.

Stets strebte er nach Übersinnlichem und Okkultem und hörte nie auf, eine Welt zu erkunden, die jenseits der sinnlichen Wahrnehmung liegt, stets suchte er neue Visionen. So schuf er Werke, die eine geheimnisvolle und melancholische Welt mit leeren Landschaften spiegeln. Die Menschen sind darin angstvoll und verstört (Literatur I [106], S. 185). Der achtbeinige Kopffüßler flieht aus einem langen dunklen Stollen, an dessen Ende es allerdings licht ist. Sein Gesicht starrt auf seinen Schlagschatten, der auf welliges Gelände fällt.

Marc Scheps berichtet: »Auf die Frage nach der Intention seiner Bilder antwortete Ende stets: ›Ich habe mir gar nichts dabei gedacht. Sie sollen sich etwas dabei denken‹« (Literatur I [106], S. 185).

G. M.

Edgar Ende
(1901–1965)

Kephalopode, 1959
Kohle auf Papier
48 x 66 cm
Nachlaß Edgar Ende

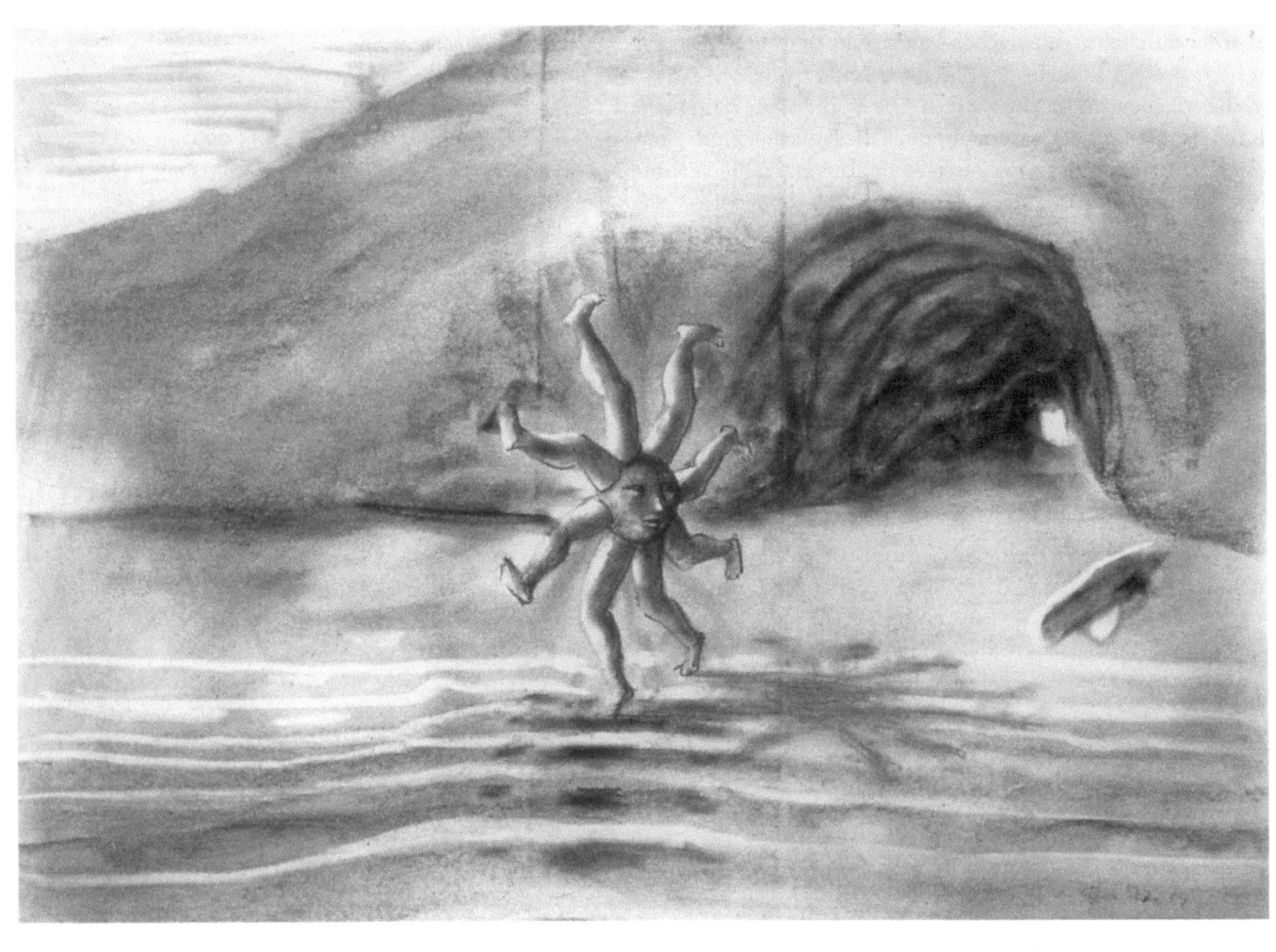

In einer durchaus realistischen Landschaft steht unrealistisch ein männlicher Akt ohne Unterleib. Er steht und hat doch keine Beine. Mit Hilfe zweier Stangen steht er, diese heben ihn in die Wolken. Die Wirbelsäule hängt an den Armen und hat durch das Hängen gleichsam nur noch die Funktion eines Schwanzes wie bei einem Tier. Die Arme müssen die Aufgabe übernehmen, die Verbindung zu den Stützen herzustellen.

In der Realität werden Krücken benötigt, wenn die Beine, wenn ein Bein seine Aufgabe nicht mehr erfüllen kann. Auf Stelzen kann man stehen, beim Spiel oder beim Fehlen des Unterschenkels.

Wir müssen also bei dieser Darstellung von Krücken sprechen, auch wenn sie nicht unter den Achseln eingesetzt sind und Armstützen fehlen.

Nur ein Akrobat oder ein starker Turner könnte die gezeigte Haltung für eine gewisse Zeit einnehmen, doch diese Gehhilfen können so einen Teil der Aufgabe von Wirbelsäule und Beinen übernehmen, werden »Gehilfen« sein.

Insofern ist dieser Teil der Darstellung nicht surrealistisch, wohl aber der Gesamtzusammenhang.

Schon mit dem Titel will Edgar Ende darauf anspielen, daß es Stützen gibt, die auch den Amputierten in die Wolken erheben und zum Singen bringen können.

G.M.

Edgar Ende
(1901–1965)

Gesang in den Wolken, 1948
Bleistift und Kohle auf Papier
56 x 74 cm
Förderkreis Edgar-Ende-Stiftung
München

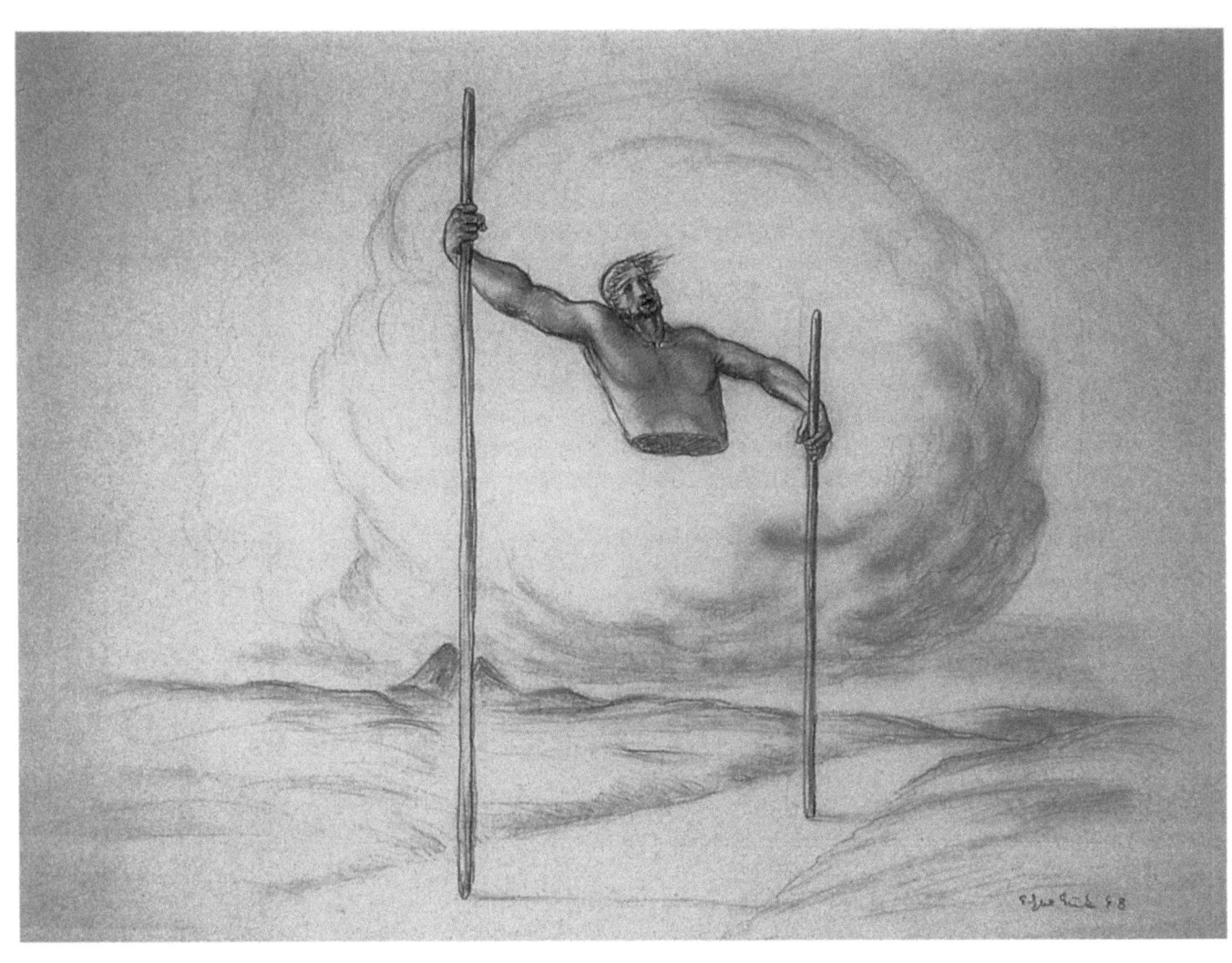

Der Künstler, der nach dem Zweiten Weltkrieg zu den Mitbegründern der Schule des phantastischen Realismus gehörte, findet auf der Suche nach seinem »Adam« überraschende Formgebilde.

Das Wesen mit einem »noch« menschenähnlichen Leib zeigt durch überstreckte Proportionen tierähnliche Züge und trägt auf einem steilen, dünnen Hals ein lichtkinetisches Geisthaupt, das sich der Inschrift, die wie ein Menetekel wirkt, entgegenstreckt. Eine dünne, perlenkettenartige Wirbelsäule mit schraffiert wirkenden Rippenansätzen zeichnet sich auf seinem Rücken ab. Wenn man unterstellt, daß sie den sich nach oben verjüngenden Leib tragen kann, so traut man dies auf jeden Fall dem massigen Unterleib mit seinen großen Gesäßkugeln zu. Bedenken bezüglich der Tragfähigkeit kommen dagegen bei den zierlichen Unterschenkeln und Miniatur-Füßen auf. Doch ist dies sicher in der Phantasiewelt des Künstlers nicht relevant, denn mechanische Fortbewegungsmittel stehen in einer modernen Welt immer zur Verfügung. Oder liegt in der Fragwürdigkeit des sicheren Standes ein Thema des Bildes? Zahlreiche Attribute unterstützen einen Bildgedanken der unterschiedlichen Standfestigkeit.

Dieser reicht von »labil« bei dem stehenden »Ei des Kolumbus«, der durch Sandkörner am Rollen gehinderten Kugel und der kleinen Standfläche des aufrecht stehenden, garnrollenartigen Körpers bis »stabil« bei dem breitgelagerten Doppelkegel, dem in sich ruhenden Fadenring, der Zeiten überdauernden Pyramide im Hintergrund und dem durchsichtigen Würfel, der aber auf einer Seite eine in sich labile, schaukelnde Figur zeigt, die einen Luftballon aufbläst, auf einer anderen Seite eine rastermäßige Gebäudefassade, der man Standfestigkeit zutrauen kann.

Stabil – labil, stehen – liegen, fest – schaukelnd, hart – weich, groß – klein: Gegensätze des menschlichen Seins.

G. M.

Rudolph Hausner
(1915–1995)

Ich bin es, 1948
Tempera-Harzölfarben auf Papier,
auf Sperrholzplatte montiert
45 x 70 cm,
Historisches Museum der Stadt Wien

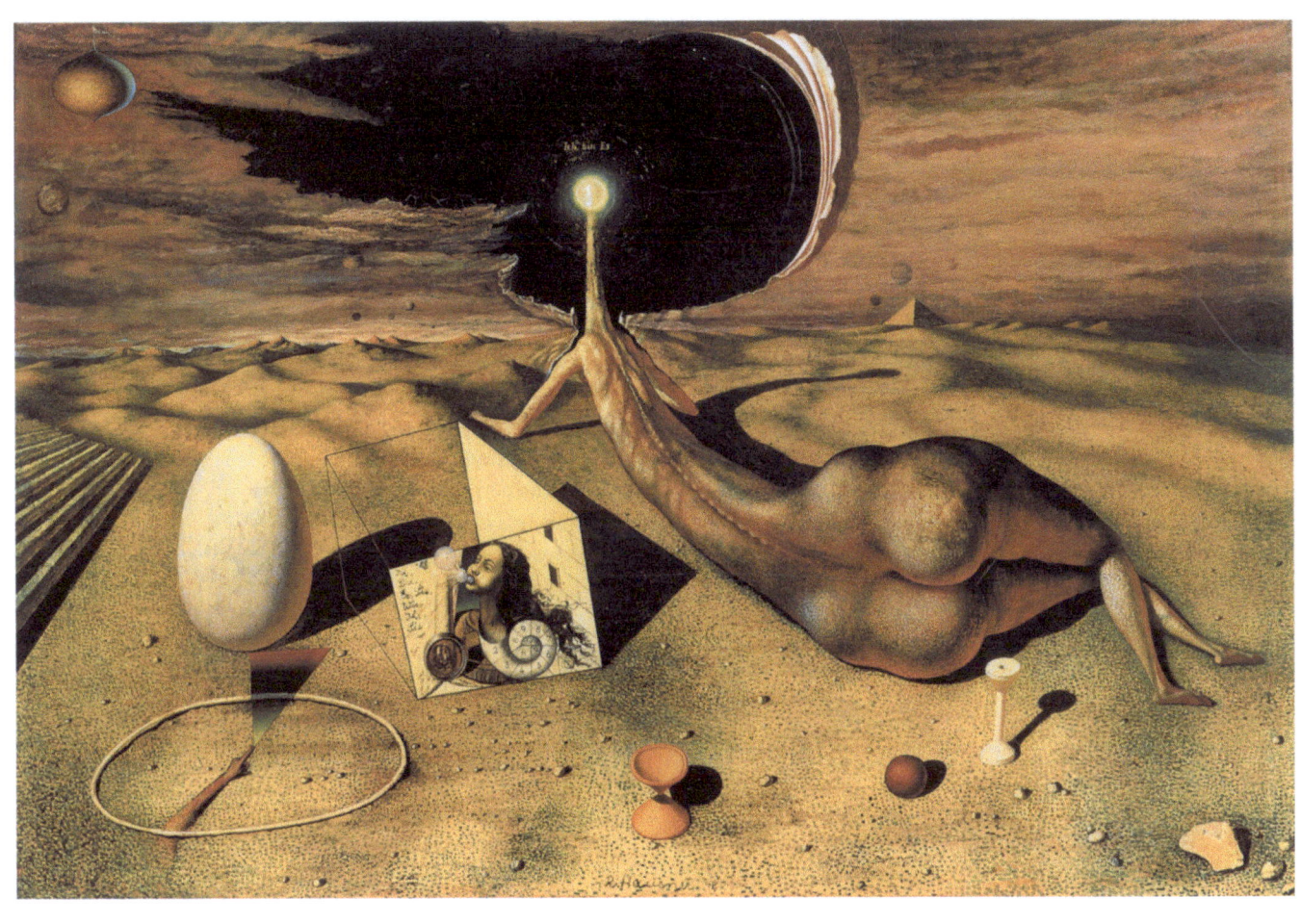

Der auf einem Steinsockel sitzende Tod hält im Spiel mit der Knochenflöte inne und wendet sich zu der unter ihm kauernden Frauengestalt, die zu ihm aufblickt. Die Körperoberfläche des Todes wirkt stellenweise hautlos, Muskeln, Sehnen, Adern und Venen treten zutage. Seine Wirbelsäule, von der man einige Wirbelknochen erkennen kann, setzt sich in einen langen Schwanz fort, der bis an den rechten Oberschenkel der Kauernden reicht.

Die Verlängerung der Wirbelsäule in einen Schwanz kennen wir von vielen Tierarten und wissen, daß bei manchen von ihnen diese Wirbelsäulenverlängerung auch eine stützende oder steuernde Funktion besitzt.

Da der Tod für Mensch und Tier Bedeutung hat, wollte ihm der Künstler – so wie es seit altersher für die Darstellung des Teufels üblich ist (Schwanz, Bocksfuß, Fell, Tierkopf, Hörner) – ebenfalls ein tierisches Merkmal verleihen. Dadurch regt die Darstellung zum anatomischen Vergleich an: Wirbelsäule und Schwanz, das eine Glied mit eher statischen Aufgaben und weniger Beweglichkeit, das andere beweglicher mit weniger Druck-, aber in einigen Fällen auch Zugfunktionen.

Der gebogene Rücken der Kauernden verweist auf die »klasssische« Aufgabe der menschlichen Wirbelsäule, der nahezu parallel daneben hängende Schwanz auf das Tierische. Der Gegensatz wird hier ästhetisch aufgelöst.

G. M.

Ernst Fuchs
(geboren 1930)

Serenade, 1974
Tempera und Aquarell auf Papier
27 x 26 cm
Privatsammlung

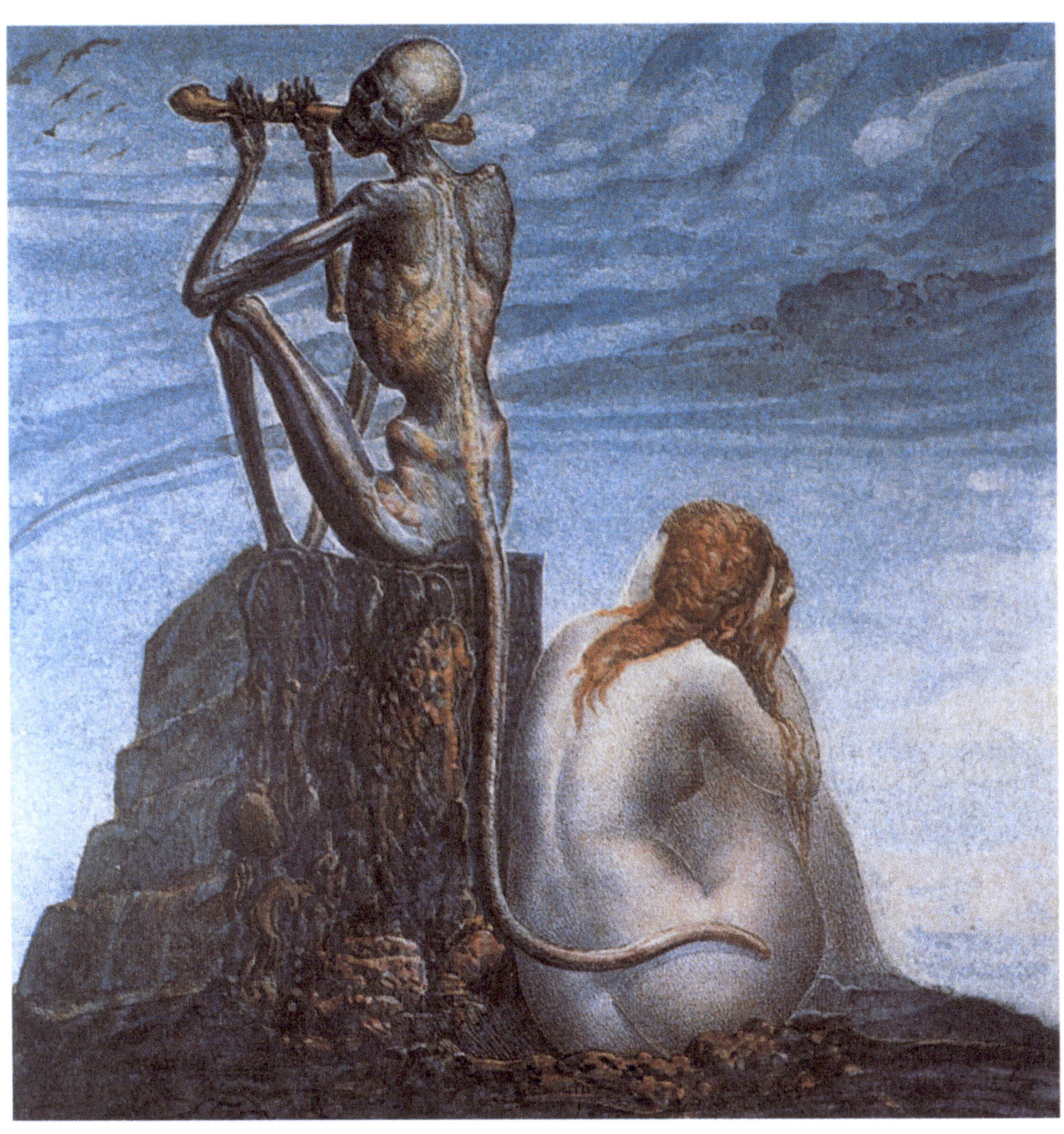

Der Künstler hatte Gründe, die wir nicht kennen, weshalb er sein Blatt nicht betitelte. Geschlagener oder trauernder Engel möchte man es benennnen, und die zum Himmel strebende Pappelallee könnte auf die Herkunft des Boten verweisen und der dunkle Berg auf die Niederungen dieser Erde, zu denen er entsandt wurde.

In Verbindung mit der Wirbelsäule kommen dem Betrachter Gedanken zur Entwicklungsgeschichte. Ermöglichte die Wirbelsäule allein zunächst schlängelnde und kriechende Bewegungen, so führte das »Auswachsen« von Extremitätenstrahlen zur Bildung von Beinen und damit zu Gehmöglichkeiten. Vier Beine beschränken die Fortbewegung auf den Boden. Zwei Flügel ermöglichen den zusätzlichen Bewegungsraum Luft.

Es leuchtet ein, daß einem Himmelsboten mehr Möglichkeiten als dem Menschen zur Verfügung stehen. So nimmt es auch nicht wunder, daß die menschliche Phantasie unter Benutzung alttestamentlicher Überlieferung weiter spekulierte und eine Hierarchie von Engeln mit vier Flügeln (Cherubim) und mit sechs Flügeln (Seraphim) schuf.

Salvador Dalí begnügt sich mit einem zweiflügeligen Engel. Doch wir können fragen, an welcher Stelle der Wirbelsäule wohl ein Ansatz für die Flügel denkbar wäre.

G. M.

Salvador Dalí
(1904–1989)

Ohne Titel (Sitzender Engel), 1971
Tusche auf Papier
31 x 24 cm
Privatbesitz

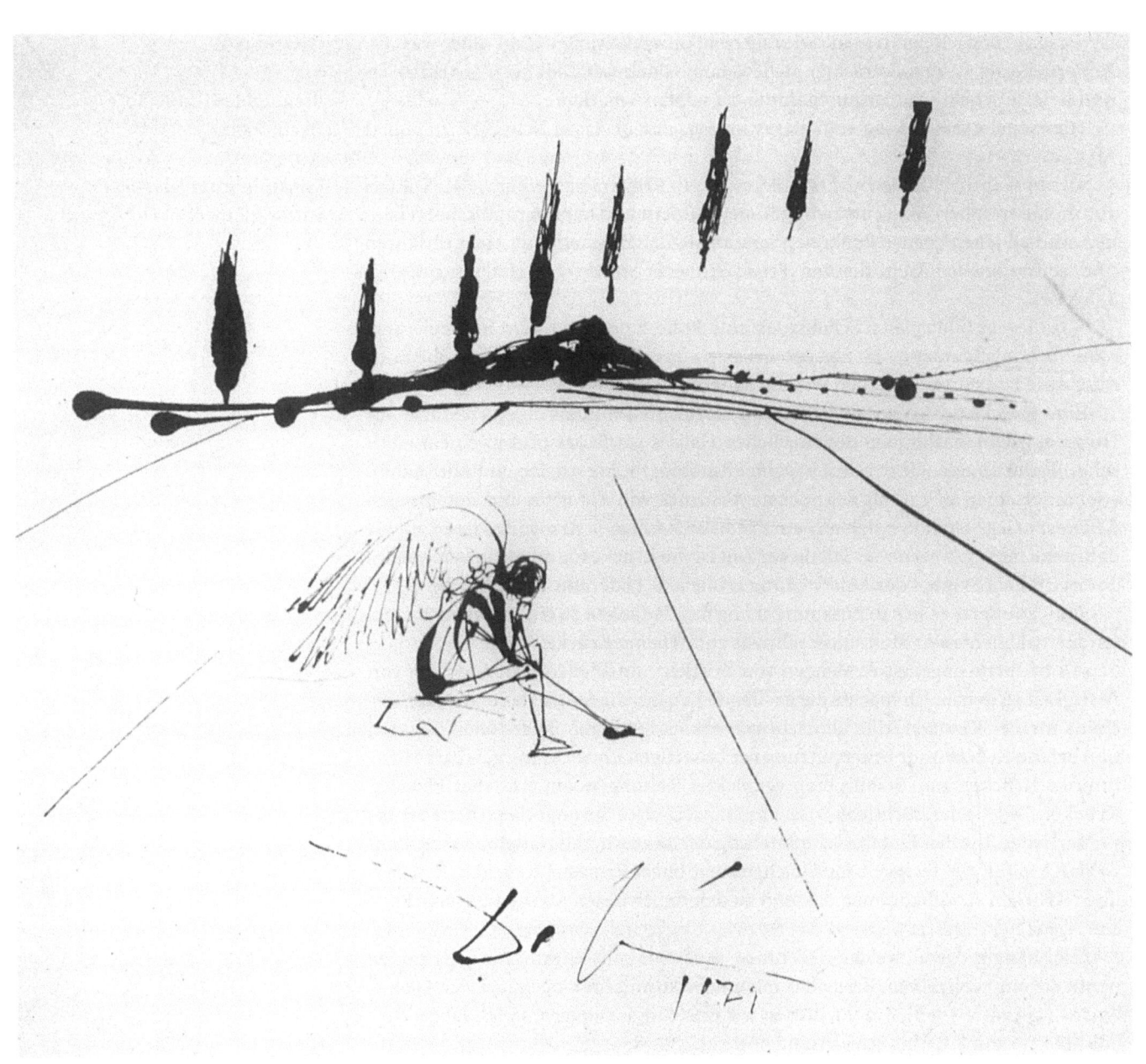

Bei Werken des Surrealismus und v. a. bei einem Individualisten wie Salvador Dalí ist es gut, danach zu fragen, wie sie zustandegekommen sind und was für Ansprüche sie an den Betrachter stellen. Zum Glück war Dalí auch Schriftsteller und lieferte schriftliche Stellungnahmen zu seinem Schaffen.

Hier sei ein Satz aus seinem Vortrag im Museum of Art in New York im Januar 1935 zitiert:

»... In Wahrheit bin ich nichts anderes als ein Registrierautomat ... des Diktats aus meinem Unbewußten, meinen Träumen, Bildern und hypnographischen Visionen und all jenen ebenso konkreten irrationalen Manifestationen einer obskuren und sensationellen Welt, die von Freud entdeckt wurde ...« (Literatur I [78], S. XXVI).

Auf diesem Bild spielen Schubladen eine Rolle, zu denen schon im Begleittext zum »Schubladenmann« (S. 117) geschrieben wurde, aber auch Krücken, die noch öfter eine Bedeutung in seinen Werken haben.

Eine Krücke gehört zu einem Kindheitserlebnis Dalís, als er eine »Stütze aus Holz« auf dem Dachboden des elterlichen Hauses entdeckte und in einem »fetischen Fanatismus«, wie er selbst in seiner Autobiographie schrieb, in Besitz nahm. »Schon erschien sie mir als der höchste Ausdruck von Autorität und Zeremoniell ... Dieser Gegenstand verlieh mir eine Selbstsicherheit, ja Arroganz, deren ich bis dahin nie fähig gewesen war. Seit dieser Zeit ist die Krücke für mich ein Symbol des Todes und ein Symbol der Auferstehung geblieben« (Literatur I [25], S. 198).

Später äußerte er sich in Zusammenhang mit Gedanken zu einer Stützen bedürfenden dekadenten Aristokratie nochmals zum Thema Krücke:

»Es bedurfte ungeheurer Mengen von Krücken, um alledem den Anschein von Festigkeit zu geben. Ich machte die greifende Krücke, die Stütze des ersten Verbrechens meiner Kindheit, zum allmächtigen exklusiven Symbol der Nachkriegszeit und erfand Krücken zur Unterstützung der bösartigen Entwicklung gewisser Hirntumore, Krücken zum Stabilisieren verzückter Haltungen von erlesener Eleganz, Krücken, welche der flüchtigen Pose eines tänzerischen Sprungs dauerhafte Struktur verliehen, die den Eintags-Schmetterling der Tänzerin mit Nadeln feststeckten, so daß sie für alle Ewigkeit im Gleichgewicht blieb. Krücken, Krücken, Krücken über Krücken ... vollkommen passend zu den unbewußten Mythen unserer Epoche ...« (Literatur I [78], S. 317).

Unabhängig davon, welche Bedeutung die brennende Giraffe für Dalí hat, er nennt sie einmal in einem Brief »das männliche kosmische Ungeheuer der Apokalypse« (Literatur I [78], S. 246), dürfen wir uns daran erinnern, welch lange Wirbelsäule sie von Kopf bis Schwanzende besitzt.

G. M.

Salvador Dalí
(1904–1989)

Brennende Giraffe, 1936/37
Öl auf Holz
35 x 37 cm
Kunstmuseum Basel
Stiftung Emanuel Hoffmann

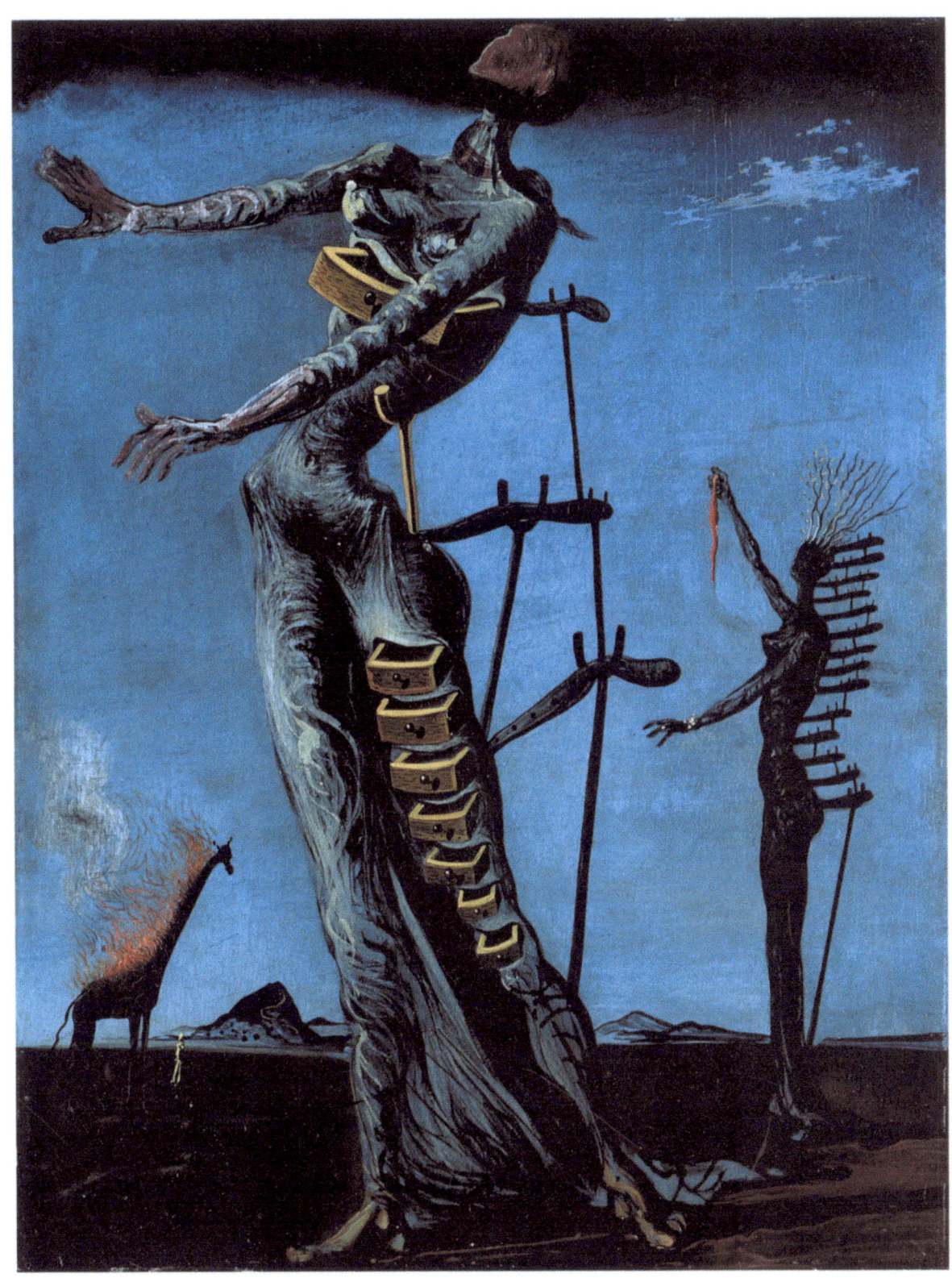

Der Künstler beschäftigte sich immer wieder mit Phantasiegebilden seiner Kindheit, über die er in seiner Autobiographie berichtet (Literatur I [78], S. 102). Darunter spielten seine Großmutter und seine Amme eine wichtige Rolle. Auf diesem Bild erscheint die Amme mit einem aus ihrem Rücken herausgeschnittenen Nachtkasten, der in realistischer Holzausführung ebenfalls auf dem Bild zu sehen ist. Aus der Tür dieses Nachtschrankes ist ein Nachtschränkchen herausgeschnitten, auf dem eine Babyflasche steht, die ihrerseits wieder auf die Amme verweist. Auch die dargestellte Landschaft, es handelt sich um die seitenverkehrt wiedergegebene Bucht von Port Lligot, wo sich Salvador Dalí und Gala ein Fischerhäuschen gekauft und nach und nach eingerichtet und erweitert hatten, ist von den Erinnerungen des Malers beschworen. Dann beschäftigt ihn aber die oft ins Überirdische gesteigerte Liebe zu seiner Frau, die er manchmal zärtlich »Galutschka« nennt.

Wie solche Elemente in diesem Bild zusammenfließen, erfahren wir aus den eigenen Äußerungen des Künstlers: »Ich muß meinen Kopf auf auf den breiten Rücken der Amme, Brüstung meiner Begierde, stützen. Ich schmiege mich enger und enger an den Rücken der Amme, deren Atemrhythmus mich an die verlassenen Strände von Cardaqués denken läßt. Ich wünsche mir nur noch eins: daß die Nacht einbreche! Und schnell! In der Dunkelheit würde ich mich nicht mehr schämen, ich könnte Galutschka ansehen, ohne daß sie sieht, wie ich erröte. Aber jedes Mal, wenn ich meinen Blick auf sie lenke, merke ich, daß sie mich eindringlich ansieht. So eindringlich, daß der Rücken der feisten Amme immer dünner und dünner wird, als hätte sich dort ein wirkliches Fenster geöffnet, das mich diesem verzehrenden Blick unbarmherzig aussetzt. Die Wahnvorstellung wird derart eindringlich, daß ich bald wirklich ein Fenster im Rücken der Amme sehe. Das Fenster geht jedoch nicht auf die Menschenmenge und Galutschka, sondern auf einen weiten, leeren Strand, der in das kriminell melancholische Licht einer untergehenden Sonne getaucht ist« (Literatur I [25], S. 271).

Die Krücke, die den ausgeschnittenen Rücken der Amme stützt, ist ebenfalls eine Erinnerung an die Kindheit des Künstlers, die uns dann öfter auf Gemälden und Zeichnungen begegnet.

Wahnvorstellung – ein Wort aus seiner eigenen Äußerung.

G. M.

Salvador Dalí
(1904–1989)

Die Entwöhnung von der
Möbel-Ernährung, 1934
Öl auf Holz
18 x 24 cm
Salvador Dalí Museum,
St. Petersburg (Florida)
Sammlung Mr. and Mrs. Reynolds Morse

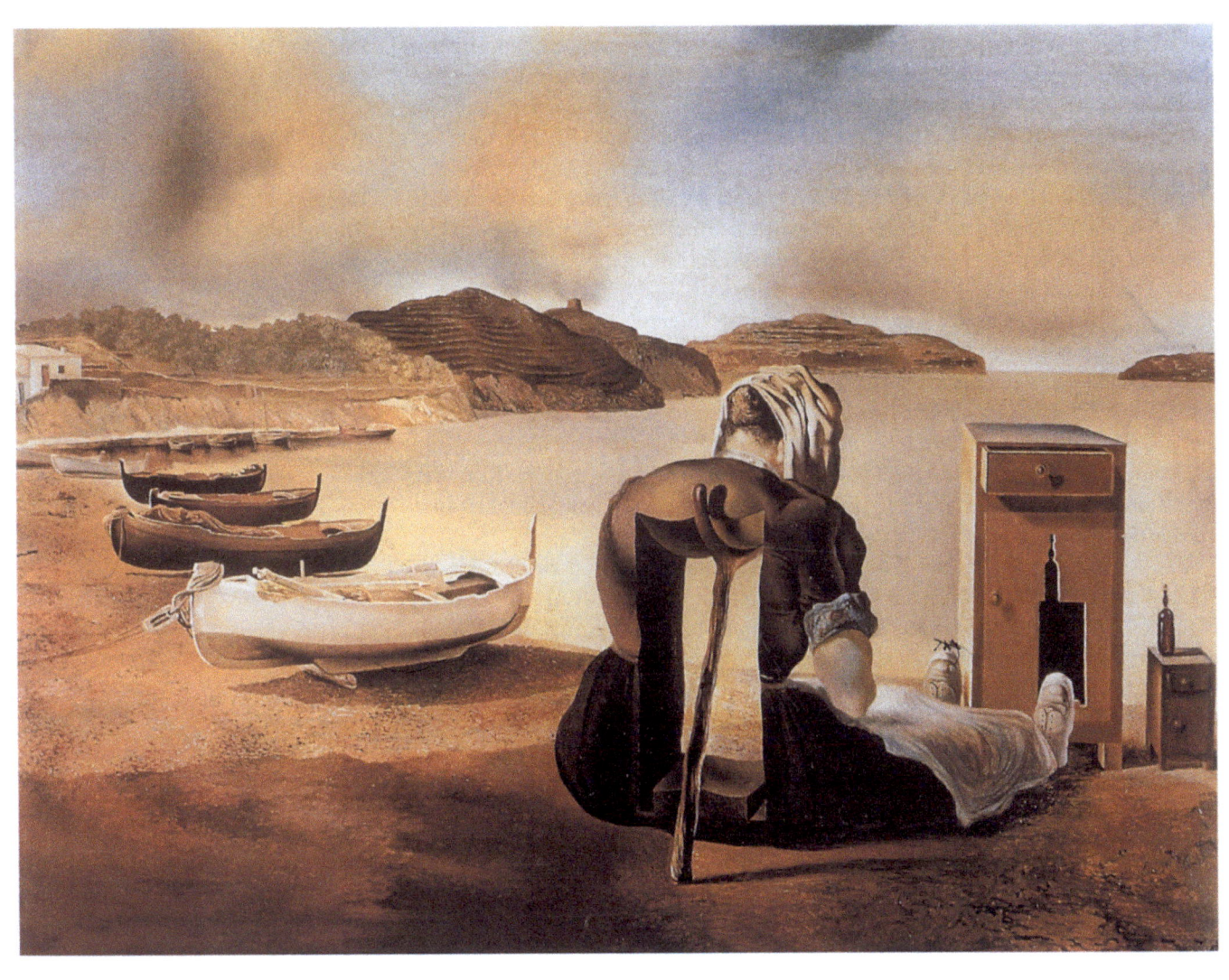

Salvador Dalí hat seine Frau Gala in einem über fünfzig Jahre dauernden gemeinsamen Leben immer wieder gemalt. Besonders ihr Rücken hat ihn von Anfang an entzückt. So schreibt er von seinem ersten Eindruck ihres Rückens am Strand von Cadaqués im Sommer 1929: »In diesem Augenblick sah ich ihren Rücken. Gala saß am Strand. Und ihr herrlicher Rücken, der so atheistisch und zugleich so zerbrechlich aussah, so gespannt und so zart, so weiblich und so energisch, faszinierte mich wie einst der Rücken meiner Amme. Ich sah nur noch diesen Schirm der Begierde, der in der Verengung der Taille und der Rundung des Gesäßes endete« (Literatur I [78], S. 304).

Er malte daher viele Rückenakte und erklärte hierzu: »Ich erforschte Gala methodisch, mit der peinlichen Genauigkeit eines Physikers und eines von Liebeswahn beseelten und berauschten Archäologen. Ich prägte mir jeden Fleck auf ihrer Haut ein ... Ich hätte eine Karte ihres Körpers zeichnen können mit der vollständigen Geographie der Zonen der Schönheit, der Zartheit ihrer Fleischhülle ... Ihre Rückseite entzückte mich durch die Feinheit des Knochenbaus und die Kraft der Gesäßmuskeln, durch die sichtbar gewordene Verschmelzung von Schönheit und Tierhaftigkeit ...« (Literatur I [78], S. 304).

Zur Bedeutung der Phantasiearchitektur im Hintergrund und zu dem klassischen Skulpturenkopf links an der Wand berichtet der Künstler: »Gala war es auch, das möchte ich hier festhalten, die die Wiedergeburt des Klassizismus, der seit meiner Jugend in meinem Innersten schlummerte, in die Wege geleitet hat, indem sie mich, beinahe ohne daß ich mir dessen bewußt wurde, immer mehr mit seltenen Dingen der Renaissancearchitektur umgab« (Literatur I [78], S. 304).

Schließlich betont die entsprechend der Umrißlinie des Rückens nach oben strebende Löwenzahnpflanze die Natürlichkeit des menschlichen Körpers und zugleich den Gegensatz zum starren Bauwerk, dessen gefaltete Kuppel mit den steinernen Voluten die Lockenpracht von Galas Kopf widerspiegelt. Dies bedeutet, daß die im Titel angesprochene Verwandlung vom lebenden Fleisch zur Versteifung führen würde.

G. M.

Salvador Dalí
(1904–1989)

Meine Frau nackt, beim Betrachten ihres eigenen Fleisches, das sich in Treppen, drei Wirbel einer Säule, Himmel und Architektur verwandelt, 1945
Öl auf Holz
61 x 52 cm
Sammlung José Mugrabi, New York

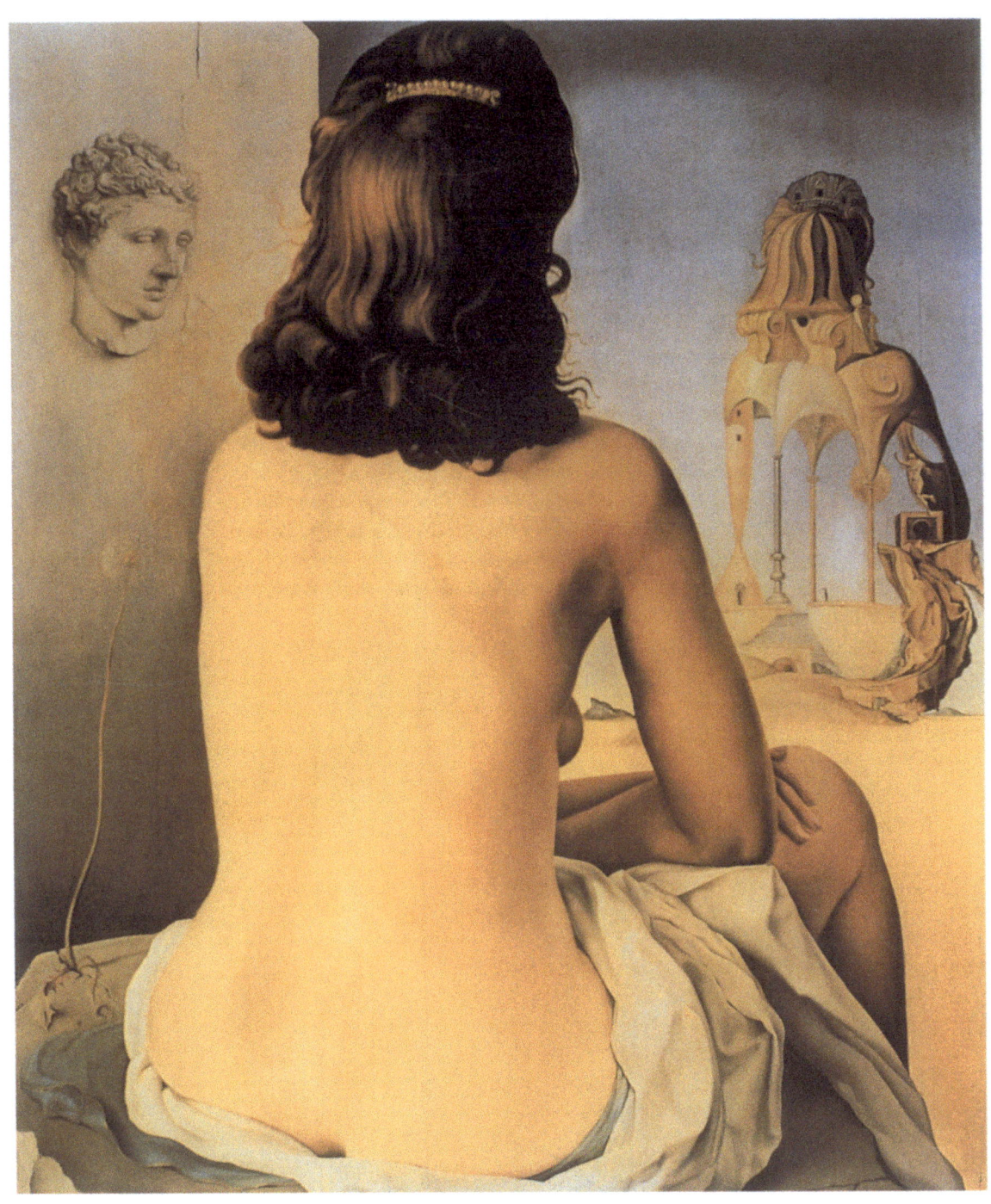

Gegensätze, die Salvador Dalí immer wieder beschäftigten, waren Begriffspaare wie: flüssig – fest, weich – hart, Fleisch – Felsen, Masse – Skelett. Mit ihrer Darstellung setzte er sich in vielen seiner Bilder auseinander. So finden wir den Gegensatz zwischen Weichem und Hartem bereits im Jahr 1933 in seinem Gemälde *Das Rätsel des Wilhelm Tell*. Auf diesem Bild »schneidet« eine »harte« Krücke in »weiches« Fleisch. Dieser Gedanke findet sich ein Jahr später auch im *Mannequin aus Java*.

Hier ist bis auf einen ausgedörrten Unterschenkel das gesamte Unterteil aus »weichem Fleisch«, das Dalí an Alter und Vergänglichkeit erinnert. Öfter stellt er in seinem Verständnis des Surrealismus gerade harte Gegenstände weich dar. Verbunden mit Gedanken des Vergessens zeigt sich dies besonders deutlich in seinen *weichen Uhren*.

Das »Oberteil« des Mannequins ist aus »hartem« Material und skelettartig gestaltet. Zu einer Strichgravur (1935) mit ähnlicher Figur schreibt er selbst von einem »Skelett-Mannequin«, das sich der männlichen Begierde gegenüber sieht (Literatur I [78], S. 439). In einem Gespräch über die Mode nennt Dalí diese »die tragische Konstanz im menschlichen Leben« und begründet sie als die »Folgen des Geburtstraumas«. Er dehnt diesen Gedanken dann vom Einzelmenschen auf die gesamte Menschheit aus, indem er fortfährt: »Die Mode ist die tragische Konstante der Geschichte; wenn wir ihre Paraden und Aufmärsche von Mannequins, diesen reinsten Todesengeln, betrachten, sehen wir durch sie immer den Krieg kommen« (Literatur I [25], S. 279).

So muß wohl auch das *Mannequin aus Java* als »Todesengel« gesehen werden.

G. M.

Salvador Dalí
(1904–1989)

Mannequin aus Java, 1934
Öl auf Leinwand
65 x 54 cm
The Salvador Dalí Museum,
St. Petersburg (Florida)
Leihgabe des Morse Charitable Trust

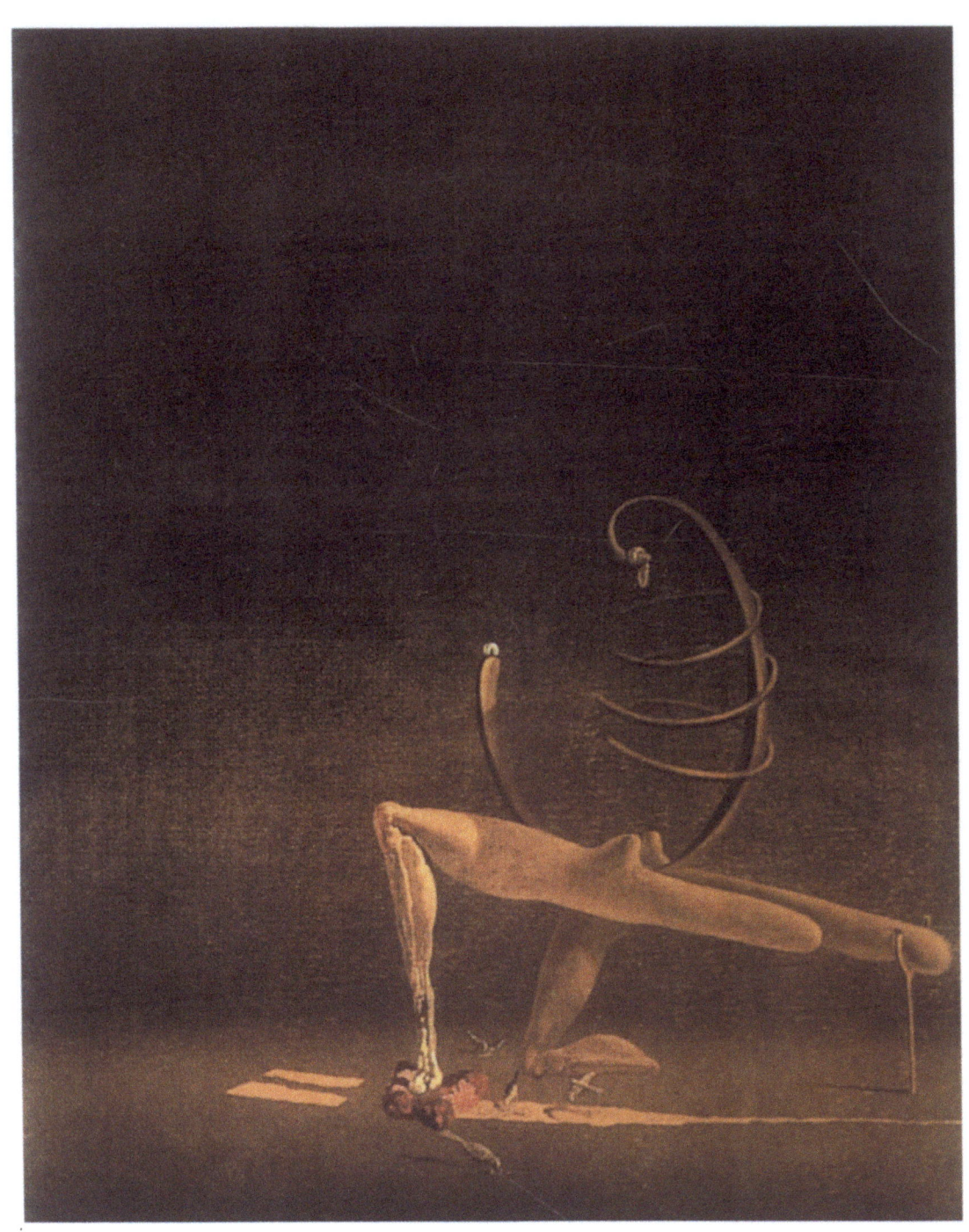

Salvador Dalí erhielt 1943 den Auftrag, für das Foyer des Ziegfeld-Theaters in New York sieben Gemälde zum Thema »Die sieben lebenden Künste« zu malen. Eines davon ist *Das Konzert*, das auch *Das rote Klavier* oder *Das rote Orchester* genannt wurde.

Flügel hat der Künstler bereits in den Jahren 1931, 1933 bis 1939, 1944 und 1946 auf Gemälden dargestellt, so 1936 als *Frauen ... am Strand die Haut eines Konzertflügels finden* oder 1939 als er eine *Frauengestalt ... als Klavier verkleidet*. Im Jahr 1933 zeigt ein Gemälde einen Flügel als »nekrophile Quelle« und 1944 steht ein Flügel als Quelle im Mittelpunkt des Gemäldes *Kolloquium der Gefühle*.

Auf dem nebenstehenden Bild, das eine zweite Fassung darstellt, da das erste bei einem Brand 1956 zerstört wurde, gibt das Thema dem Künstler Gelegenheit vier menschliche Gestalten zu »verkörpern«. Das Cello, aus dem ein männlicher Oberkörper erwächst, erinnert an die *Lettres Persanes* von René Magritte (S. 185) und an Man Rays *Le violon d'Ingres* von 1924 (S. 187), doch hat auch Dalí bereits 1943 auf dem *Gemälde für den Bühnenhintergrund des »Café de Chinitas«* eine Gitarre, die in eine menschliche Schulter mit Kopf und Armen »übergeht«, dargestellt.

Die Pianistin ist ein neuer Gedanke, denn auf der Erstfassung des Gemäldes kniete ein alter Mann vor den Tasten. Und sie bringt ebenfalls einen neuen Gedanken »ins Spiel« und ins »Bild«, indem sie den Betrachter raten läßt, ob ihr Kopf und Extremitäten »aus dem Leib gefahren« sind und ob sich ihr rotes Gewand nicht vom Hintergrund abhebt – oder ob, nach einem gegenwärtigen Reklametext, der »Film Tomaten auf den Augen« hat.

G. M.

Salvador Dalí
(1904–1989)

Das Konzert, 1957
Öl auf Leinwand
84 x 115,5 cm
Sammlung G. E. D. Nahmad, Genf

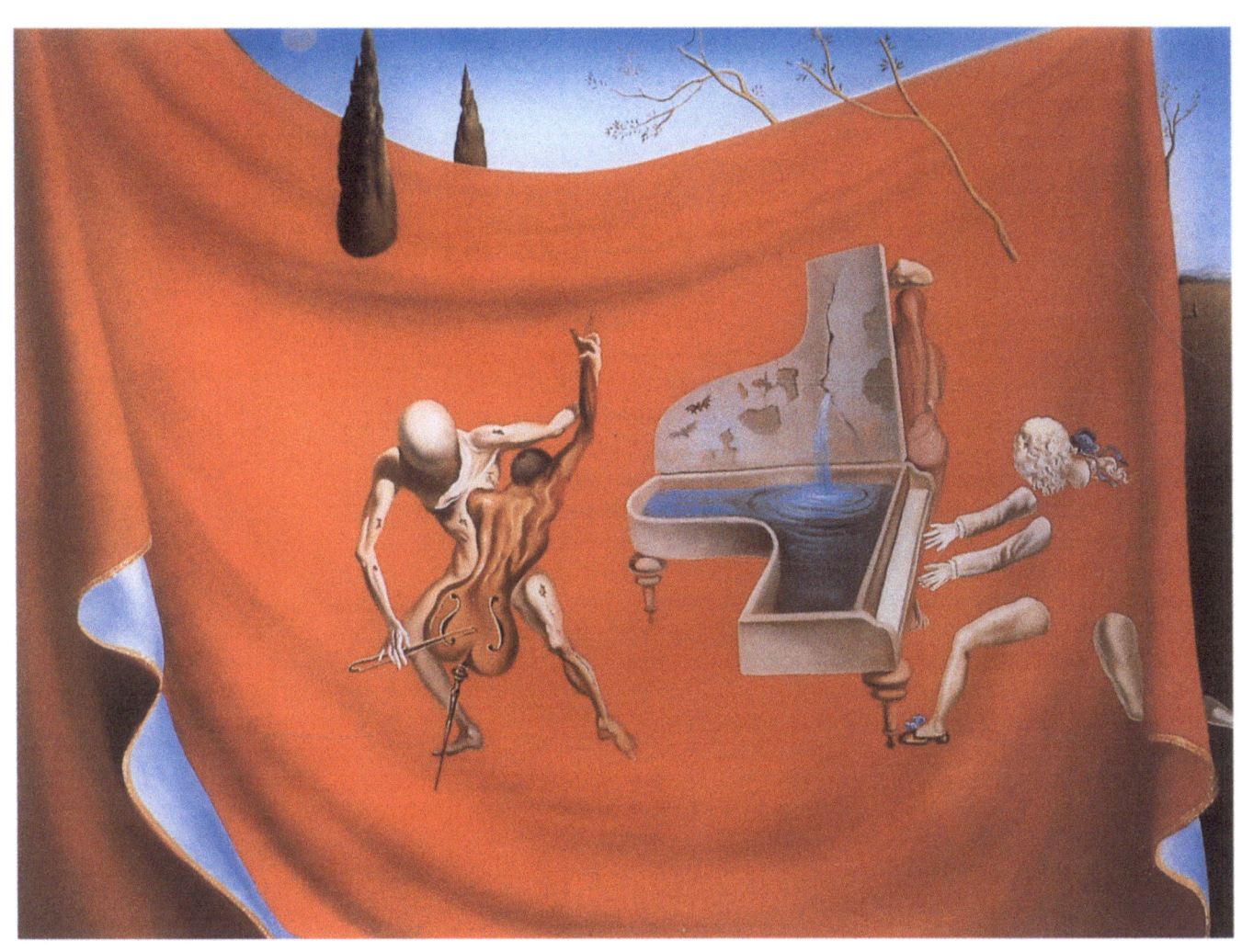

Picasso soll einmal gesagt haben: »Was auch immer mich zum Malen treibt, immer möchte ich den Dingen eine Form geben, die mit der Wirklichkeit zu tun hat« (Literatur I [75], S. 71).

Wie ist die Wirklichkeit, wenn sich zwei Menschen begegnen?

Zwei
Zwei sitzende
Zwei sitzende Figuren
Zwei sitzende Figuren gegenüber
Zwei sitzende Figuren gegenüber im Gespräch
Zwei sitzende Figuren gegenüber im Gespräch am Strand
Zwei sitzende Figuren gegenüber im Gespräch am Strand sich belügend.

Die linke Figur hält ihrem Gegenüber ein kleines Köpfchen entgegen – so wohlgestaltet will sie bei ihrem Gegenüber gerne ankommen. Die rechte Figur versteckt sich hinter einem Bild, so schön möchte sie gerne erscheinen.
    Und wie ist die Wirklichkeit?
    Der Maler sieht dies ganz klar, er sieht dahinter.

G. M.

Pablo Picasso
(1881–1973)

Zwei Figurinen am Strand, 1933
Federzeichnung
Privatsammlung

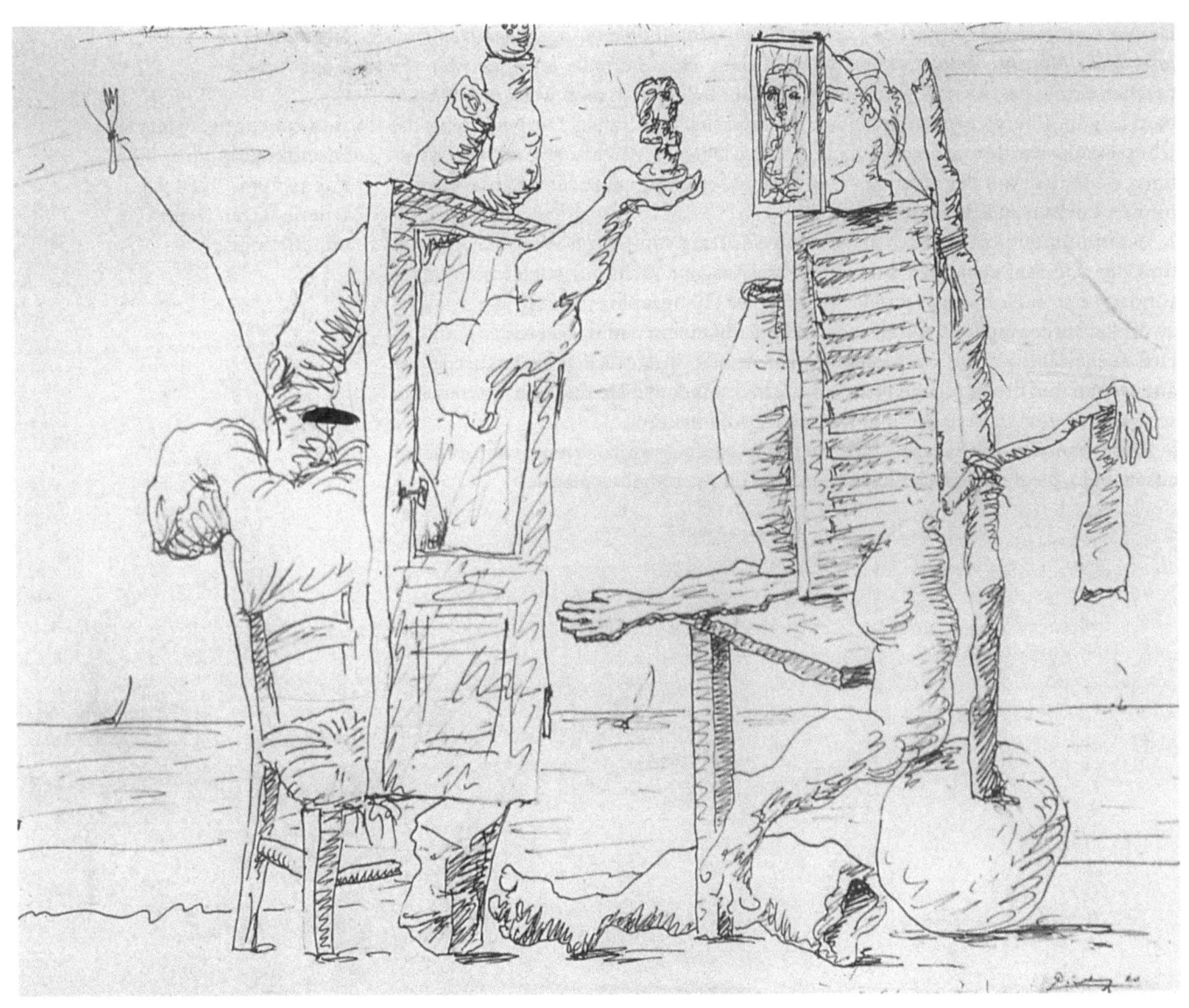

Dem Hauptwerk von Miguel de Cervantes Saavedra *El ingenioso hidalgo Don Quijote de la Mancha*, dessen erster Band im Jahr 1605 erstmals erschien, war ein rascher Erfolg beschieden. Noch im selben Jahr erschienen zwei weitere Auflagen, bald folgten Übersetzungen in England, Frankreich und Italien. Die erste deutsche Übersetzung wurde 1621 veröffentlicht. Das Buch errang Welterfolg, und seine Titelfigur, der Ritter von der traurigen Gestalt, und sein Knappe Sancho Pansa wurden binnen kurzem zu legendären Helden.

So nimmt es nicht wunder, daß Dalí den Auftrag von Joseph Forêt zur Illustration der von ihm geplanten Don Quichotte-Ausgabe nicht nur sogleich annahm, sondern sich auch erstmals mit der Technik der Lithographie beschäftigte. Er schuf zwölf Farblithographien, von denen hier eine mit einem triumphierenden Ritter zu Fuß ausgewählt wurde. Der Gestalt ist auf Anhieb ihre quirlige und skurrile Art anzusehen und die Unmengen von Scheibchen, aus denen sie zusammengesetzt ist, scheinen rastlos zu kreiseln in immer neuen Abenteuern.

Die spanische Halskrause setzt sich aus einer ganzen Armee von Soldaten zusammen, die der tragische Held eben geschlagen zu haben glaubt.

G. M.

Salvador Dalí
(1904–1989)

Don Quichotte, 1956/57
Farblithographie
41 x 32,5 cm
Galerie Bayer, Heilbronn
und Bietigheim

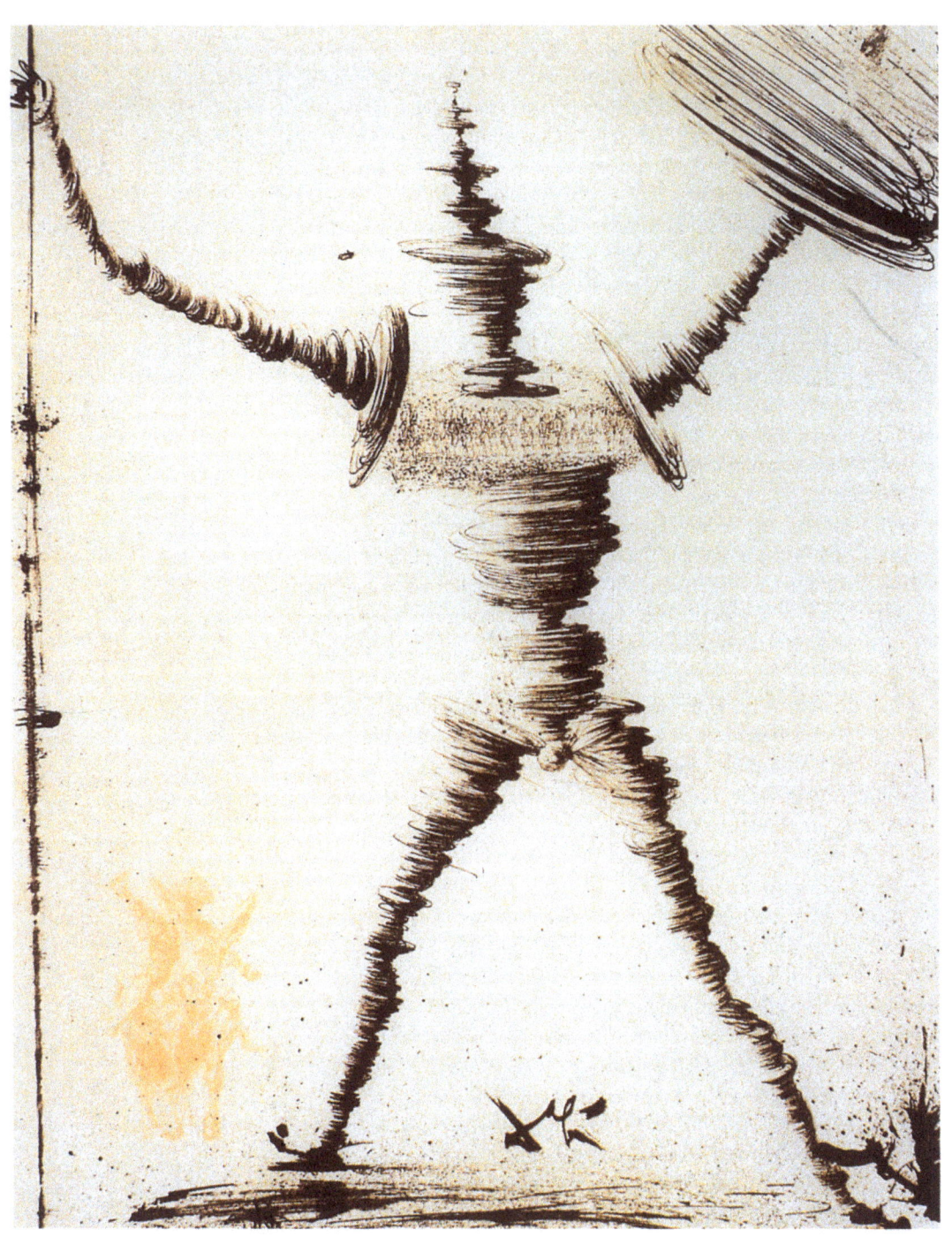

Hieronymus van Aken wird urkundlich erstmals 1474 (nach anderern Angaben 1480) in 's Hertogenbosch genannt, wo auch sein Vater und sein Großvater, Antonius und Jan van A(e)ken (von Aachen), als Maler tätig waren. Er signierte aber seine Bilder gelegentlich mit »Bosch«, offensichtlich unter Abkürzung des Namens seiner Heimatstadt. Sein genaues Geburtsjahr ist nicht bekannt (Literatur I [58], Bd. 2, S. 77). Die Frühwerke von ihm dürften größtenteils verlorengegangen sein. Von den überlieferten Gemälden können ihm 26 Werke mit Sicherheit zugeschrieben werden (Literatur I [120], Bd. 3, S. 387–389). Sie zeigen der Zeit gemäß überwiegend biblische Themen, doch begnügte sich Bosch nicht damit, sondern nutzte jede Gelegenheit, mit viel Phantasie das Leben der Menschen seiner Zeit, ihre Ängste, und wohl in moralischem, aber auch satirischem Sinne, ihre Lüste und Leidenschaften ins Bild zu setzen. Wegen der Darstellung seiner Träume und Visionen wurde er von seinen Zeitgenossen auch »Teufels-Bosch« genannt. Sicher wollte er als Maler seine Mitmenschen an ihre persönliche Verantwortung für ihr Leben und Tun erinnern. Mit einer solchen Haltung steht er an der Schwelle vom Mittelalter zur Neuzeit.

Seine undatierte Federzeichnung – »Bister« bezeichnet eine braun-schwarze Tusche – erinnert an den rechten Flügel seines Triptychons *Garten der Lüste*, der um 1500 entstanden sein dürfte und heute in Madrid im Prado hängt. Der linke Flügel zeigt Adam und Eva im Paradies, die Mitteltafel den Garten der Lüste, in dem sich die Menschen ihren Trieben hingeben und so in die Hölle kommen, die auf dem rechten Flügel dargestellt ist.

Auch dort ist der Körper eines Mannes, wie auf der Federzeichnung, deren Original wir Bosch zuschreiben, wenn es sich auch nach der Signatur links unten bei dem vorliegenden Blatt um eine Kopie von Bruegel handelt, als eine zerbrochene Eierschale dargestellt. Nur steht auf seiner scheibenförmigen Kopfbedeckung (Mühlrad?) ein Dudelsack und keine Kanne. Es ist daher anzunehmen, daß auch das Thema der Zeichnung eine »höllische Bedeutung« hat.

Ob sich Hieronymus Bosch darüber im Klaren war, daß er mit seiner Phantasie ein Wesen mit einem Ektoskelett wie ein Insekt mit tragfähigem Chitin-Panzer, geschaffen hat, kann nicht gesagt werden. Das Aushöhlen des Leibes bot ihm aber die Möglichkeit, darin einen runden Tisch mit offenbar würfel-spielenden und trinkenden Männern darzustellen. Vermutlich werden sie schon in Richtung Hölle getragen und haben es nur noch nicht gemerkt. In dem zurückblickenden Gesicht auf dem Höllenbild will Gudlaugsson (Literatur I [58], Bd. 2, S. 86) die eigenen Züge des Malers erkennen. Dies trifft für das Gesicht auf der Zeichnung mit Sicherheit nicht zu, da es eher einer Fratze gleicht. In der Kanne, aus der ein Mann eine Angel mit Köder geworfen hat, steht eine Leiter, auf der ein zweiter Mann emporsteigt. Darin wurde bereits ein Symbol für die Strafe für Sodomie gesehen. Jedenfalls steckt auch diese Zeichnung von Bosch wie auch seine Gemälde voller Symbole. Ein spanischer Kleriker des 17. Jahrhunderts soll geäußert haben: »Andere Maler suchen den Menschen zu malen, wie er von außen erscheint, er hat den Mut, die Menschen zu malen, wie sie im Innern sind« (Literatur I [75], S. 32/1003).

Nun, Mut, aber auch Erfindungskraft für die Darstellung bizarrer, grotesker und skuriler Einfälle kann ihm bescheinigt werden.

G. M.

Hieronymus Bosch
(um 1450–1516)

Der Baummensch
Feder und Bister
27,7 x 21,1 cm
Graphische Sammlung der Albertina, Wien

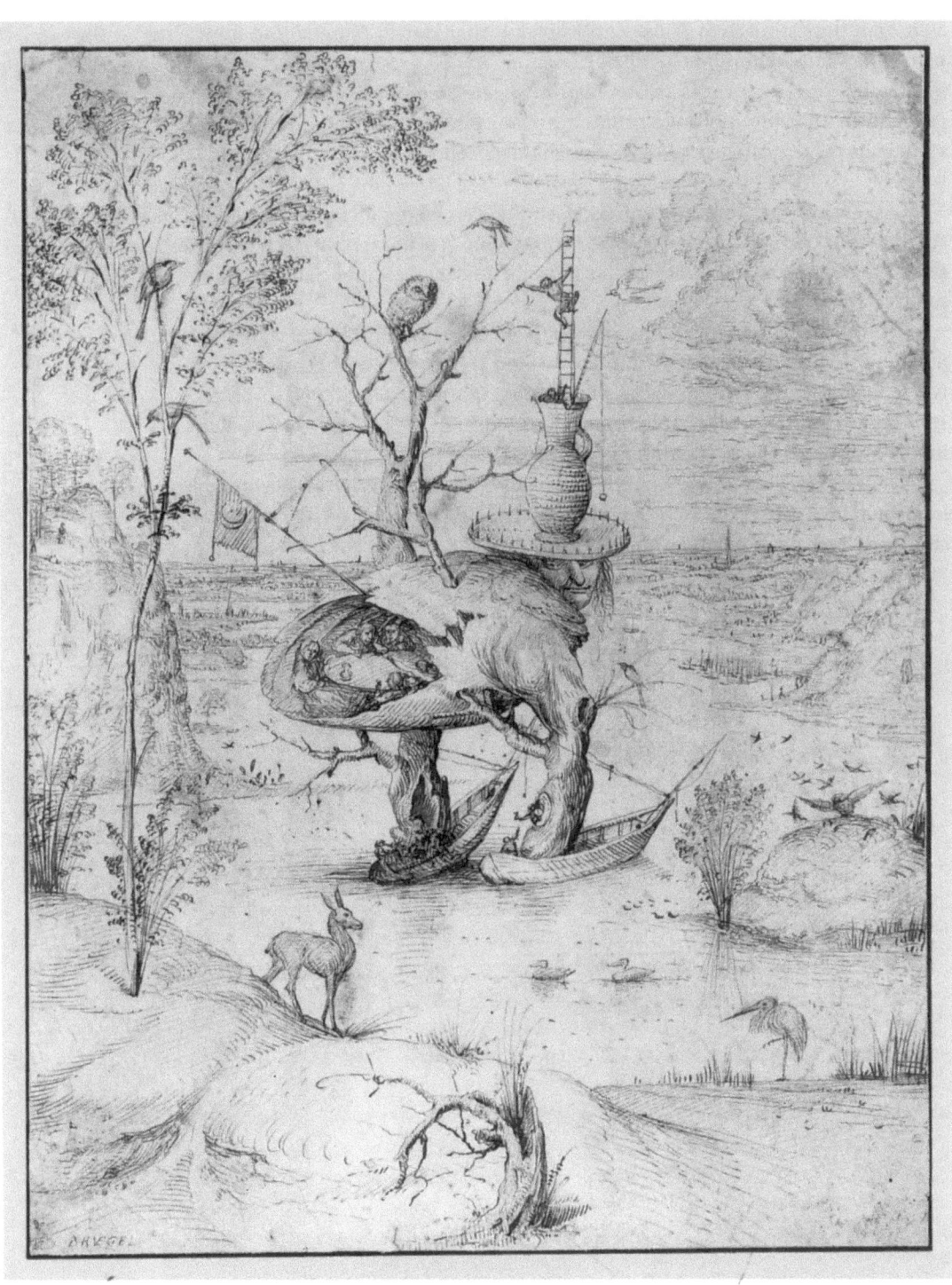

Von dem florentinischen Maler und Kupferstecher, der in Florenz und Rom tätig war, sind keine weiteren Lebensdaten bekannt.

    Beide Figuren setzen sich aus blattförmigen Elementen zusammen, die sich jedoch nicht berühren. Heute könnten wir uns ein elektromagnetisches Feld vorstellen, das eine unsichtbare Verbindung und gesteuerte Bewegungen ermöglichen würde.

    Zeitgenössische Äußerungen zu diesen Figuren liegen nicht vor. Salvador Dalí regte dieses Bild zu seinen *Omlett-Gestalten* von 1934 (S. 115) an, so wie Bracellis *Groteske Figuren und Schubladen* aus derselben Folge zu seinen Schubladengestalten (S. 117).

    Zusammen mit einem Zyklus phantastischer Kostümfiguren des französischen Stechers Nicolas de Larmessin aus der zweiten Hälfte des 17. Jahrhunderts war die Graphikfolge von Giovanni Battista Bracelli im Jahre »1936 in der New Yorker Ausstellung ›Fantastic Art Dada Surrealism‹ des Museum of Modern Art zu sehen und im Katalog abgebildet« (Literatur I [78], S. 203).

    Historische Quellen wie Bracelli zeigen, daß schon in früheren Jahrhunderten irrational und »surrealistisch« gedacht wurde, und wie sich Künstler mühten, solche »unwirkliche« Gedanken »ins Bild zu setzen«.

G. M.

Giovanni Battista Bracelli
(1624–1649 tätig)

Figurenstudie aus den »Capricci«, 1624

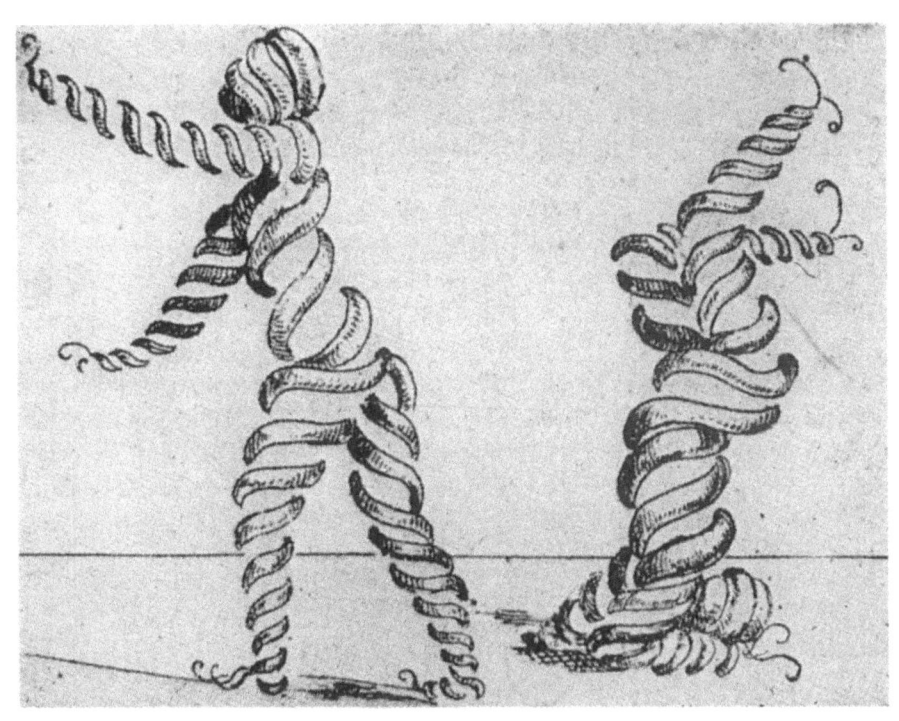

»Erkennen und sehen wollen ist immer die Vorstufe zum wirklichen Erkennen und Sehen« (Literatur I [15], S. 86). Dieses Wort aus seiner Autobiographie *Aus meinem Leben* können wir als Mahnung auffassen, bevor wir uns mit dem Werk von Alfred Kubin beschäftigen, doch gilt es auch allgemein.

Aus der Lebensbeschreibung können wir von ihm auch etwas über den Urgrund seines Schaffens erfahren: »Doch lieber wollte ich zugrundegehen als etwas Unoriginelles schaffen, und so suchte ich nach neuen Stoffen, um sie meiner Malerei dienstbar zu machen ... Ich arbeitete unter einem mächtigen Druck, der sich nun wohltuend löste, aber was ich machte, läßt sich nur schwer beschreiben. Konsequent lehnte ich nun jede Erinnerung an die gegebene organisierte Natur ab und formte aus Schleier- und Strahlenbündeln, aus kristall- und muschelartigen Fragmenten, aus Fleisch- und Hautlappen, aus Blattornamenten und tausend andern Dingen Kompositionen, die, in einen warmen oder kalten Lichtschimmer getaucht, mich während der Arbeit selbst immer wieder aufs neue überraschten und tief befriedigten, ja, mich so glücklich machten wie selten das Schaffen vorher oder später« (1911; Literatur I [15], S. 50 und 52).

In einem Abschnitt seines Lebens, in dem er empfand, nicht mehr zeichnen zu können, schrieb er seinen Roman *Die andere Seite* (1909). Was er später über sein literarisches Werk schreibt, kann auch vom Inhalt seines zeichnerischen Werkes gesagt werden: »Ich gewann während ihrer Verfassung die gereifte Erkenntnis, daß nicht nur in den bizarren, erhabenen und komischen Augenblicken des Daseins höchste Werte liegen, sondern daß das Peinliche, Gleichgültige und Alltäglich-Nebensächliche dieselben Geheimnisse enthält« (1911; Literatur I [15], S. 57).

So ist auch ein *lebhafter Disput* ein alltägliches Geschehen, in dem aber Kubin »Geheimnisse« offenlegt. Seine Figuren winden sich wie mancher Redner in seiner Sprache, wenn er sich um unangenehme oder peinliche Passagen drücken will.

Wie Kubins Zeitgenossen seine Figuren empfanden, kann einer Äußerung des Kunsthistorikers und Publizisten Wilhelm Hausenstein (1882–1957) entnommen werden, der im Jahr 1921 schrieb: »Dies, nebenbei, ist etwas vom Merkwürdigsten bei Kubin, daß seine Figuren sind, als hätten sie die Zeichnung um sie herum, ja sich selbst aus dem eigenen Bauch gesponnen; als könnten sie an ihren von ihnen selbst aus dem Bauch gesponnenen Fäden auf- und niedersteigen – und dies macht ihre schauderhafte Gefährlichkeit aus« (Literatur I [15], S. 96).

G. M.

Alfred Kubin
(1877–1959)

Lebhafter Disput, um 1912
Radierung
Oberösterreichisches Landesmuseum, Linz

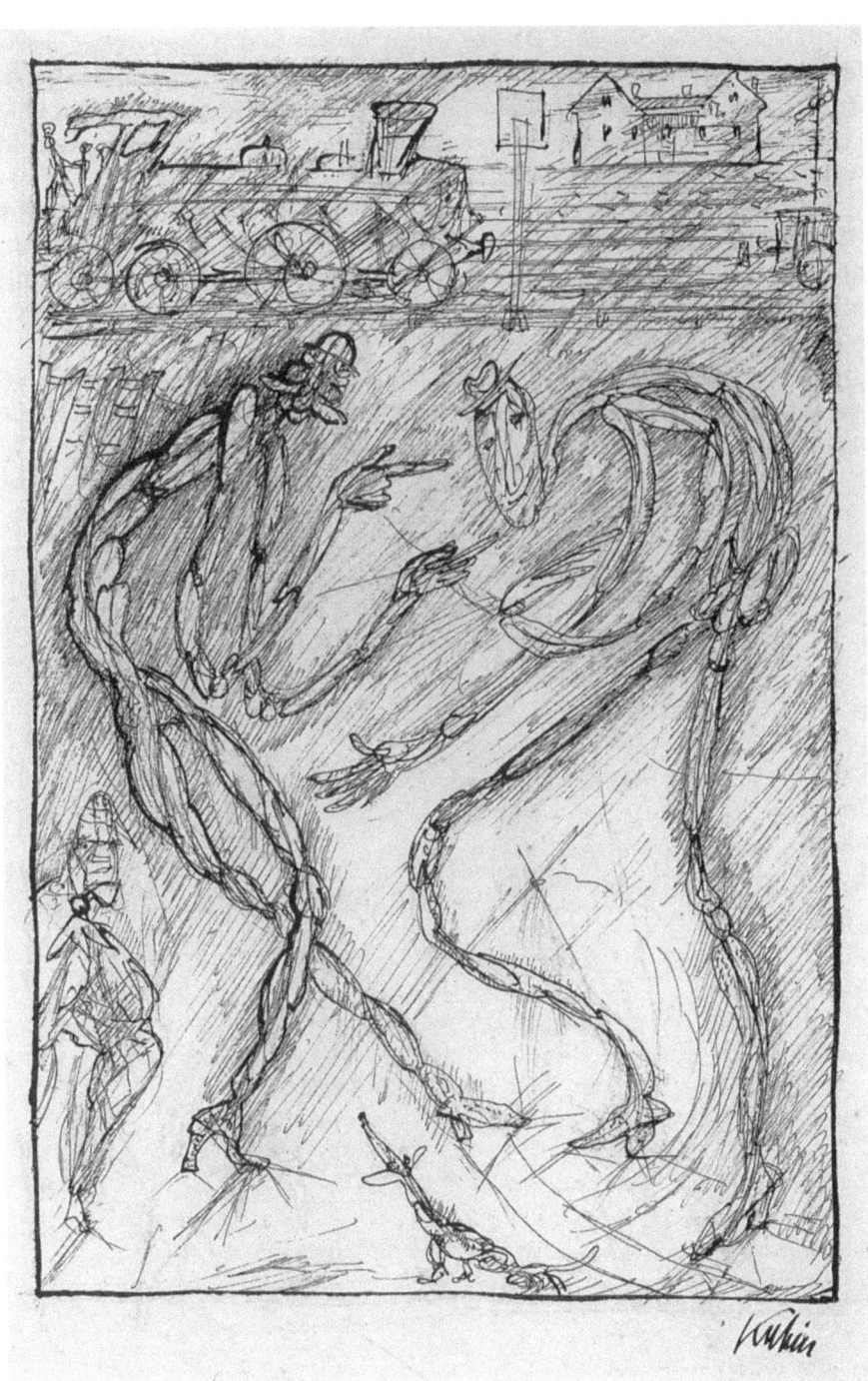

Es ist bekannt, daß Salvador Dalí bei seinen Studien zu den *Personnages-omelettes* die Gedanken Giovanni Battista Bracellis aus dessen *Capricci* von 1624 aufgreift (S. 111). Dalí arbeitet mit ähnlichen Einzelelementen, verbindet diese aber miteinander, indem er sie gegenseitig »verhakt« und »verschlingt«. So entstehen wendige Gestalten, denen man ihre »Bewegungsfähigkeit« ansieht.

Die Einzelformen wirken weich und auch der Titel deutet auf »Weiches« hin. Dies weist wiederum auf die von Dalí aufgestellte »Theorie über das ›Weiche‹ und das ›Harte‹« hin, »die er von Bild zu Bild immer weiter ausbaut« (Literatur I [25], S. 157), und die uns bereits bei seinem Gemälde *Mannequin aus Java* (1934) begegnet ist (S. 101).

Das Durchbohren der beiden sitzenden Figuren auf der rechten Seite mit lanzenartigen Stäben kennzeichnet das Weiche, betont aber zugleich ihre Verletzlichkeit, die sich im »Entblättern« der unteren Figur äußert.

G. M.

Salvador Dalí
(1904–1989)

Omelette-Gestalten, 1934
Bleistift auf Papier
23,5 x 31,5 cm
Sammlung André-Francois Petit, Paris

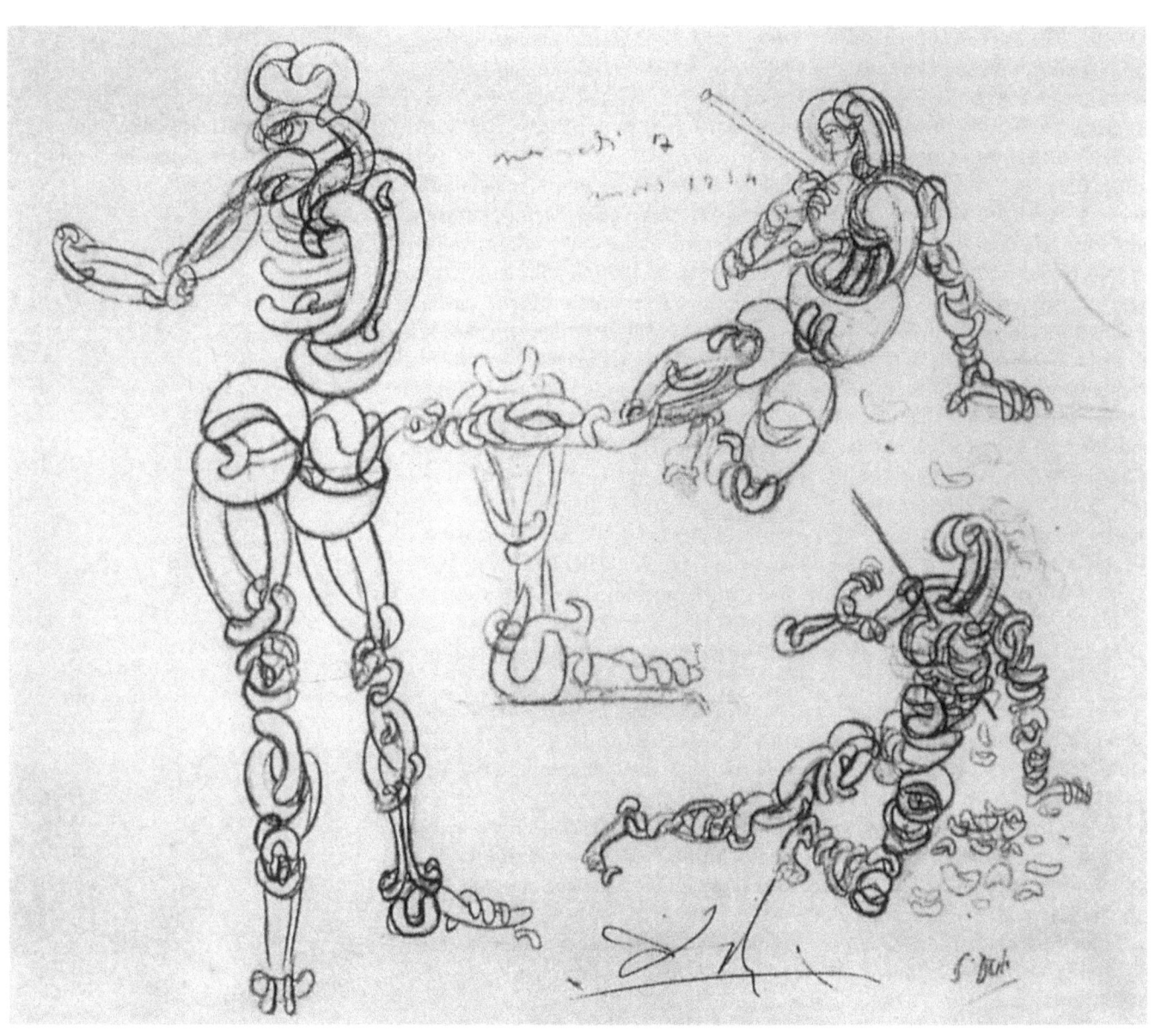

Salvador Dalí, der katalanische Maler, kommt 1928 nach Paris, lernt dort die Gruppe der Surrealisten kennen und schließt sich ihnen bereits im folgenden Jahr offiziell an. Jahre später übernimmt er für eine Druckschrift zu seiner ersten Ausstellung in Amerika die Definition des Surrealismus, die André Breton, der Wortführer der Pariser Surrealisten-Gruppe, verfaßt hatte: »Surrealismus: Reiner psychischer Automatismus, durch den man mündlich oder schriftlich oder auf jede andere Weise den wirklichen Ablauf des Denkens auszudrücken sucht. Denk-Diktat ohne jede Kontrolle über die Vernunft, jenseits jeder ästhetischen oder ethischen Überlegung« (Literatur I [25], S. 227). Dieser Definition fügte er dann seine eigene hinzu, doch auch sie erleichterte den Betrachtern kaum das Verständnis für seine Bilder. So schreibt Dalí später in seiner Schrift *Die Eroberung des Irrationalen*: »Es leuchtet mir vollkommen ein, daß meine Feinde, meine Freunde und die Öffentlichkeit im allgemeinen behaupten, die Bedeutung der auftauchenden Vorstellungsbilder, die ich in meine gemalten Bilder umsetzte, nicht zu verstehen. Wie sollten sie denn verstehen, wenn ich selber, der sie »macht«, sie auch nicht verstehe. Die Tatsache, daß ich selbst im Augenblick, wo ich male, die Bedeutung meiner Bilder nicht verstehe, will nicht heißen, daß sie keine Bedeutung hätten: im Gegenteil, ihre Bedeutung ist so unergründlich, komplex, zusammenhängend und unwillkürlich, daß sie der einfachen Analyse der logischen Anschauung entgeht« (Literatur I [78], S. XIII).

Schubladen sind für Dalí Zeichen der Erinnerung und des Unbewußten. Er schreibt über sie: »Der menschliche, zur Zeit der Griechen rein neoplatonische Körper ist heutzutage voll von geheimen Schubladen, die nur die Psychoanalyse öffnen kann« (Literatur I [78], S. 203).

Groteske Figuren mit Schubladen aus der Graphikfolge *Capricci* des Florentiners Giovanni Battista Bracelli aus dem Jahr 1624 veranlaßten Dalí bereits 1934 zu einigen Blattskizzen (Literatur I [30], Abb. 63/64) und zu dem hier gezeigten Schubladen-Mann.

Im Jahr 1936 folgten dann weitere Zeichnungen mit Schubladen-Motiven, einige Gemälde, wie *Der anthropomorphe Kabinettschrank*, die *Brennende Giraffe* (S. 95), *Die Entwöhnung von der Möbel-Ernährung* (S. 97) und schließlich eine Bronzeplastik *Venus von Milo mit Schubladen*.

Beim »Schubladen-Mann« ist der gesamte Oberkörper aus Schubladen zusammengesetzt, so daß man unwillkürlich an Wirbelkörper erinnert wird. Allerdings sind sie ohne Verbindung untereinander dargestellt, also anders als bei der Graphik *femme BELLE et femme DEBOUT* von Max Ernst aus dem Jahr 1919 (S. 121). Wer kramt gern in Schubladen?

G.M.

Salvador Dalí
(1904–1989)

Schubladenmann, um 1934
Teil eines vierteiligen Paravents
Öl auf Leinwand
52 x 150 cm
Sammlung Italcambio

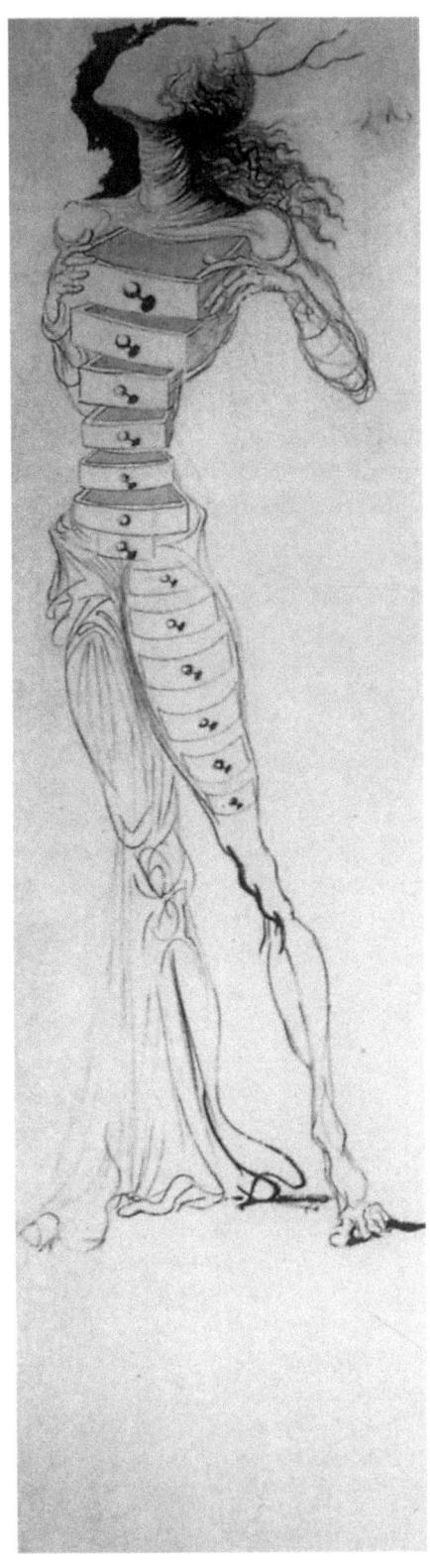

Ella Bergmann-Michel gilt für weite Strecken ihres Schaffens als abstrakte Künstlerin. Mit dieser Radierung führt sie uns aber gegenständliche Erfindungen vor, die ihrer Phantasie entstammen.

Zwei Figuren bieten sich dem Betrachter, die sich aus kristallinen, prismatischen Basen mit durchsichtigen Rohren aufbauen, die ein wirbelsäulenähnliches Skelett erkennen lassen. Auf ihnen befinden sich zwei kopfähnliche Gebilde, eiförmig und dünnschalig wirkend, die über eine streng stereometrische Verbindung miteinander nicht nur kommunizieren, nicht nur oskulieren, sondern sich mit spermienförmigen Teilchen oral befruchten. In dem einen Fall sind »Kopf« und »Rumpf« durch ein sich gabelndes Schläuchlein verbunden, im anderen Fall besteht keine innere Verbindung.

Über beiden Figuren schweben Formen von Eizellen und Spermien. Sie erinnern allgemein an den natürlichen Befruchtungsvorgang.

Durch die Bewegung vermittelnden Spermien kommt »Leben« in die Komposition und eine Verbindung zwischen Starrem und Lebendigem, zwischen Surrealem und Realem tritt ein.

G. M.

Ella Bergmann-Michel
(1896–1971)

Ohne Titel (Bios Radierung), 1919
Radierung
17,1 x 9,5 cm (Blatt: 31,8 x 22,8 cm)
Sprengel Museum, Hannover
Nachlaß Ella Bergmann-Michel

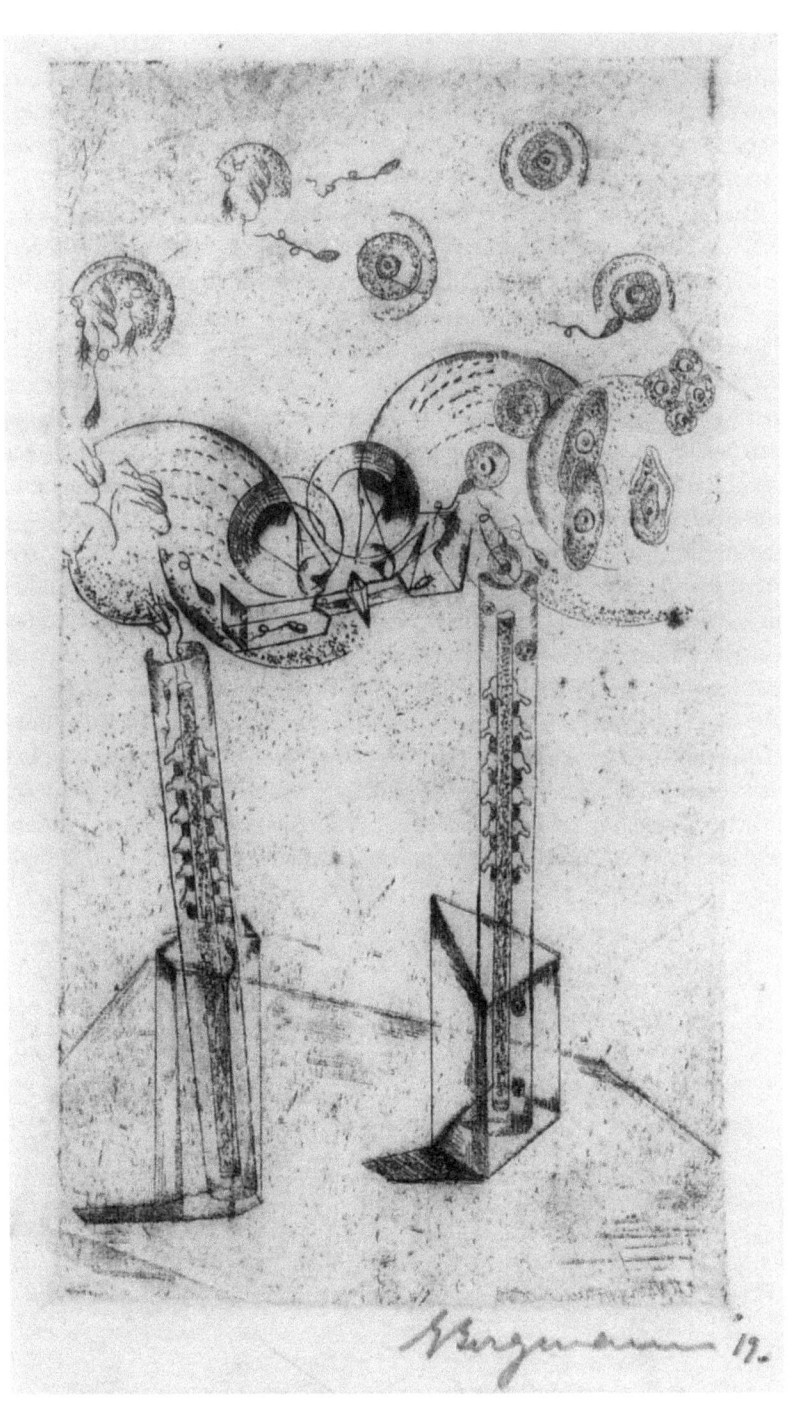

Wie Werner Spiess mitteilt, arbeitete Max Ernst im Spätherbst und Winter 1919 häufig in einer Kölner Druckerei, in der die Dada-Publikationen und -Plakate hergestellt wurden. Aus dort vorgefundenen Klichees, Buchstaben und anderen Druck-Utensilien gestaltete er freie Kompositionen. Zu ihnen gehören auch Blätter mit Durchreibungen von Buchstaben wie das vorliegende.

Hier sind eine in sich gerade, wenn auch leicht schräg stehende, und eine größere, schwankende, Figur dargestellt. Verblüffen muß zunächst der Titel, der eine schöne und eine aufrechtstehende Frau ankündigt. Eine Verwechslung ist ausgeschlossen, die handschriftliche Zeile am unteren Bildrand weist das Adjektiv »schön« eindeutig der linken, das Adjektiv »aufrecht« der rechten Figur zu. Hier gibt uns der Künstler ein erstes Rätsel auf, dem bei näherer Betrachtung weitere folgen. So wird bei beiden Figuren die Basis durch eine dicke und durch eine parallel dazu verlaufende dünne Linie angegeben. Solche Basislinien weist die rechte Figur auch in etwa der Mitte zwischen den Buchstaben M und A auf. Stehen hier nicht zwei Figuren aufeinander, oder sind es insgesamt doch nur zwei Figuren, die der Titel nennt? Daß die Buchstaben von unten nach oben gelesen, den Vornamen des Künstlers ergeben, soll uns hier nicht weiter beschäftigen, auch nicht die Beobachtung, daß Max Ernst symmetrische Buchstaben (M, A, U) verwendet oder sie durch Verdoppelung zu symmetrischen und gereihten Gebilden macht (O, i). Im Zusammenhang mit der Wirbelsäule sind die über den Buchstaben gelenkig angebrachten Rechtecke interessant. Sie erinnern an die Schubladen, die dem *Schubladenmann* von Salvador Dalí (S. 117) um 1934 den Namen gaben. Bei Max Ernst finden wir diesen Gedanken von wie Wirbelkörper übereinandergeschichteten Formen also bereits früher und folgerichtiger, da er sie durch Gelenke – offenbar angeschraubte Metall-Laschen – verbindet, und damit ihren Zusammenhalt verdeutlicht.

G. M.

Max Ernst
(1891–1976)

femme BELLE et femme DEBOUT, 1919
(Schöne Frau und aufrechte Frau)
Bleistiftdurchreibung von Druckstöcken und Lettern mit Feder und Tusche
49 x 32 cm
Privatsammlung, Schweiz

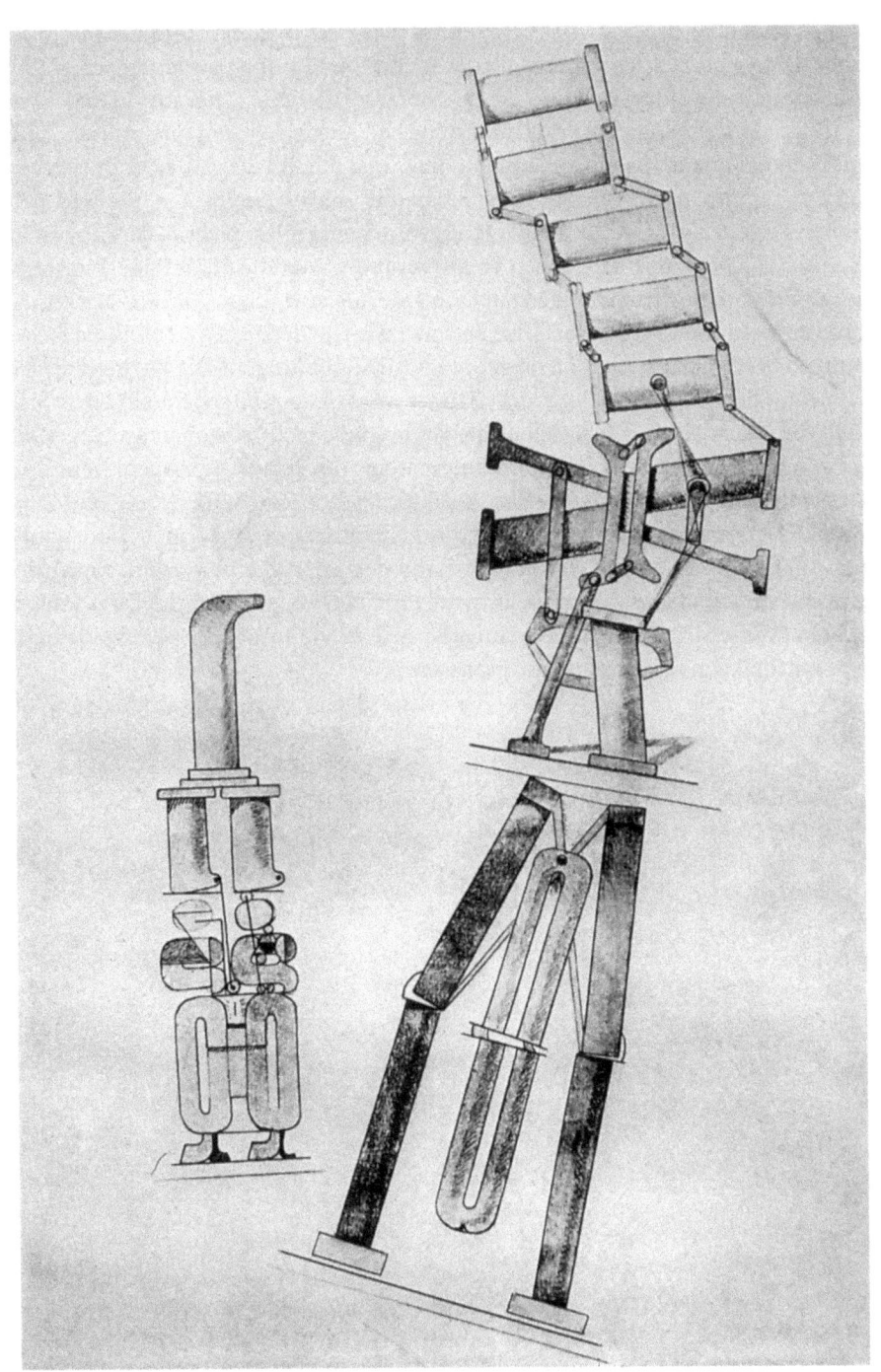

Ein Artikel über den Künstler beginnt mit dem Satz: »Im Zentrum des facettenreichen Œvres von Picasso aber steht der Mensch und seine psychologischen Implikationen in allen formalen und inhaltlichen Variationen« (Literatur I [106], S. 564).

Diese Skizze zeigt, wie er die menschliche Figur gleichsam anatomisch zusammensetzt, aufbaut aus einzelnen Bauteilen. Fast alle Einzelteile sind in sich fertig und zeigen nichts von ihrem Innenleben: die schlauchartigen Arme und Beine, denen Kugeln als Hände und Füße genügen, der aufgeblasene Leib, der quer auf den Beinschläuchen ruht, aus denen er hervorquillt. Nur die rohrartige Wirbelsäule zeigt, durch Querstriche angedeutet, daß sie aus einzelnen Wirbeln besteht. Vier überdimensionierte Dornfortsätze betonen das Gliederungssystem und das Steißbein steht seitlich ab. Aber ist die Montage nicht mißlungen? Die Wirbelsäule lehnt ja nur an dem Leib, stützt ihn nicht. Dieser zeigt in der Untersicht ein Loch. Sicher geht dies nach oben durch. Gehört die Wirbelsäule nicht von oben hineingesteckt? Es erscheint noch mehr in Unordnung: zweigt der rechte Arm nicht vom linken Oberschenkel ab? Wie ein Kugellager steckt der Kopf auf Wirbelsäule und linkem Arm. Eine kreisrunde Mundöffnung birgt einen Kranz von Zähnen, und Symbole für Augen und Nasenlöcher sind am Rand der Kopfscheibe verteilt. Entwurf für eine Plastik, das klingt harmlos. Entwurf für einen neuen Menschen, das wäre brisanter. Wollte sich Picasso diese Aufgabe stellen? Wenn wir diese Aufgabe hätten, was würden wir verändern, was verbessern?

G. M.

Pablo Picasso
(1881–1973)

Entwurf für eine Plastik, 1927

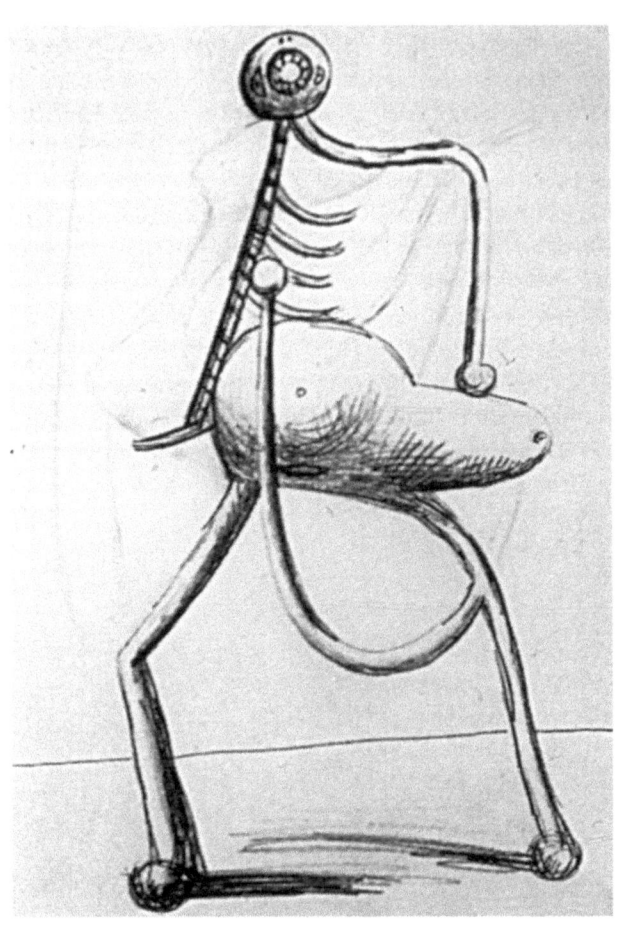

In der Reihe der meist figurenreichen Collagen erscheint eine sparsame Zeichnung in einer mit wenigen Linien skizzierten Landschaftsperspektive. Gezeigt wird eine kleinere und eine größere Skelettstruktur, zweimal abgeknickt wie ein Stuhlumriß: mit Fußknochen, Schienbein, Wadenbein, Kniescheibe und Oberschenkelbein sind Knochenformen dargestellt. Die Wirbelsäule ist durch pflanzlich wirkende Bestandteile, die an Blütenstiele, Fruchtknoten, Griffel und Narbe erinnern, ersetzt.

Es ist bezeichnend, daß die Wirbelsäule als pflanzliches Gewächs erscheint. Damit ist sie nicht mehr ein aus einzelnen Knochen zusammengesetztes und von Muskeln und Sehnen gehaltenes Glied, sondern ein aus Zellen mit Wänden aus Zellulose mit Hilfe von Festigungsgeweben zu faserigen Stengeln entwickeltes Gebilde.

Die Beweglichkeit einer solchen pflanzlichen »Säule« ist von anderen Gesetzmäßigkeiten bestimmt als die einer aus Einzelgliedern bestehenden Wirbelsäule. Dieses Beispiel erinnert an den Vergleich zwischen Spirale und Wirbelsäule, zu dem das Schaffen Max Ernsts an anderer Stelle anregt (S. 169).

G. M.

Max Ernst
(1891–1976)

Une semaine de bonte, 1934
(Eine Woche der Freundlichkeit)
Collage, 15,2 x 12 cm
Dernier cahier: Vendredi
(letztes Heft: Freitag)
»L'intérieur de la vue«
(»Das innere Gesicht«)
Veröffentlicht als Illustration
im Collage-Roman
im Verlag Jeanne Bücher, Paris 1934,
Tafel 162

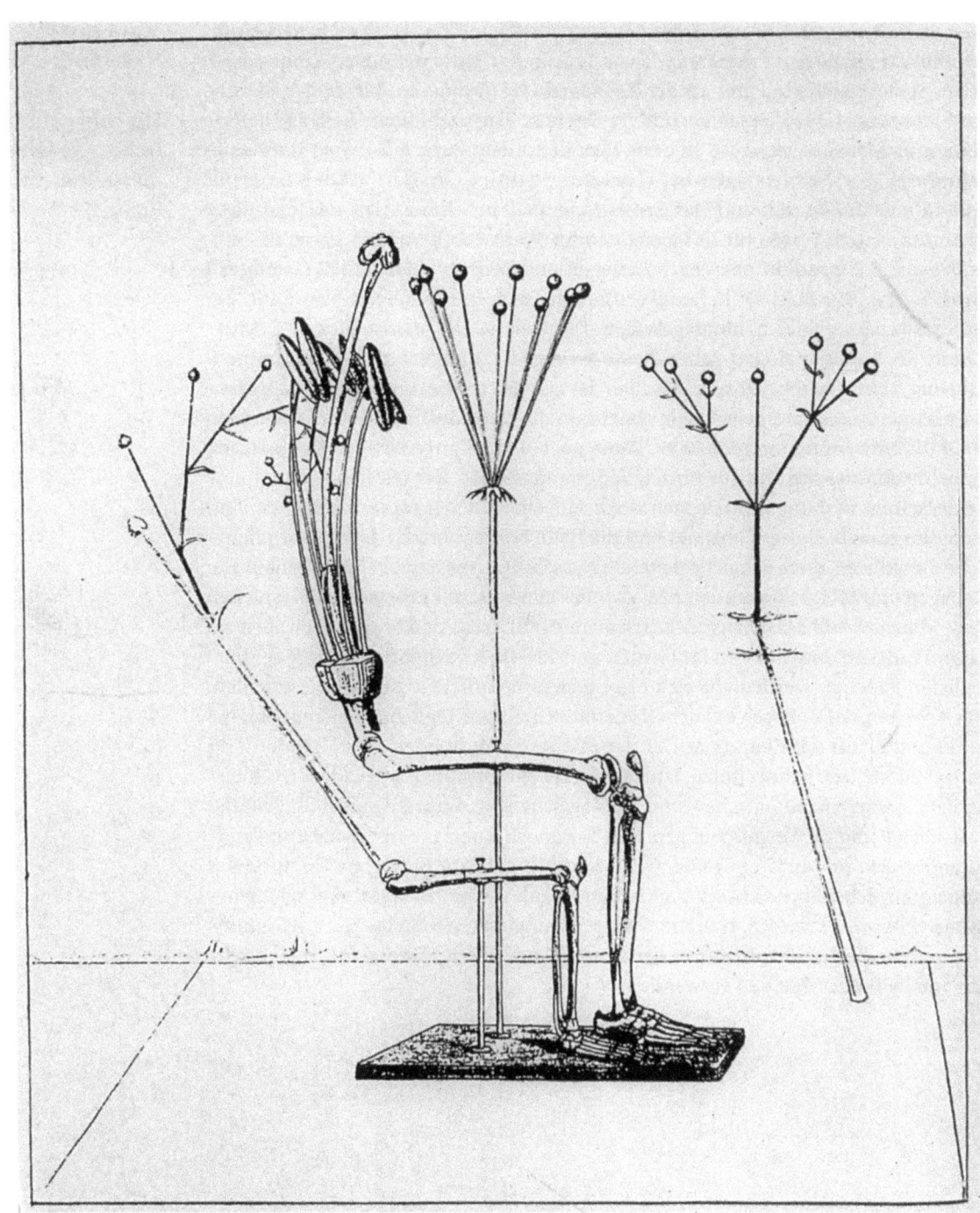

125

Benjamin Péret gehörte zum Kreis der Surrealisten und ist auf Max Ernsts Gruppenbild *Das Rendevous der Freunde* von 1922 in der Mitte der ersten Reihe dargestellt. Später arbeitete Péret an der Zeitschrift *La Révolution Surréaliste* mit, die fünf Jahre (1925-1929) erschien, und für die Max Ernst zahlreiche Beiträge lieferte (Literatur I [116], S. 781). 1936 steuerte Max Ernst dem Buch *Je Sublime* von Benjamin Péret vier Farbfrottagen bei (Literatur I [116], S. 10). Die Blätter *La brebis galante* entstanden während Max Ernsts Aufenthalt in Seduna/Arizona (1946-1950; Literatur I [107], S. 198) für das gleichnamige Werk von Benjamin Péret, das einundzwanzig Reproduktionen nach Collagen und Zeichnungen enthält (Literatur I [116], S. 523). Ein Blatt sei herausgegriffen, das sich in besonderer Weise mit der seziererischen, zugleich montagehaften Darstellung des menschlichen Körpers befaßt. In kühnem Bogen gehen beide Beine bis zu einer spitzen Zusammenführung über den Oberkörper. Darüber ist wie ein rechteckiger Leib, ein mikroskopartiger Ausschnitt gelegt, dem gleichsam die Detailaufnahme einer tragenden Struktur entnommen werden kann. Wenn auch dem pflanzenartigen Hauptstrang keine Zusammensetzung aus Einzelgliedern angesehen werden kann, deutet eine beiderseitige Reihung von Dornen doch auf eine Gliederung hin. Gelenke sind nicht dargestellt. Dieser Umstand und die betonte Biegsamkeit deuten auf pflanzliche Strukturen, doch geben begleitende Ausschnitte – es handelt sich offenbar um Collagen und Mikroskopaufnahmen – wieder Hinweise auf Lebewesen. Mit solchen Diskrepanzen will Max Ernst den Betrachter irritieren, sie können aber auch als Auseinandersetzung mit den Problemen anti-klerikaler Schöpfungskritik der Surrealisten gedeutet werden, die sich öfter gegen die offizielle Kirche aussprachen. Das Arbeiten mit Collagen bot dem Künstler vielfältige Möglichkeiten, immer neue Anregungen aus dem Fundmaterial der »Reise durch hunderte von Bänden und Zeitschriften des neunzehnten Jahrhunderts« zu gestalten. »Gerade die Unterschiede zwischen botanischen und zoologischen Strukturen haben ihn häufig beschäftigt und zu Vermischungen und Kompositionen untereinander und miteinander und mit anthropogenen Gegenständen geführt. Bimorphe Definitionen mögen ihn dabei ebenso beschäftgt haben, wie das Arbeiten mit Bewegungsschemata« (Literatur I [116], S. 117). Die Collage ermöglichte Momente wie im Stummfilm oder in Zeitlupe-Aufnahmen darzustellen und solche Motive für die Illustration fortlaufender Texte zu verwenden.

G. M.

Max Ernst
(1891-1976)

Für Benjamin Péret
La brebis galante, Paris, 1949
Illustrationsvorlage
für Benjamin Péret

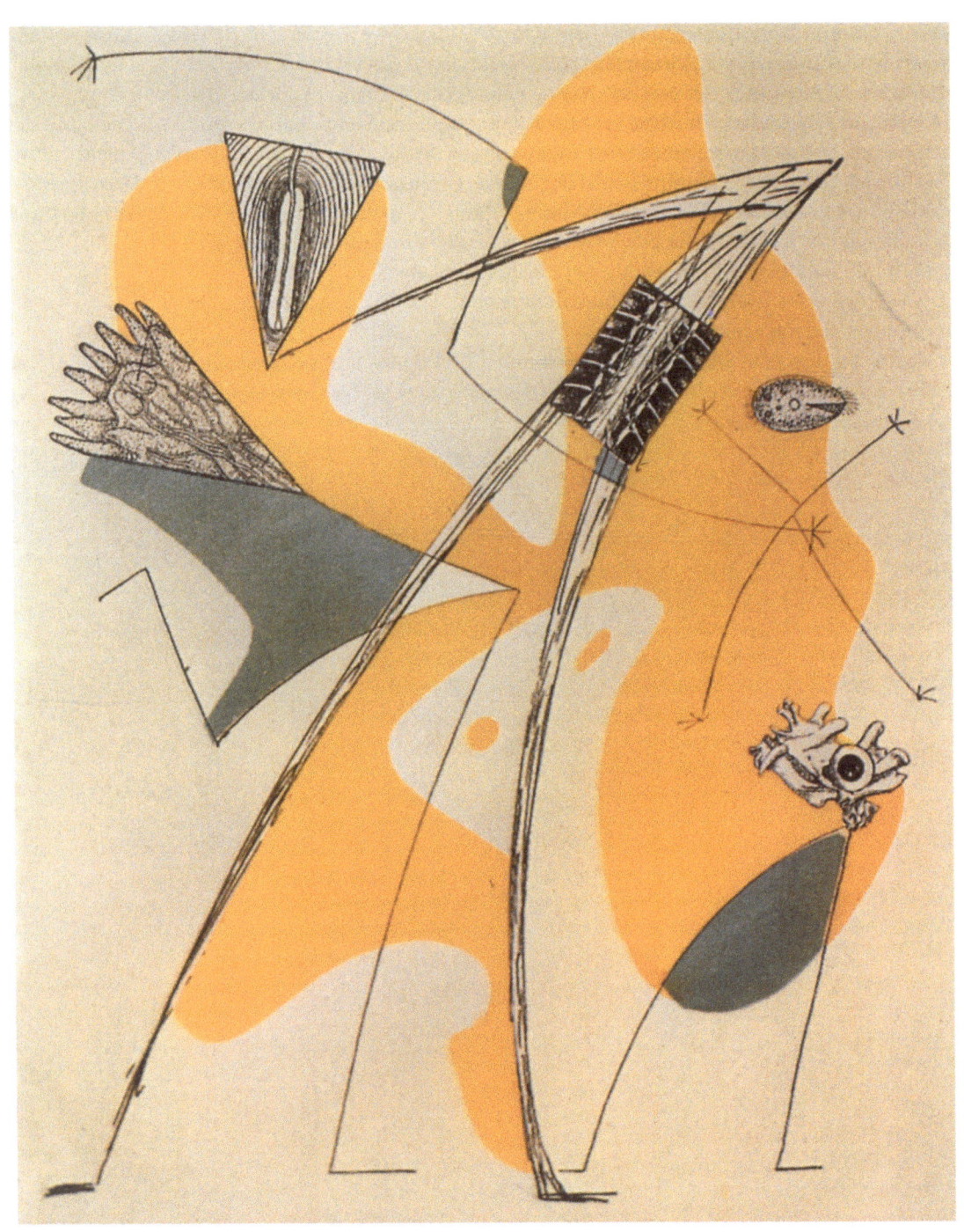

Durch schwarze Konturen wirkt das Gemälde wie eine kolorierte Zeichnung. Gegeben ist ein männlich erscheinender Rückenakt. Statt eines Kopfes thront ein schwarzer Gegenstand, der wie ein Stempelhandgriff anmutet, auf dem Halsstumpf. Links im Vordergrund liegt ein hohler, tönerner Kopf, doch gehört er wohl zu einer im Bild nicht sichtbaren Plastik und nicht zu dem Akt, bei dem ein Inkarnat-Ton auf Leben verweist. Mit einem vielgliedrigen Holzgerüst, von dem eine Art Modell neben dem Akt steht, wird der Körper gestützt. Allerdings ermöglicht dieses Lattengerüst nur das aufrechte Sitzen, jedoch keine Bewegung. Es wirkt provisorisch und kurzlebig. Eine Muse aber braucht langes Leben!

Muse der Stille kann nicht Grabesstille meinen, denn dafür wären nach der Mythologie Todesgenien zuständig.

Sicher braucht eine Muse schöpferische Stille. Und da auch wir schöpferische Stille brauchen, wären wir für eine Muse der schöpferischen Stille sehr dankbar – vorausgesetzt, sie hat Leben.

G. M.

Giorgio de Chirico
(1888–1978)

Die Muse der Stille, 1916
Öl auf Leinwand
92 x 73 cm
Privatsammlung, Rom

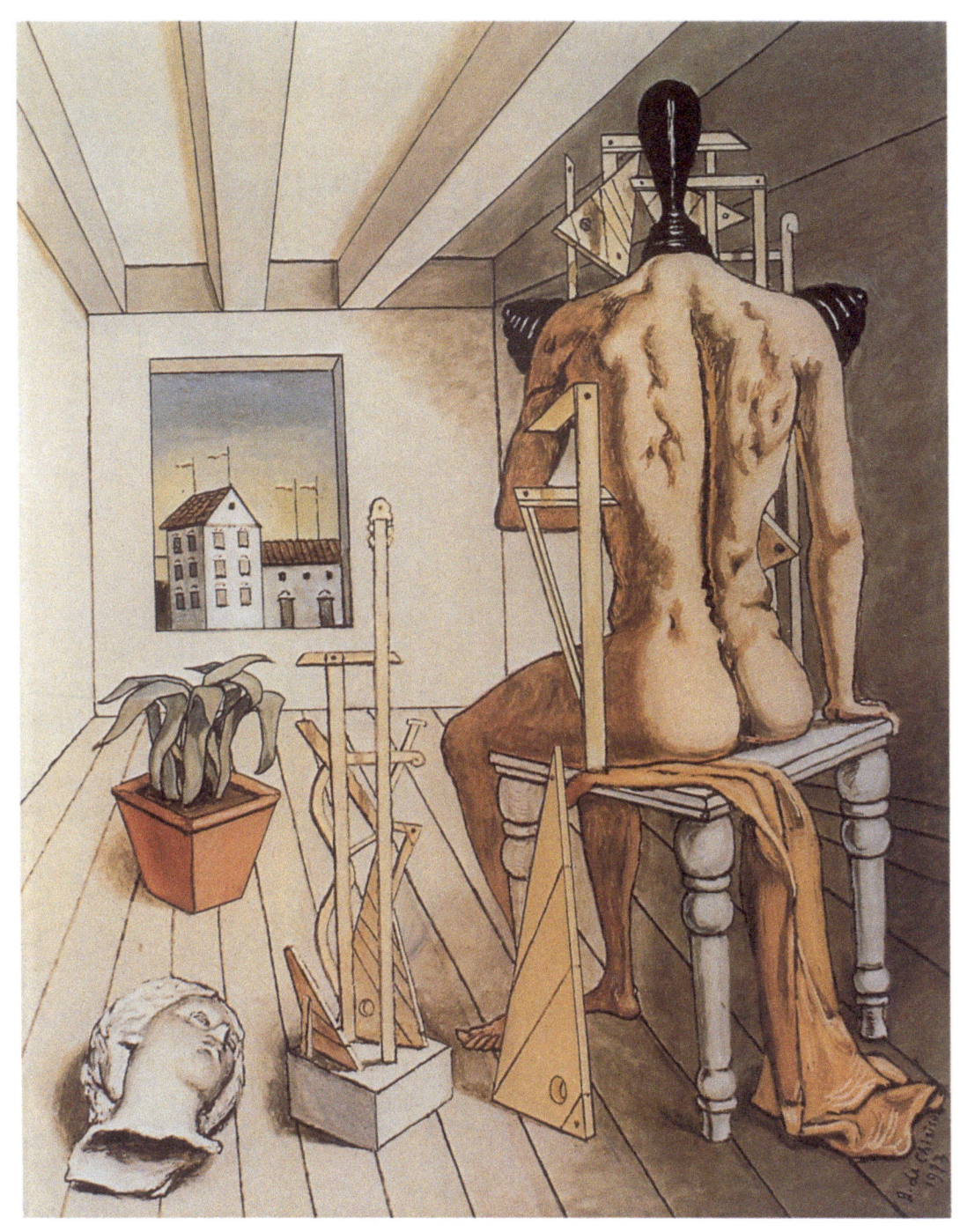

DIE WIRBELSÄULE ALS STARRE SÄULE

1925, als Frida Kahlo 18 Jahre alt war, griff ein schwerer Verkehrsunfall entscheidend in ihr Leben ein: die Lendenwirbelkörper 3 und 4 waren gebrochen, der rechte Ellenbogen war ausgerenkt, ein Stahlrohr hatte sich durch das linke Darmbein in den Körper gebohrt, hatte das Schambein zertrümmert und war ventral wieder ausgetreten. Von seiten der Wirbelsäule war sie praktisch nie mehr schmerzfrei.

Mit »Alegría«, mit Humor, kämpfte sie für Lebensfreude und gegen die Schmerzen – die körperlichen, wie auch die seelischen: »Nichts ist für's Leben wichtiger als das Lachen. Lachen bedeutet Stärke, Selbstvergessenheit und Leichtigkeit. Tragödien sind dagegen etwas völlig Albernes«, sagte sie einmal 1939. Über den Tod, den »Kahlen« wie sie ihn nannte, machte sie sich stets lustig. Skelette aus Pappmaché und Totenschädel aus Zuckerguß waren in ihrem Zimmer und auf ihrem Bett plaziert und hingen neben den Porträts der von ihr verehrten Kommunisten Engels, Marx, Lenin, Stalin und Mao.

Mit bezaubernder Grazie, Energie, Bescheidenheit und Talent verstand sie es, Lebensfreude um sich herum zu verbreiten. Wer sie bei einem ihrer vielen Krankenhausaufenthalte besuchte, ging selbst als Getrösteter wieder von ihr. Mit langen mexikanischen Röcken verbarg sie ihr seit einer Polioerkrankung 1913 verschmächtigtes rechtes Bein. Mit ausgefallener Kleidung, Haartracht und Schmuck inszenierte sie sich selbst und lenkte von ihrem Leiden ab. Nicht zuletzt mit ihrer Aufmachung trat sie für ihr mexikanisches Erbe und die kommunistische Partei ein.

Mexico hatte von 1910 bis 1914 die schwierigsten Revolutionsjahre überstanden und erlebte während des ersten Weltkriegs einen wirtschaftlichen Aufschwung durch Kriegsaufträge vor allem aus den USA. André Iduarte, ein langjähriger Freund der Riveras, beschrieb die Atmosphäre Mexicos dieser Jahre so: »Wir sprechen nicht von einer Zeit der Lüge, Illusionen oder Tagträume: – es war vielmehr eine Zeit der Wahrheit, des Vertrauens, der Leidenschaft, des Edelmuts, des Fortschritts, der himmlischen Luft und des sehr irdischen Stahls«. Für ihren Mann, Diego Rivera, den berühmten Freskenmaler, organisierte Frida das Heim, umsorgte ihn und gestaltete die Feste. Zu ihrem körperlichen Leiden, das sie nach außen geschickt zu verbergen wußte, kam der Schmerz über Diegos ständig wechselnde Verhältnisse zu anderen Frauen.

Anfang 1944 waren Fridas Rückenschmerzen so stark, daß ihr Dr. Alejandro Zimbron ein Korsett verordnete – das auf dem Bild dargestellte. Seit Ende der 30er Jahre war sie als eigenständige Malerin aus dem Schatten ihres Mannes getreten. 1944 war Frida auf der Höhe ihres Schaffens. In erster Linie malte sie sich selbst und für sich.

Das Bild zeigt sie als Schmerzensfrau auf dem Hintergrund einer wüsten Landschaft. Es ist reich an Symbolen wie die meisten ihrer Selbstporträts. Auch ihre übrigen Werke tragen stets Merkmale ihrer eigenen Person. Ihre Bilder stehen in krassem Gegensatz zu dem, wie sie sich üblicherweise nach außen zeigte. Maskenhaft erscheint ihr Gesicht nur auf den ersten Blick. Das Bild – wie alle ihre Selbstporträts – stellt eine Momentaufnahme dar, wie es in ihrem Innersten gerade aussah. Beim Malen ist sie mit Hilfe des Spiegels auf ihr Innenleben konzentriert, und der Betrachter kann ihre Situation auf die gleiche Weise erfassen, wie sie den Betrachter durchdringend anblickt.

Frida Kahlo de Rivera
(1907–1954)

Die zerbrochene Säule, 1944
Öl auf Leinwand
auf Hartfaserplatte montiert
40 x 30,7 cm
Sammlung Dolores Olmedo,
Mexico Stadt

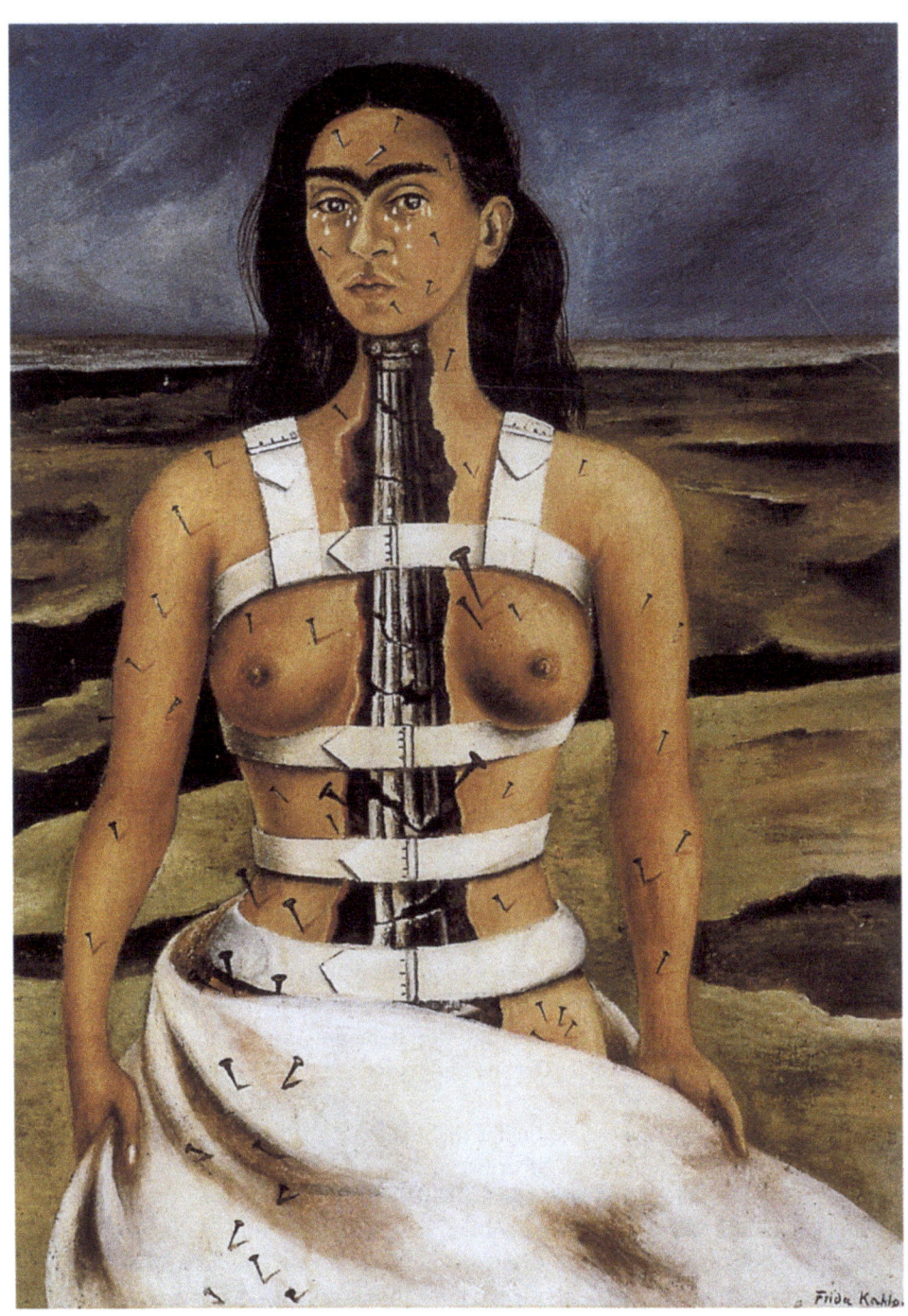

Den gelben Farbton mit grünlichem Einschlag (hier bei der Wüste im Hintergrund vorherrschend) verwendete sie nach eigenen Angaben, um Krankheit, Angst und Wahnsinn darzustellen. Klüfte durchsetzen die Öde, ähnlich wie eine Kluft ihren aufgerissenen Leib durchzieht. Dahinter liegen blaugrau Himmel und Meer. Das Meer ist hierbei ein öfter wiederkehrendes Symbol ihrer Hoffnung auf eine andere Lebensmöglichkeit. Sie und ihr Anliegen stehen aber im Vordergrund. Der entblößte Oberkörper ist von einem Korsett umfangen. Um den Unterleib hält sie einen hellen Stoff geschwungen, der wie das Leidenstuch Christi erscheint. Sexualität spielt in diesem Bild keine Rolle: es geht um nackte, schonungslose Offenheit sich selbst gegenüber.

Ihre markanten Augenbrauen sind durchgezogen dargestellt und verdüstern so den Gesamteindruck des Gesichtes. Der sinnliche, volle Mund ist verschlossen – anders als von Frida sonst gewohnt, wo Gelächter und Unterhaltsamkeit auf der Tagesordnung standen. Daneben konnte dieser Mund auch sarkastisch spotten oder ordinär schockieren. Aber es ist kein Bild des Sprechens. Das Bild ist eine Bestandsaufnahme und lädt zum Verstehen ein. Die Tränen im Gesicht, sowie die in ihren Leib eingeschlagenen Nägel, weisen überdeutlich auf erfahrenes seelisches Leid und körperliche Schmerzen hin. Auffallend große Nägel verwendet sie über ihrem Herzen, der Fraktur in Höhe der Lendenwirbelkörper 3/4 und an der rechten Extremität im Verlauf des Nervus femoralis, als wenn an diesen Stellen der Schmerz am heftigsten wütete. Entgegen ihren üblichen Selbstdarstellungen trägt sie ihr Haar ungeschmückt und offen. Diese »Offenheit« sich selbst und dem Betrachter gegenüber setzt sich im übrigen Bild fort. Dort, wo man die Wirbelsäule weiß, ist der Körper zerklüftet und gibt Einblick auf eine mehrfach zerbrochene Steinsäule, die auch den Titel für dieses Bild lieferte. Der Leib darüber ist zwar aufgerissen dargestellt, nicht aber so, daß er auseinanderbräche. Ihr Leib scheint nicht zu bersten, sondern ist harmonisch weiblich dargestellt. Vielleicht ist das Korsett auch nur ein Symbol der Unfreiheit. Oder würde die Gestalt doch zusammenbrechen, wenn man das Korsett entfernte? Jedenfalls »hält« das Bild die Säule, und nicht die Säule das Bild. Die Darstellung ist eine »Chirurgie« – eine Handarbeit an der Seele. Der »Röntgenblick« nach innen zeigt keine Knochen. Diese Säule aus Stein ist mehrfach gebrochen, nicht nur an der Stelle des Unfalls, als wollte Frida zeigen: ein Defekt in der Kette der Organe und in der Seele des Menschen und: der ganze Mensch ist krank.

Stein ist etwas Anorganisches. Er hat nicht die Möglichkeit des Zusammenwachsens und der Heilung. Aus chirurgischer Sicht wissen wir: gerade weil die Wirbelkörper gut durchblutet sind, heilt dieser Knochen ohne besondere Schwierigkeiten. So unterstreicht die antike Säule aus Stein um so mehr Fridas Hoffnungslosigkeit auf Heilung. Bestimmt ist diese Säule kein Phalluszeichen oder gar ein Analog des Stahlrohrs, das sie bei dem Unfall durchdrang, wie von ihren Biographen teilweise vermutet. Diese Säule ist schlicht das, was sie ist: eine metaphorische Darstellung der Wirbelsäule. Es wundert nicht, daß sie die Wirbelsäule als »Säule« darstellt, denn das spanische Wort »la columna« enthält sowohl die technische, als auch die anatomische Vorstellung. Somit ist eine Säule hier etwas Statisches. Im Gegensatz dazu schwingt im Deutschen durch das Bestimmungswort »Wirbel« (= drehen) gleichermaßen die dynamische Komponente der Wirbelsäule mit, was der Realität auch viel näher kommt.

Das Bild mit gebrochener Säule und Korsett erstarrt in der Senkrechten und drückt so eine potentielle Energie aus. Am Boden zerstört ist diese Frau nicht: aufrecht und ehrlich blickt sie in ihre Wirklichkeit – und in die Welt des Betrachters.

M. M.

In acht Gemälden hat Paul Wunderlich in den Jahren 1974/75 das Thema der sitzenden Frauenfigur behandelt. Auf diesen Bildern wechseln die Umgebung der Figur und ihre Attribute. Gemeinsam sind ihnen die stets nach links blickende Profilfigur, der säulentrommelförmige Leib, der pralle Busen und der wallende Rock.

Immer sitzt der Oberkörper wie eine Büste auf einer Säulentrommel. Bei der ausgewählten Version beginnt der Schwung des Rückens bereits an der kannelierten Trommel, was bemerkenswert ist, da es ihr eine zusätzliche Funktion zuweist. Ein senkrecht nach oben steigender und hinten nach rechts ausstrahlender Schwanenhals stützt die Sitzposition der armlosen Frauengestalt wie eine Stuhllehne.

Außer dem der unbeweglich Thronenden entgegengebrachte Apfel ist nur noch die mit Ringen eingefaßte Säulentrommel farblich stärker betont. Dies deutet auf ihre Wichtigkeit hin, die ihr der Maler zuweist.

G. M.

Paul Wunderlich
(geboren 1927)

Zu Tisch, 1975
Gouache auf Papier
157 x 122 cm
Privatbesitz

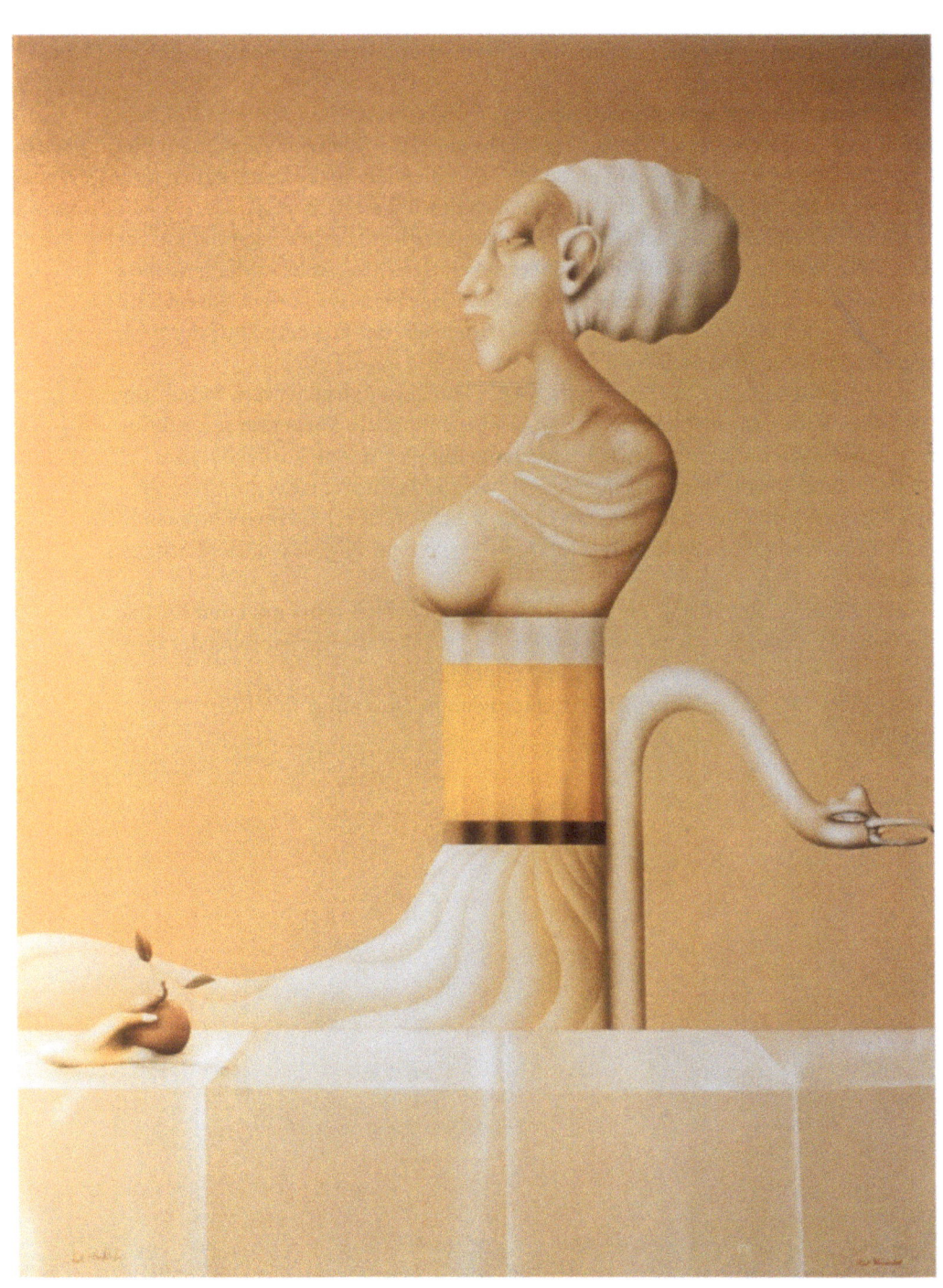

Dem Bild eignet eine sensitive Spannung, die vom Gesamteindruck bis zum letzten Detail reicht.

Stramm ist der Körper der Spaziergängerin wiedergegeben, der von links im Profil gezeigt ist. Damit der Verlauf der Rückenlinie, der in einem gespannten Zug bildeinwärts weist und sich dann im Bogen des wallenden Rockes nach außen fortsetzt, nicht gestört wird, läßt der Maler einfach den linken Arm weg.

Um den zielgerichteten Schritt nach vorn eindringlich auszudrücken, benützt er drei Momente, das scharfe Profil des energischen Gesichtes, welches der gestraffte Hals nach vorn streckt, die pfeilartige Erscheinungsform des prallen Busens und den knappen Schrittansatz des linken Oberschenkels, der aus dem Stoff des nach hinten wehenden Rockes drängt.

Der erhobene rechte Unterarm schwebt der Frauengestalt gleichsam voraus. Die Hand hält geziert die im Gegenschwung zur Rückenlinie des Körpers gezeigte Leine zweier Hündchen, die im Vorauseilen gespannt auf ihre Herrin zurückblicken.

Dem gleichförmig dunkeldrohenden Hintergrund entspricht die grau-schwarze Streifung des Nachthimmels, der zum Horizont hin von verschiedenen Rottönen in ein schmales rotgelbes Band übergeht. Dies verleiht dem Bild eine düstere Atmosphäre.

Vom bloßen Oberkörper bis zum bloßen Oberschenkel spürt man den Körper durch die kannelurenartigen Falten des Rockes und ahnt die Anspannung der Wirbelsäule, die diese gestraffte Haltung erst ermöglicht.

So wird die fast schmerzhaft zu empfindende Spannung des Körpers zum eigentlichen Bildthema.

G. M.

Paul Wunderlich
(geboren 1927)

Spaziergängerin, 1974
Gouache auf Papier
90 x 73 cm
Privatbesitz

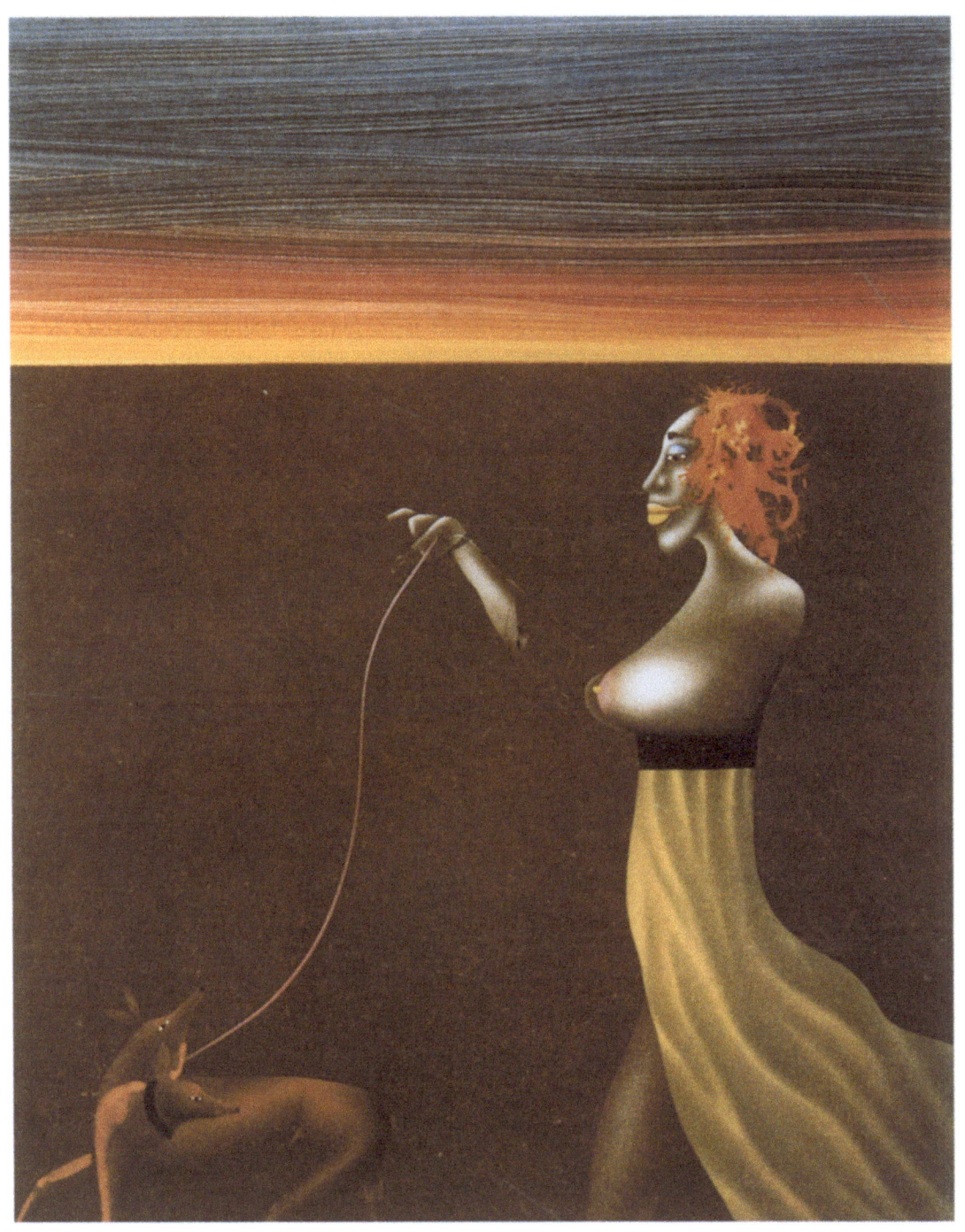

Der französische Seemann, der über Bilder von de Chirico als Autodidakt zur Kunst kam, schloß sich in Paris früh den Surrealisten an. Seine spontanen Schöpfungen verleugnen das Zufällige ihrer Entstehung nie, führen aber mit einer inneren Logik in eine surreale Welt, die nur noch von geisterhaften »Objektwesen«, wie sie sein Freund André Breton nennt, bevölkert wird. Obwohl die Formenwelt des Künstlers zum Erleben und Beschreiben einlädt und auch Erklärungsversuche erlaubt, muß sie letztlich jedoch unverstehbar bleiben, da bieten auch die Titel der Bilder wenig Hilfe.

Seine Objektwesen werden zum Sinnbild, sie werfen Schlagschatten, gaukeln Realität vor, und entschwinden unter unseren Augen doch ins Surreale. Die Komposition wird bestimmt durch die Vertikale des baumstammartigen Gebildes am linken Bildrand und die Waagrechte eines Horizontes, der im Vordergrund noch an eine wirkliche Formenwelt erinnert, sich aber im Hintergrund in die undifferenzierbare Kälte eines Eisberges und eines fernen Himmels oder – falls ein »Meeresboden« gelesen wird – von Wasser auflöst. Der starr aufgereckte, verkohlende Stamm, an dessen Spitze eine letzte Rauchwolke entweicht, wirkt wie aus lebendigen Leibern gebildet – sind sie die unnötigen Lichter, die ausgelöscht werden? Eine schwarze Hand, die einzige an Menschliches erinnernde Form, ragt wie Rettung heischend ins Bild, in Richtung eines geflügelten Objektwesens, das über den verhangenen Hintergrund schwebt, jedoch mit einer dünnen, geritzt wirkenden Verbindungslinie zu einer drachenähnlichen Wolke am oberen Bildrand. So bleibt das Bild, trotz seiner realistischen Details, in einer surrealen Welt.

G. M.

Yves Tanguy
(1900–1955)

L'Extinction des lumières inutiles, 1927
(Das Auslöschen unnützer Lichter)
Öl auf Leinwand
92,1 x 65,4 cm
The Museum of Modern Art, New York

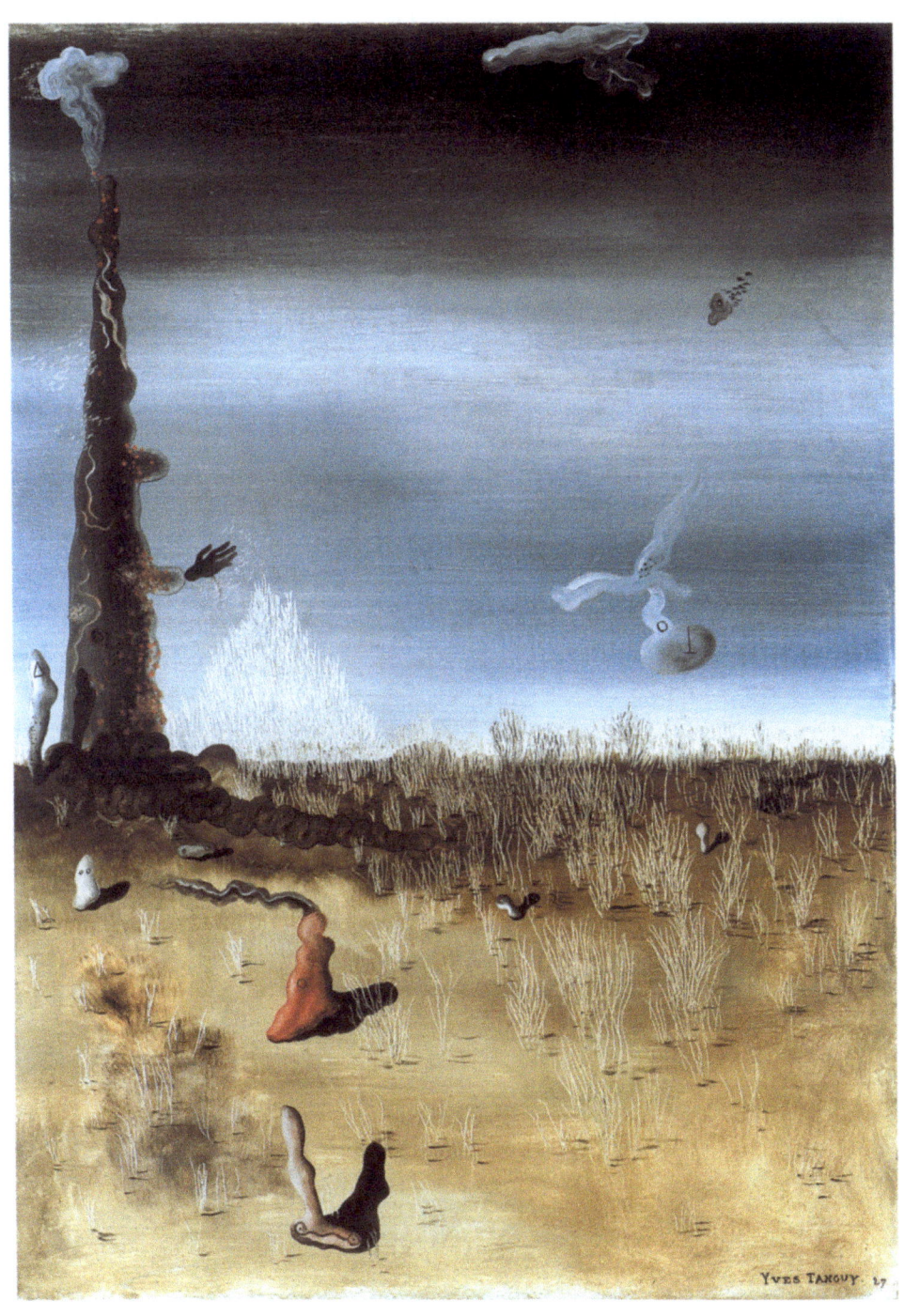

Nach Studien an den Akademien in Athen und Florenz, kam der italienische Maler an die Münchner Akademie, wo vor allem Klinger, Böcklin und Marées Einfluß auf ihn ausübten. Auch die Philosophie Nietzsches beeindruckte ihn nachhaltig. Nach einem erneuten Aufenthalt in Florenz lebte de Chirico von 1911 bis 1915 in Paris, wo er auch mit Picasso in Verbindung kam und den Kunstkritiker Guillaume Apollinaire von sich überzeugen konnte. In Ferrara, wo er sich anschließend aufhielt, schloß er sich mit dem Futuristen Carlo Carrà zusammen und gründete mit ihm die Scuola Metafisica.

Sein Werk spiegelt seine vielfältigen Wanderungen. Von romantisch-mythischen Darstellungen ging er auf die Übertragung von Träumen in die Realität über und wurde so mit irrealistischen Bildern zu einem Vorläufer des Surrealismus.

Später schuf er metaphysische Landschaften und sog. »Piazza d'Italia« – Bilder, auf denen er in Zentralperspektive weiträumige Plätze und Straßen mit historischen Gebäuden darstellte, in die er verlorene, einsame Statuen mit harten Schlagschatten setzte. Stumm, fast bedrohlich sehen seine mysteriösen Phantasiefiguren den Betrachter an. Aufrechtes Stehen kann zum Alptraum werden.

G. M.

Giorgio de Chirico
(1888–1978)

Die beunruhigenden Musen, 1925
Öl auf Leinwand
97 x 66 cm
Sammlung G. Mattioli, Mailand

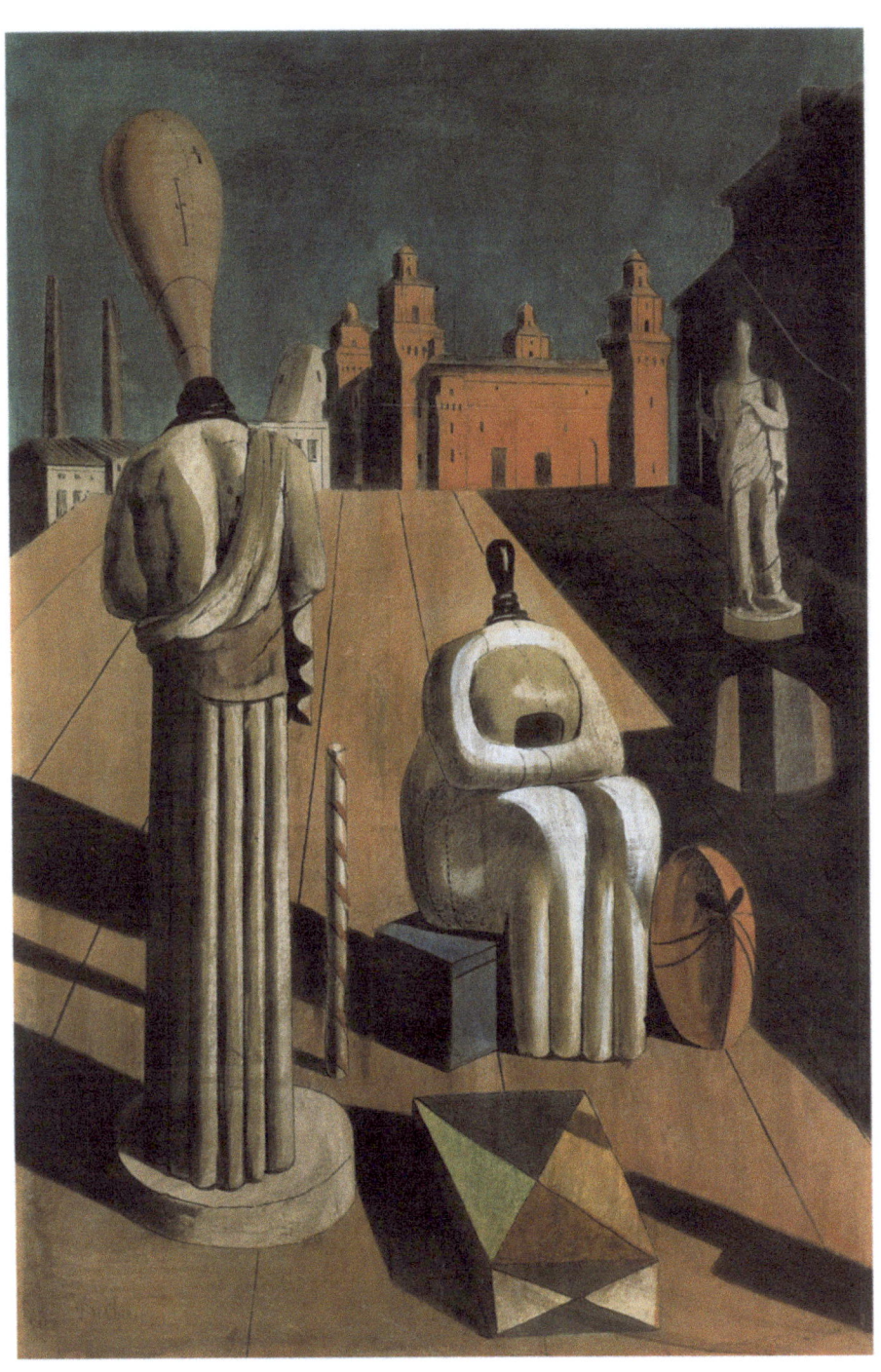

René Magritte zählt zwar zu den Surrealisten, doch malt er durchaus realistische Personen und Objekte. Surrealistisch ist allerdings ihre Stellung, Anordnung und Größe. Indem er Ungewohntes nebeneinander stellt, Widersprüche in eine Komposition zwingt, überrascht er den Betrachter. »Verkündigung« ist ein biblisches Thema, das vor allem im Mittelalter ungezählte Male in Bildern dargestellt wurde. »Verkündigung« ist allgemein die feierliche Übergabe einer Nachricht. Zwei Personen sind mindestens nötig: Eine Überbringende und eine Empfangende, eine Sprechende und eine Hörende – zwei Gegenüberstehende. Für Maler und Bildhauer – vom Mittelalter bis zum Barock – war oft noch ein Gegenstand, gleichsam zwischen den handelnden Personen stehend, wichtig: das Lesepult, an dem Maria gekniet haben soll, als sie der Engel überraschte.

Wir wissen nicht, warum der Maler seinem Bild diesen traditionsbeladenen Titel gab, und noch viel weniger, wie sich dieser auf die Darstellung bezieht, oder was uns die Darstellung sagen, wozu sie uns anregen soll. Aus einer gleichsam natürlichen Umgebung, die von einigen Felsen, Bäumen, und Sträuchern gebildet wird, über die sich ein Himmel mit waagrecht geschichteten Haufenwolken spannt, zwischen denen immer wieder das Blau hervorlugt, ragt eine Gruppe senkrechter Gebilde heraus, denen vom Maler der wichtigste Platz eingeräumt wird, deren Einzelformen jedoch schwer definierbar scheinen. Zwei unterschiedlich gedrechselte Baluster stehen wie überdimensionierte Bauern eines Schachspieles sich und einem Bündel von bambusartigen mit schellenartigen Kugeln besetzten Stangen – nach früheren Darstellungen auch ein Pferdegeschirr mit Glocken – gegenüber. Dazwischen erhebt sich, scherenschnittartig durchbrochen, das Flächenmuster einer leuchtenden Platte. Künstliche Gebilde in natürlicher Umgebung. Verkündigung? Steht das Rutenbündel für den verkündigenden Engel, für einen ganzen Engelchor, die kugelförmigen Schellen für die verkündende Glocke des Boten, die beiden gedrehten Figuren für Maria, die »reine Magd« und die werdende Gottesmutter, für die beiden Naturen, die menschliche und die göttliche, zwischen ihnen der hölzerne Betstuhl, der den Abstand wahrt, die Distanz zwischen dem Himmelsboten und dem Menschen? Magritte regt zum Nachdenken an. Jahrzehnte später schreibt er zu einem seiner Bilder: »Mein Bild sagt nichts darüber aus …, es zeigt Aspekte der Welt …« (Literatur I [106], S. 452).

Aspekte der Welt: Das aufrechte Stehen, das Stehen gebündelt, durchbrochen, steif, gedreht, ausbauchend und eingeschnürt.

G. M.

René Magritte
(1898–1967)

Die Verkündigung, 1930
Privatbesitz, Brüssel

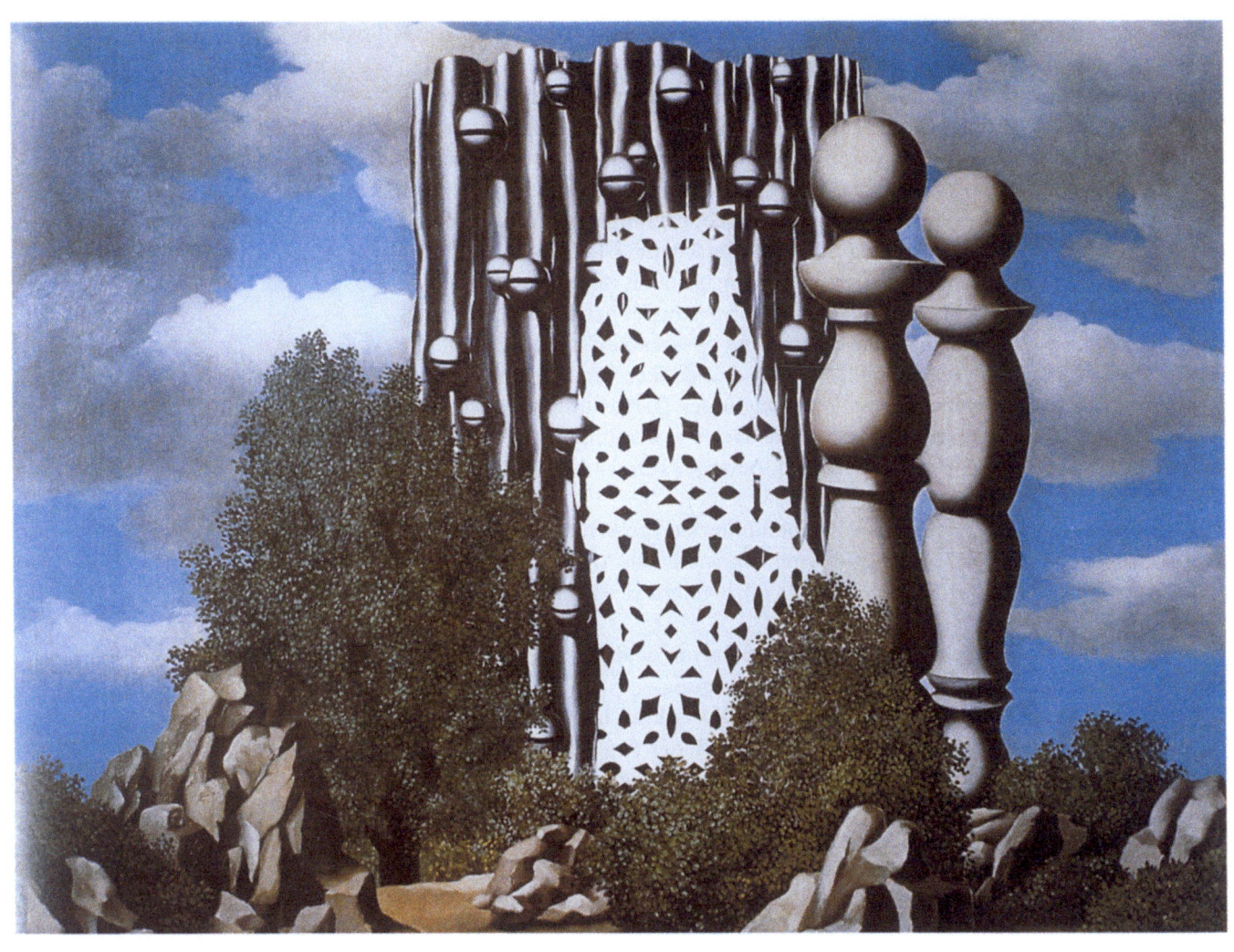

Oskar Schlemmer hatte auf Grund eines Künstlerwettbewerbs den Auftrag erhalten, den kreisrunden Brunnenraum im Museum Folkwang in Essen mit Wandbildern zu gestalten. Im einzelnen handelte es sich um neun verschiedene Wandabschnitte, die durch Durchgänge in drei Gruppen geteilt werden. Hierfür fertigte der Künstler zunächst neun, auf Leinwand gemalte Bilder in Originalgröße, die er *Entwürfe* nannte. Zur ersten Fassung, die nicht ausgeführt wurde, gehört die Bildidee *Gestürzter mit Säule*, die dann bei geändertem Bildprogramm in der zweiten und in der ausgeführten dritten Fassung nicht mehr erscheint. Gleichwohl wird diese Bilderfindung die bedeutendste der ersten Fassung genannt (Literatur I [77], S. 73).

Als Thema für die Wandgestaltung im Brunnenraum des neuen Museumsbaues war zunächst an »Die jungmännliche Bewegung unserer Zeit (Spiel und Sport)« gedacht und Oskar Schlemmer wollte dabei den Gedanken des Sportunterrichtes einbringen. Er schlug eine Folge von fünf vielfigurigen Darstellungen und von vier Darstellungen mit Einzelfiguren vor. Letztere dachte er als Jünglingsakte in gymnastischen Bewegungen – gehend, laufend, tanzend, stürzend (Literatur I [77], S. 16/17).

Die Gestalt des Stürzenden, die als Sinnbild für den von Schlemmer beklagten Verlust von verbindlichen Mythen und Symbolen, wie sie die Antike kannte, gedeutet werden kann (Literatur I [77], S. 73 und 134), bereitete der Künstler intensiv in Skizzen vor.

Die Darstellung lebt aus dem Gegensatz der starren Säule und des lebendigen Körpers, vom Gegensatz zwischen Statik und Bewegung.

Das stark durchhängende Hohlkreuz des Aktes verstärkt das Motiv des Sturzes und trägt zu einem nahezu zickzackförmigen Umriß der Figur bei. Während sich der Umriß von Oberarm, Brust, Bauch und Oberschenkel im Dunst des Untergrundes verliert, wird die gebogene Linie des Rückens, der durch das von oben auftreffende Licht fast weiß erscheint, stark betont.

Wohl will der Jüngling mit seinen vorgestreckten Armen den Aufprall seines Körpers abfangen, doch bleibt offen, wie weit dies gelingt und wie der Körper die Folgen des Sturzes überstehen kann.

Die zum Ausdruck kommende Dynamik der stürzenden Säule und die zeitlich abgelaufene Dynamik des gestürzten Jungen bestimmen das Bild.

G. M.

Oskar Schlemmer
(1888–1943)

Gestürzter mit Säule, 1928
Öl und Tempera auf Leinwand
239 x 155 cm
Staatsgalerie Stuttgart

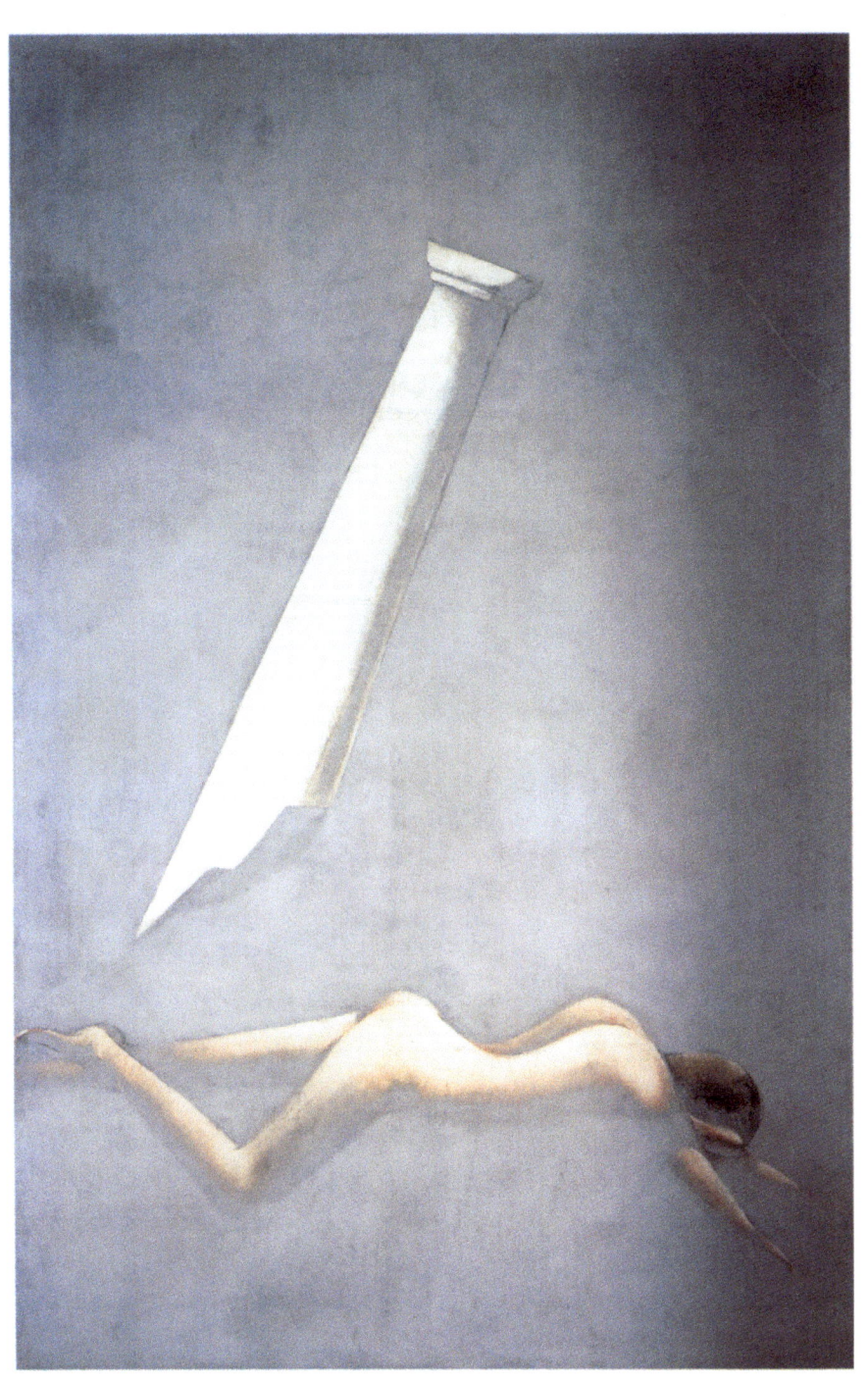

Eine kannelierte Säule bildet den Oberkörper der Frau; unterhalb der Taille verhüllt ein Rock mit roher Gußoberfläche die Gestalt. Der rechte Arm ist etwa in natürlicher Höhe angebracht, der linke in Höhe des Beckens. Das knappe Säulenkapitell wirkt wie ein Kragen. Aus ihm erhebt sich ein langer Hals, der einen quergelegten Quader als Kopf mit mähnenartigem Haarblock trägt.

Eine betonte Haltung spricht aus der Figur, eine Haltung aber, die erstarrt ist. Gedanken an Bewegung können nur die gebogenen Arme vermitteln.

Der tiefe Ansatz des linken Armes würde das Aufnehmen einer am Boden liegenden Apfelsine ohne Bücken ermöglichen, ein Bücken, das einer monolithischen Säule gar nicht möglich wäre.

So werden Ursache und Wirkung austauschbar.

G. M.

Pablo Picasso
(1881–1973)

Frau mit Apfelsine, 1963
Bronze, Höhe 180 cm
Nachlaß des Künstlers
Privatbesitz

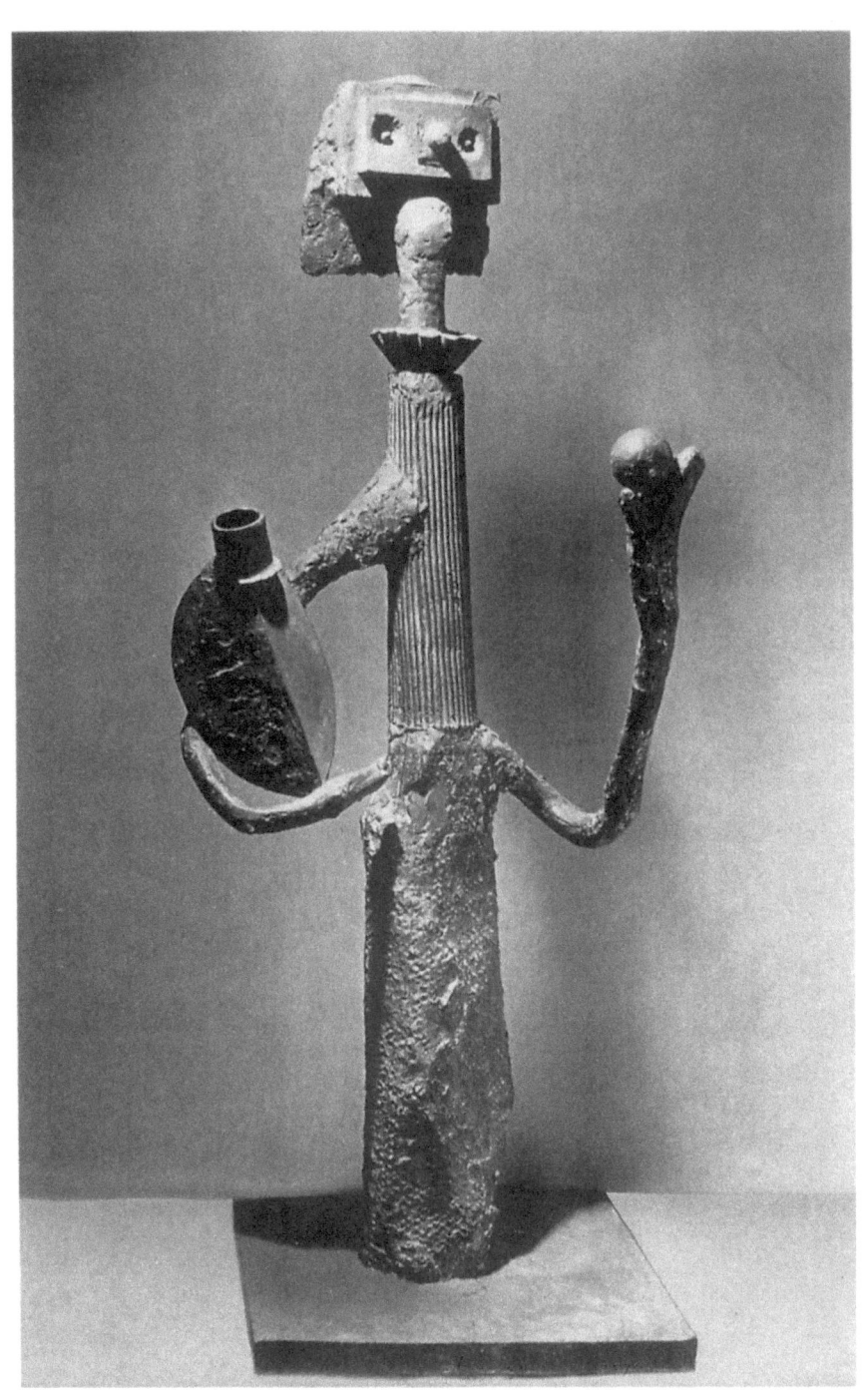

KNOCHEN UND FLEISCH

Der Maler und Graphiker wurde in Gradara bei Pesaro geboren. Er studierte in Pesaro und nach einem Londonaufenthalt bei Georg Gresko und Paul Wunderlich in Hamburg. Inzwischen führte er viele Einzelausstellungen durch. Die Reihe seiner Bibliographie ist lang.

Renato Guttuso versucht den Weg der Kunst in der zweiten Hälfte des 20. Jahrhunderts und Brunis Platz darin mit wenigen Strichen zu charakterisieren: »Das neue Interesse hat sich nicht nur als eine Rückkehr zu den stilistischen Daten manifestiert. Es ist eine Opposition gegen den Versuch, der die erste Hälfte dieses Jahrhunderts beherrschte, eine Bildsprache zu formen und ihre Struktur festzulegen. Es handelt sich tatsächlich um eine Rückkehr zum Gegenstand und zum ›Gefühl‹, zum Geheimnis der natürlichen Erscheinungsformen, zur Farbe der Sonnenuntergänge, der Körper, der Blumen ... In seinen jüngsten Arbeiten klärt und vertieft Bruni seine Position – den Zusammenhang zwischen Raum und Figur. Sein Raum hat teil an einer Visualität, die sich in zunehmendem Maße dem Realen nähert ... Bei Bruno Bruni gibt es keinerlei Heftigkeit ... Er zieht seine Linie, umhüllt sie und läßt sie in einem schwebenden Raum verschwinden. Seine Linie umfängt bis zur Besessenheit wesentlich autobiographische Bilder: Es ist die Besessenheit von Dingen, in deren Mitte er lebt, und sie werden unter seinen Augen wiederholt, bis sie die Bedeutung von Erscheinungen angenommen haben ... Bruni arbeitet an einem, höchstens zwei Bildern. Das ergibt eine Vollkommenheit des gewählten Objektes, so daß dieses schließlich fähig ist, Leben und Geheimnis auszustrahlen. Micacchi hat von Brunis ›Einsamkeitszeichen‹ gesprochen. Es ist das sehr verfeinerte Zeichen, das sich für die Einsamkeit seines Objektes außerordentlich eignet. Ein Zeichen, das seinen stilisierenden Ursprung verliert und eine neue Funktion übernimmt, jene Funktion, welche die Manifestation einer höchst verliebten Relation zwischen dem Maler und dem Gegenstand gestaltet, ebenso zwischen dem dargestellten Gegenstand und dem Betrachter« (Literatur I [38], S. 8 und 9).

Mit seinem Blatt *La spina* bietet uns Bruni ein Lehrstück intensiver Arbeit. Mit wenigen Strichen zeigt er rechts unten einen anmutigen Rückenakt, dem die Wirbelsäule Statik und Bewegung verleiht – jene Wirbelsäule, der jetzt sein Haupt-Augenmerk gilt. Er liefert uns den linken Arm als Vertreter der übrigen Extremitäten nach und den Kopf, den die Wirbelsäule trägt. Und er vergißt auch das »Herz« nicht, das den Körper mit Blut versorgt.

Die Farben erhöhen den ästhetischen Reiz, der den Betrachter umfängt und ihn alle Pädagogik vergessen läßt.

G. M.

Bruno Bruni
(geboren 1935)

La Spina, 1971
Lithographie in vier Farben
68,3 x 50 cm
Edition: Il Bisonte, Florenz

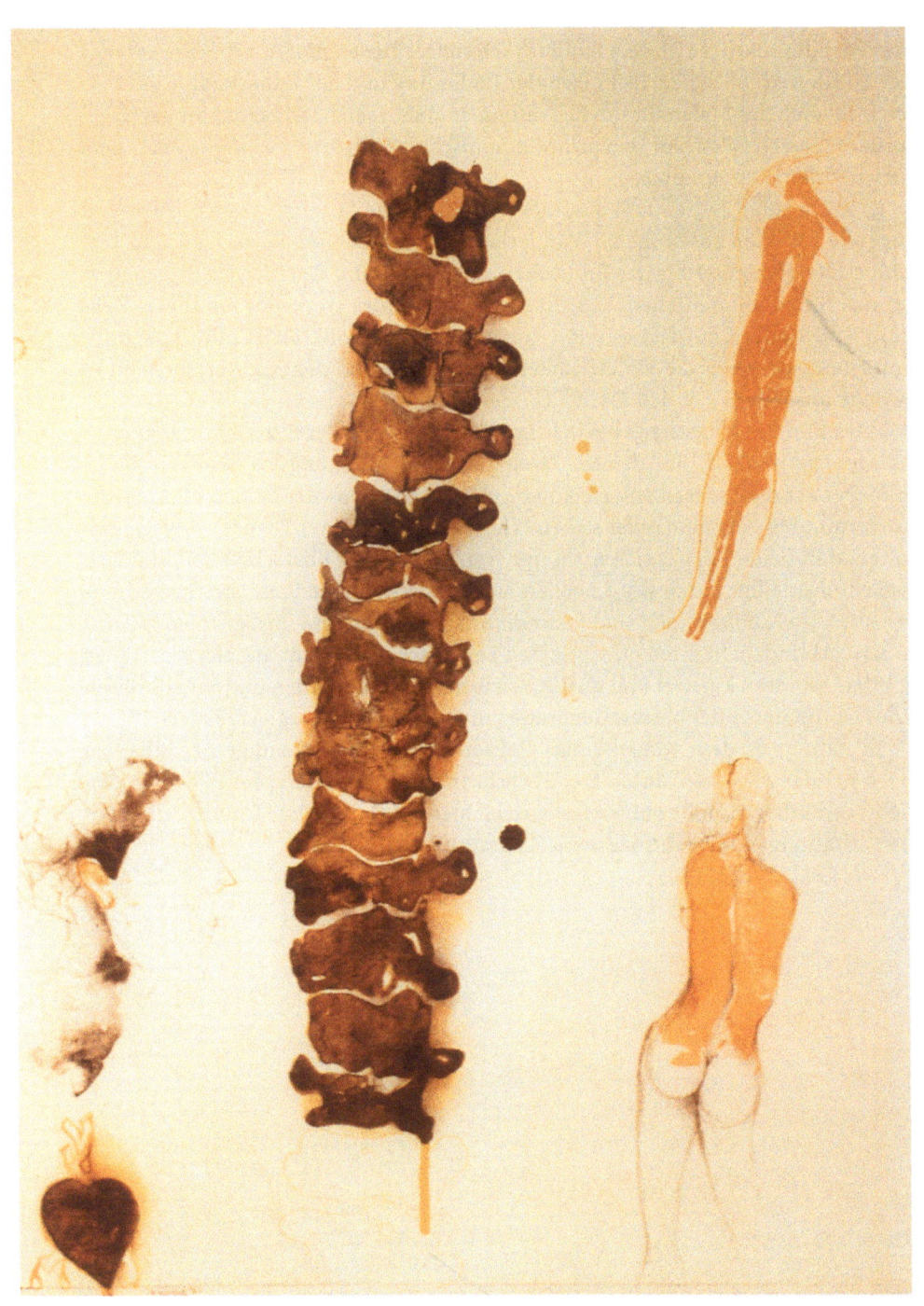

Paul Wunderlich, der sich sein Studium schwer verdienen mußte, arbeitete anfangs viel mit den graphischen Techniken der Radierung und der Lithographie. Ab 1957 gewinnt auch das Malen für ihn Bedeutung. Im Jahr 1960 beschlagnahmt die Hamburger Staatsanwaltschaft seinen lithographischen Zyklus *qui s'explique* unter dem Vorwurf der Pornographie.

Jens Christian Jensen faßt aus anderem Anlaß das Schaffen des Künstlers mit folgenden Worten zusammen: »Wunderlich geht es nicht um die gewagte und verschlüsselte Formulierung des Erotischen, es geht ihm um den Menschen, genauer: um das Bild vom Menschen. Das gilt für sein gesamtes Werk, das um dieses Zentrum kreist oder um (das) es seine Ringe zieht. Das Erotische ist nur der signifikante Teilaspekt, der die Verletzlichkeit, die Freiheit und die tiefe Verfallenheit in Zwänge besonders deutlich macht« (Literatur I [50], S. 34).

»Das Bild des Menschen« beschäftigt den Künstler in der Einzelfigur, aber auch im Mehrfigurenbild. Bei diesem Zweifigurenbild schonungslos sezierter Frauenkörper schreibt Jensen von einem »frontalen Dastehen« der beiden Figuren, die »unverbunden nebeneinander stehen« (Literatur I [50], S. 32). Dem ist entgegenzuhalten, daß beide Körper sich nicht nur frontal einander überschneiden, sondern sogar unmittelbar durch wie Knochen aneinanderstehende Pinselstriche verbunden sind. Viel stärker noch sind *Freundinnen* im Gefühl und im Geistigen miteinander verbunden. In ihren offengelegten Leibern werden nicht nur Nervenstränge sichtbar, sondern knistert und sprüht es wie in den Leiterplatten und Schaltkreisen eines Computers oder besser: Generators im Sinne eines Energieerzeugers.

So gelingt es dem Künstler, das Pulsieren von Seelenahnungen sichtbar zu machen oder wie Jensen an anderer Stelle formuliert: »die Poesie des Bildes aus den nichtvernünftigen, unbewußten Seelenschichten möglichst ohne Umwege direkt in die Gestaltung einfließen zu lassen« (Literatur I [50], S. 18).

G. M.

Paul Wunderlich
(geboren 1927)

Freundinnen, 1959
Öl auf Hartfaserplatte
120 x 90 cm
Privatbesitz

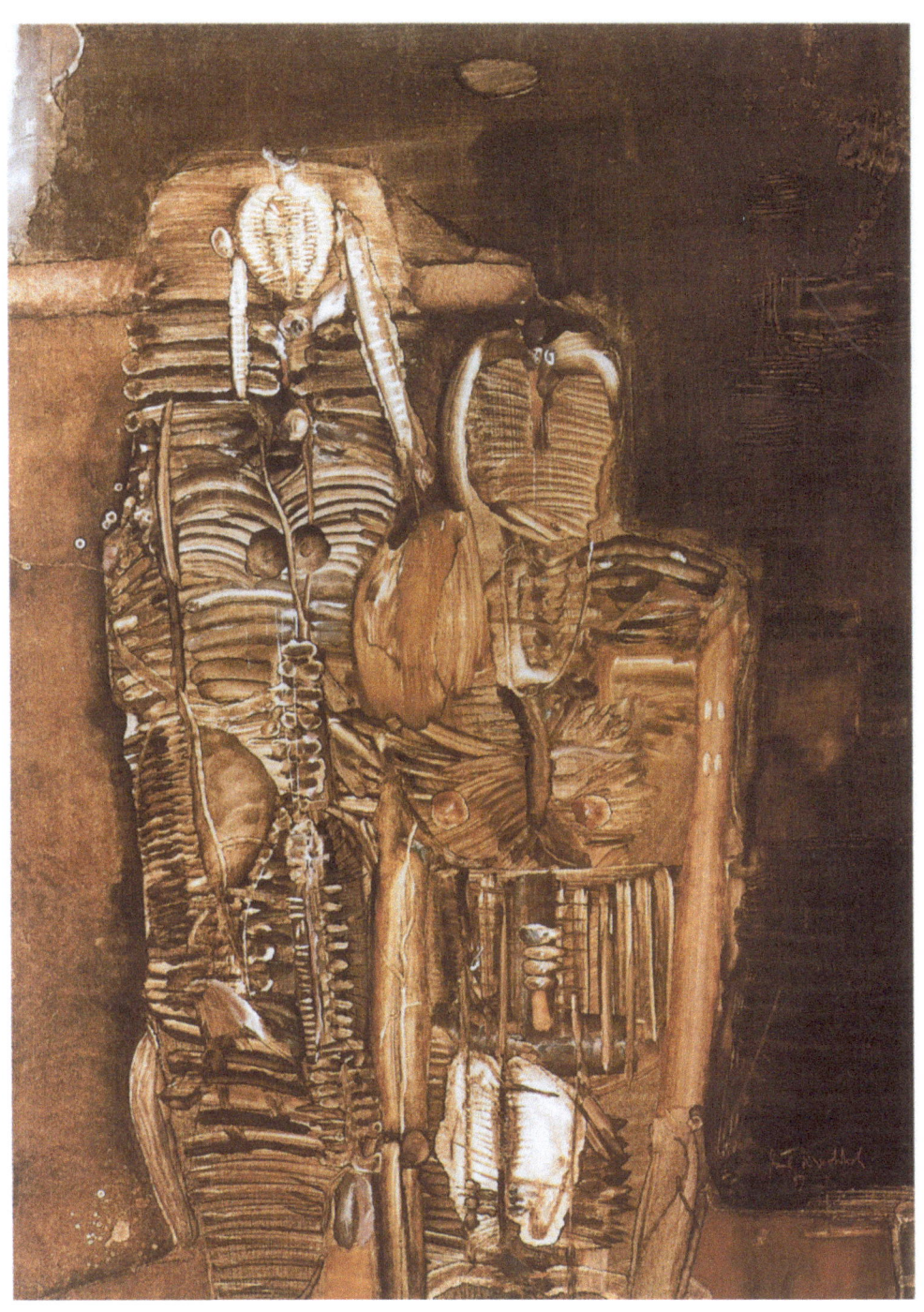

Rote und blaue Farbtöne erinnern an bekannte Schemata anatomischer Schaubilder, und auch die Zeichnung setzt wie die Wiedergabe medizinischer Untersuchungsergebnisse ein, doch dann erweist sich das Werk als die Gestaltung eines künstlerischen Durchblicks.

Das Essay *Paul Wunderlichs theoretischer Stil. Zur Ästhetik seiner Malerei* von Max Bense beginnt mit einer Alternative: »Es gibt heute zwei Möglichkeiten des Kunstverständnisses: erstens ihr Verständnis mit Hilfe einer natürlichen Umgangssprache und ihren ebenso bildlich konkreten wie konventionell normierten Vorstellungen, in denen das Urteil durch Vorurteile ersetzt wird; zweitens ihr Verständnis mit Hilfe einer wissenschaftlichen Sprache und deren theorienabhängigen abstrakten Vorstellungen in terminologischer Redeweise. Dazu muß ergänzt werden, daß das Verständnis mit Hilfe der natürlichen Umgangssprache zwischen naiven und spekulativen Ausdrucksmitteln der Wortsprache schwankt, während sich das theoretische und terminologische Kunstverständnis in einer generalisierbaren Formelsprache entwickelt, in der die spekulativen Momente durch rationale Begründungen und die naive Anschaulichkeit durch die Logik der Überlegung kontrolliert werden« (Literatur I [50], S. 195).

Es überrascht nicht, daß sich der Philosoph und Wissenschaftstheoretiker für den zweiten Weg entscheidet. So schließt Max Bense sein Essay auch mit der Erkenntnis: »wie sehr gerade die weithin sichtbare experimentelle Kreativität in diesem Werk (ergänzt: Paul Wunderlichs) eine dichte spirituelle Organisation aufweist, die selbst noch scheinbar abstraktesten theoretischen Konzeptionen zugängig ist.« (Literatur I [50], S. 203).

Doch darf gefragt werden, ob Paul Wunderlichs künstlerische Arbeit »nur als eine geistige Arbeit« verstanden werden muß, oder, ob nicht auch dieser für Kunsttheorien so offene Künstler mit Kopf *und* »Bauch« gearbeitet hat.

G. M.

Paul Wunderlich
(geboren 1927)

Drei Herren, 1964
Öl und Collage auf Papier
100 x 70 cm
Privatbesitz

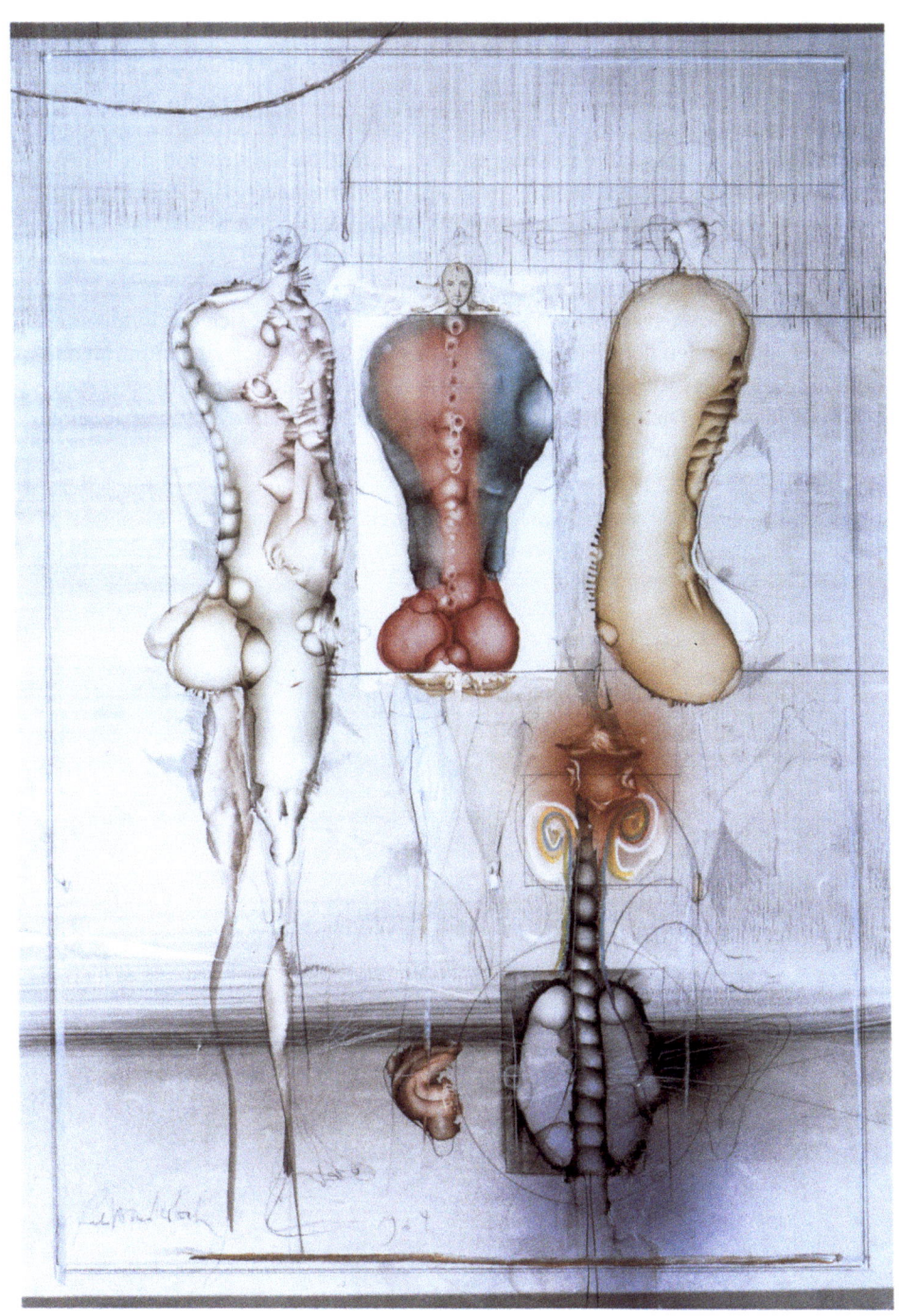

Erinnerten Paul Wunderlichs *Drei Herren* an eine anatomische Zeichnung, so weckt das Gemälde *Sitzende Figur* unwillkürlich den Gedanken an eine Röntgenaufnahme.

Doch müssen wir uns zur Ordnung rufen, vor einem naiven Analogismus hüten. Wir verdeutlichen uns, daß der Künstler anders sieht, lassen uns von der Kunsttheorie ermahnen daran zu denken, daß der Künstler eine geistige Arbeit leistet, und dürfen doch feststellen, daß der Künstler auch träumt. Mit Malen und Zeichnen erfüllt er sich seine Träume. Dies tut er für sich, aber wenn wir wollen, dürfen wir uns von ihm mit hineinnehmen lassen in seine Traumwelt.

Freilich ist es keine »schöne« Welt. Paul Wunderlich macht sich das Finden des Menschen, das Finden der menschlichen Figur nicht leicht. Doch zuvor kommt das Suchen, bei dem der Künstler bloßlegt, schonungslos möchte man es beschreiben. So ist bei ihm das Thema Sitzen und Stuhl doch existentieller zu sehen als eine ergonomische Untersuchung.

G. M.

Paul Wunderlich
(geboren 1927)

Sitzende Figur, 1964
Öl auf Papier
100 x 70 cm
Privatbesitz

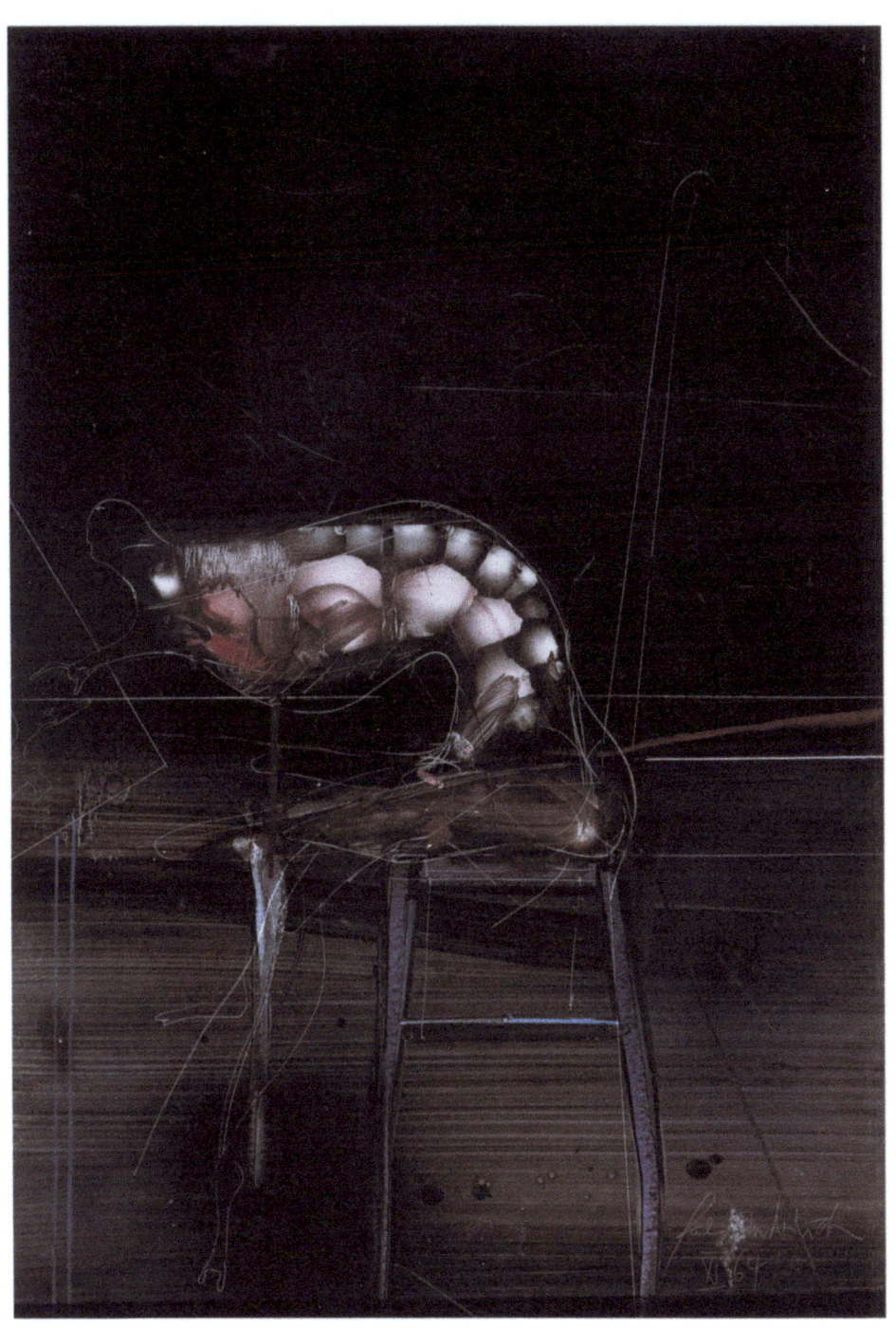

Der irische Künstler begann 1929 als Autodidakt zu malen und schuf in den 30er Jahren surrealistisch beeinflußte Bilder, die er 1942 zu einem großen Teil wieder zerstörte.

»Mit seinen großflächig angelegten Darstellungen des leidenden, an sich selbst verzweifelnden Menschen, in ihrer Kraßheit oft schockierenden Visionen von Angst und Hoffnungslosigkeit, fand Bacon nach dem Krieg zu einem unverwechselbaren persönlichen Stil« (Literatur I [106], S. 55).

Im Jahr 1933 beschäftigte ihn erstmals das Thema der Kreuzigung. Auch wenn Bacon stets betonte, »daß er mit seinen Bildern rein ästhetische Ziele verfolge, so eindeutig ist das Thema seiner Arbeiten: die Gefährdung des Menschen« (Literatur I [106], S. 55). Für seine *Kreuzigung* wählt er die Form eines Triptychons wie bei einem mittelalterlichen Altarretabel. Nach eigener Aussage versteht er das Thema aber nicht religiös, »sondern als allgemeingültiges Sinnbild menschlichen Verhaltens, Fühlens und vor allem Leidens« (Literatur I [11], S. 34).

Auf dem rechten Seitenflügel kniet oder kauert eine Figur mit aufgerissenem Leib am Fuß eines Stammes (Kreuzstammes). Die blutrote Farbe des Bodens, und die etwas dunklere des Hintergrundes, signalisieren Todesgedanken. Der gestraffte Hals und der sich aufbäumende Körper verraten etwas wie von einem letzten Widerstand.

G. M.

Francis Bacon
(1910–1993)

Three Studies for a Crucifixion, 1962
Öl mit Sand auf Leinwand
Triptychon, rechter Flügel
198 x 145 cm
Solomon R. Guggenheim Museum,
New York

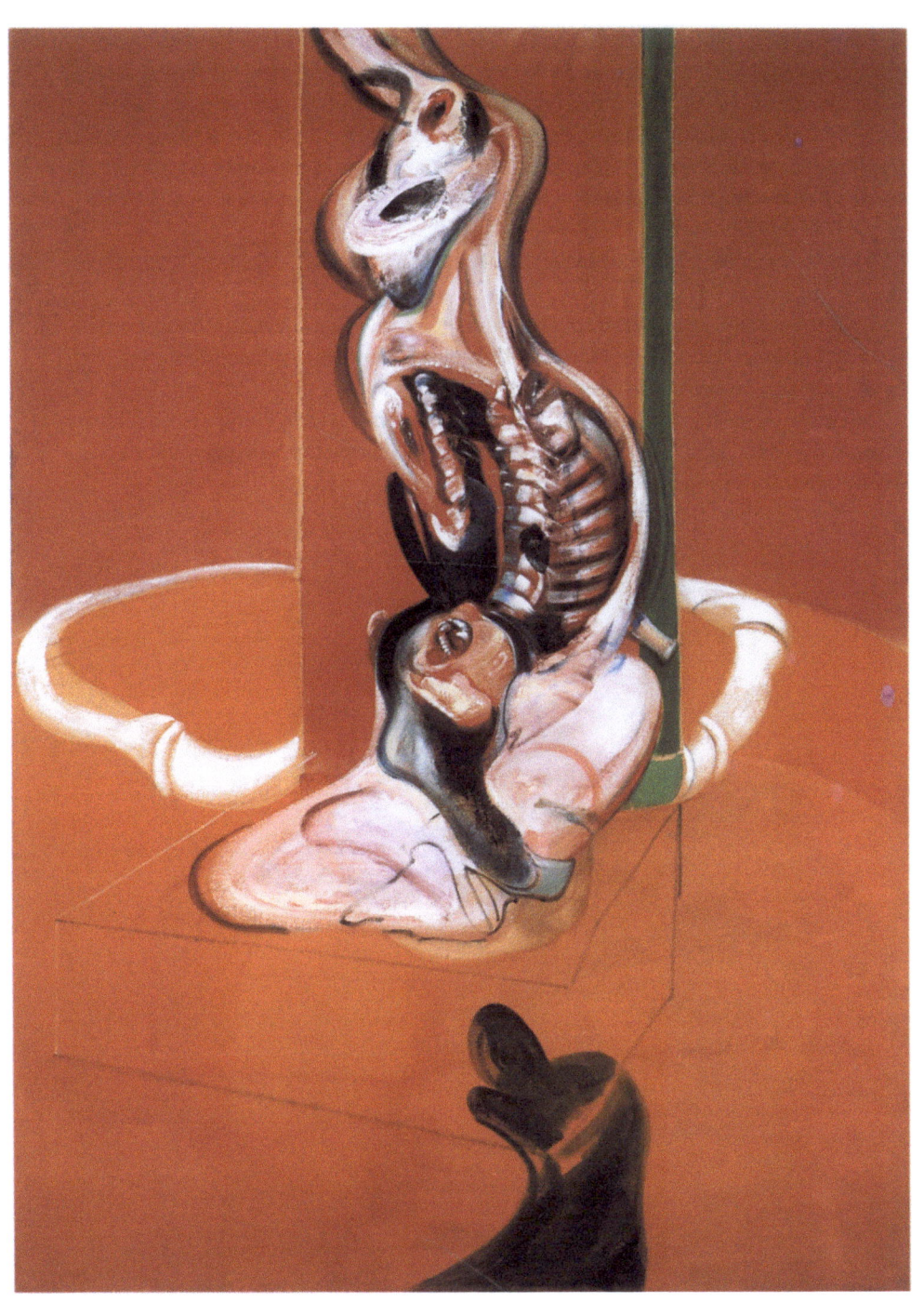

Pferde – Reiter – Todesreiter waren für Dalí in der Mitte der 30er Jahre ein häufiges Thema und im übertragenen Sinn auch die Gestalt des »Don Quichotte«. Der Felsen von Culleró am Cap Creus, der an einen Reiter auf seinem Pferd erinnert, mag für Dalí der Anlaß gewesen sein, doch ist dieses Doppelbild von Mensch und Tier für jeden Künstler so interessant, daß man nicht erst an Dürer oder an Leonardos Reiterschlacht (Anghiari-Schlacht) erinnern muß, von denen sich auch Salvador Dalí anregen ließ.

Im übertragenen Sinn war das Pferd für ihn ein Symbol für Kraft und Sinnlichkeit.

Im Sinn des vorliegenden Buches können Pferd und Reiter als Kombination von waagrechter und senkrechter Wirbelsäule gesehen werden. Der starre Stab steht im Gegensatz zur Beweglichkeit der Körper.

In einem Gemälde aus dem Jahr 1935 *Der Todesritter* ist der Reiter als Knochenmann dargestellt. Sein klappriges »Gestell« bietet einen betonten Gegensatz zu den Wölbungen des Pferdeleibes.

G. M.

Salvador Dalí
(1904–1989)

Todesreiter, 1934
Feder und Tinte auf Papier
102 x 72,5 cm
Privatbesitz;
ehemals Sammlung Jean Michael Frank

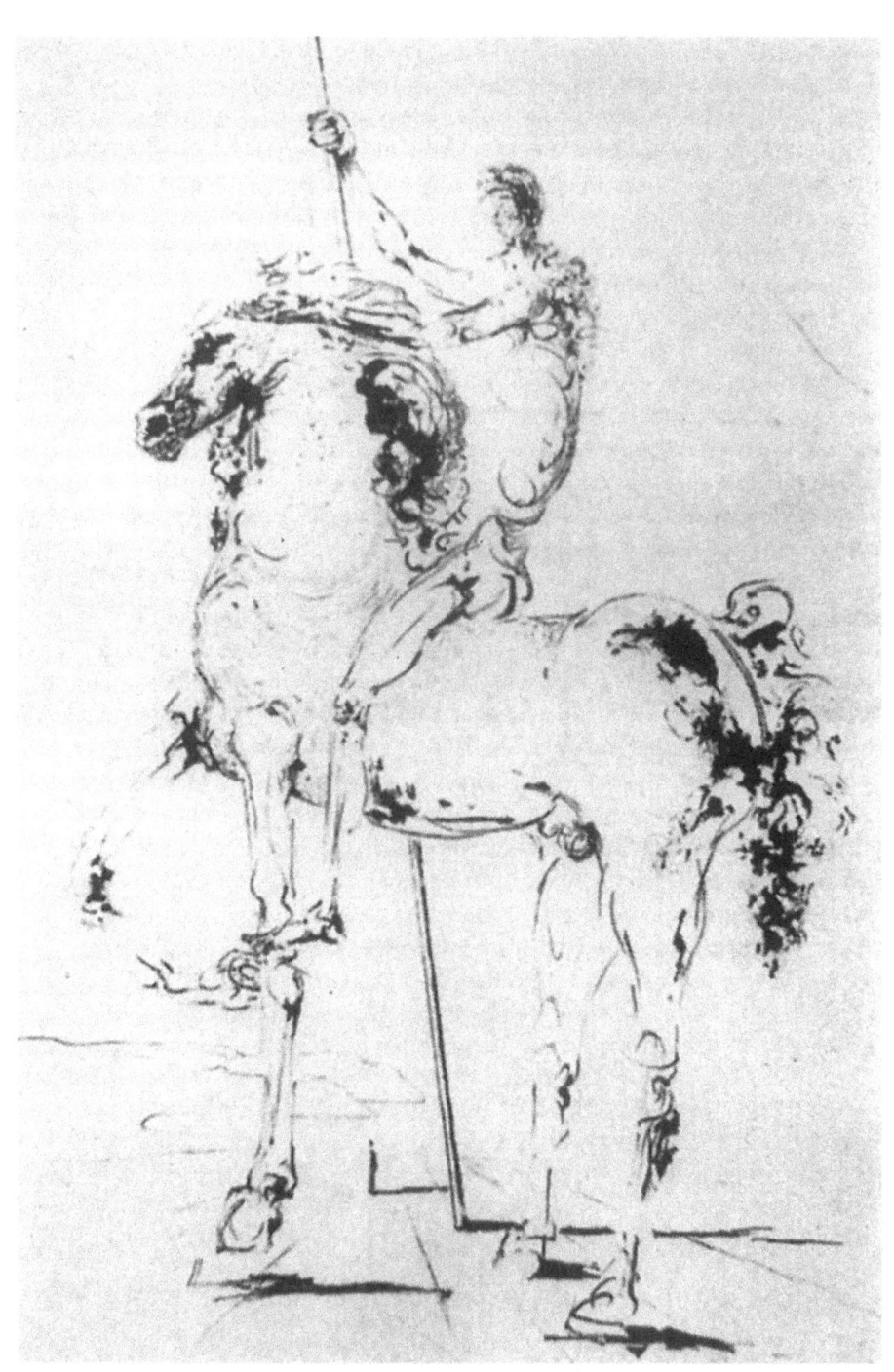

Große Trauer bedeutet es, wenn eine Frau ihren Mann, ihren Ehepartner, den Vater der Kinder, meistens auch den Ernährer der Familie verliert.

Im 19. Jahrhundert, aber auch noch zu Beginn des 20. Jahrhunderts, verlangte die Konvention, daß die hinterbliebene Frau zum Zeichen ihrer Trauer den Witwenschleier nahm. So war sie schon von weitem als Witwe erkennbar. Zugleich bot ihr aber diese erzwungene Trauerkleidung Schutz. Sie konnte sich in sie gleichsam zurückziehen, sich darin verbergen. Was ging es die Anderen an, wie es in ihr aussah. Einsam mag sich manche Witwe vorgekommen sein, wie ausgebrannt und leer. Das Essen mag nicht mehr geschmeckt, sie mag abgenommen haben, vielleicht mußte sie auch mangels Einkommen hungern, im Extremfall sogar verhungern.

Der Künstler stellt den Endpunkt einer solch extremen Entwicklung dar. Nicht einmal mehr Fleisch und Haut sind vorhanden, der Witwenschleier muß die Rolle der Haut übernehmen und die Knochenreste verhüllen. Die Wirbelsäule kann nicht mehr tragen, sie muß an einen Kleiderständer aufgehängt werden. Einige Rippen befinden sich noch an ihrem Platz, andere hängen herunter, schlottern an den Wirbelkörpern. Das Skelett ist zum Totengerippe erstarrt, vertrocknet.

Haltlosigkeit und Trostlosigkeit haben von allem Besitz ergriffen. Auch die Blumen tragen Trauerfarbe. Der Maler wählte Lilien. Nach der mittelalterlichen Ikonographie ist die Lilie das Sinnbild für Jungfräulichkeit und Reinheit, auch für die Auferstehung. Durch die schwarze Farbe wird jedoch diese Hoffnung zunichte gemacht. Das bleiche Leichentuch windet sich wie in letzten Windungen und zeigt schwarze Abgründe. Die Totenmaske blickt ins Leere – unendliche Trauer.

Zu seinen Porträts erläuterte Dix einmal: »Das Wesen jedes Menschen drückt sich in seinem ›Außen‹ aus; das ›Außen‹ ist Ausdruck des ›Inneren‹.«

Ein Stilleben ist für Dix, dem es immer um den Menschen ging, nicht typisch. Hier braucht er offenbar diese Bildgattung, um zu zeigen, daß ein »Außen« kein »Inneres« hat und so zum »leeren Außen« wird. Henne Bergius nennt die beiden Krüppel auf dem *Großstadt-Triptychon* von Dix »ein letztes Memento Mori«.

Im »Witwenschleier« erstarrt die Erinnerung zu einem fragmentierten Gerippe.

G. M.

Otto Dix
(1891–1969)

Stilleben mit Witwenschleier, 1925
Tempera auf Holz
120 x 60 cm
Otto-Dix-Stiftung, Vaduz

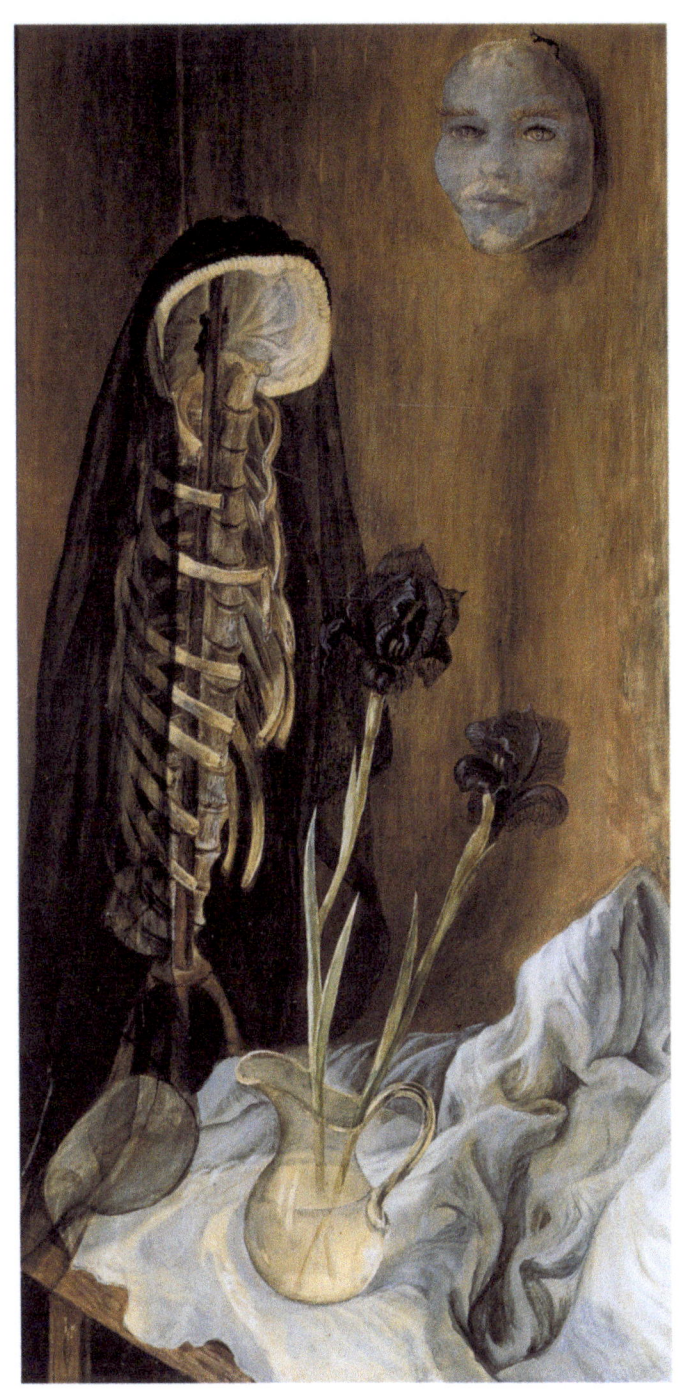

Es ist ein ironischer, ja makaberer Titel, denn die Tafeln dieses Collage-Romanes zeigen für die Woche schlimme Greueltaten. Jeden Tag wütet ein anderes Ungeheuer: ein löwenköpfiger Unhold, ein wildes Wasser, ein schrecklicher Drache, ein unersättlicher Raubvogel, ein fratzenhaftes Fabelwesen.

Die Tafel für den Samstag zeigt eine weibliche Gestalt, die mit ausgebreiteten Armen und geballten Fäusten einem textilen Gebilde, das einem bandagierten Körper gleicht, entsteigt. Dazu wird vorgeschlagen, die Abbildung auch um 90° nach links gedreht zu betrachten. Nach oben blickend scheint die junge Frau zugleich aufzufahren, unterstützt von einer gebogen aufsteigenden Wirbelsäule, die unter ihrem Kinn ansetzt. Hier wird an der Vorderseite des menschlichen Körpers frei demonstriert, was die Wirbelsäule in Wirklichkeit unsichtbar im Rücken leistet. Bemerkenswert ist dabei, daß die Wirbelsäule um 90° gedreht, also mit ihrer Schmalseite, dem Körper anliegt.

Die Sehnsucht nach der aufrechten Haltung, nach dem aufrechten Gang mag diese Darstellung ausdrücken.

Der Künstler konterkariert den Ernst der Aufgabe im Sinn des Dadaismus.

G. M.

Max Ernst
(1891–1976)

Une semaine de bonté, 1934
(Eine Woche der Freundlichkeit)
Dernier cahier: Samedi
(letztes Heft: Samstag)
»La clé des chants«
(»Der Schlüssel der Lieder«)
Collage
15,2 x 12 cm

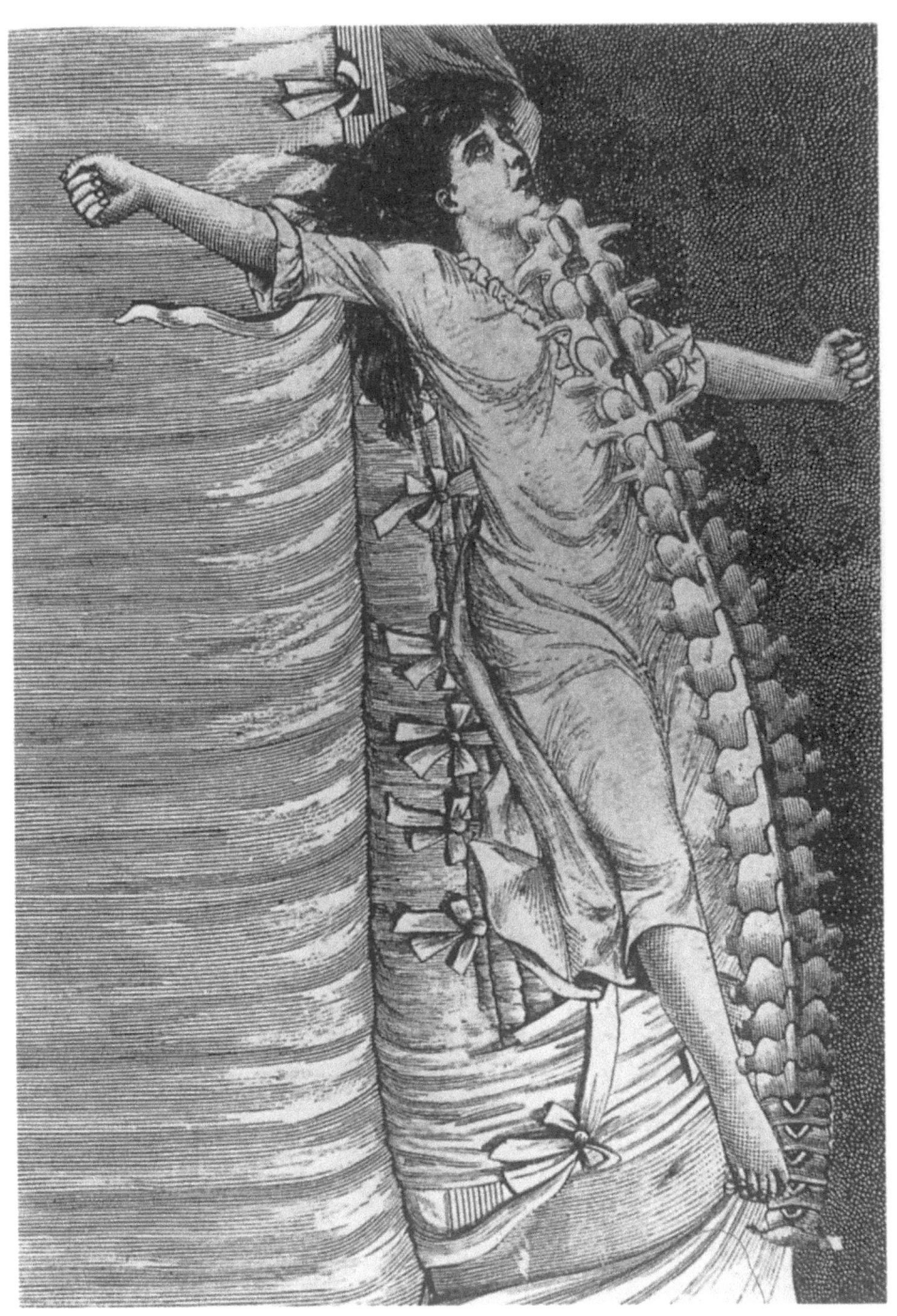

167

Max Ernst fertigte diese Collage als Titelbild für das Buch von Gilbert Lély, und Wernes Spies schreibt, er habe mit seiner Darstellung dem Titel eine mythologische Dimension gegeben, die vom Text des Werkes nicht gedacht wurde (I. 116, S. 191).

Nun kann dahingestellt bleiben, welche mythologische Gestalt durch die Frau auf dem Titelbild dargestellt sein soll. Werner Spies rätselt von Andromeda über Angelika, Hesione, Olimpia, Eurydike bis Kleopatra, schließt aber auch die niederländische Tänzerin Mata Hari nicht aus, die im Text vorkommt, und der Max Ernst schon einmal eine Collage für sein Buch *La femme 100 têtes* im Jahr 1929 gewidmet hatte (I. 116, S. 285).

In unserem Zusammenhang reizt ein Vergleich des erhabenen Frauenaktes mit der Spiralenform vor dem gemeinsamen pflanzlichen Hintergrund, aus dem unten zu beiden Seiten Raubvogelkrallen herausragen. Der Buchstabe »G« und einige andere druckgraphische Spuren auf der Innenseite des Spiralbandes könnten auf Papier als Material deuten, doch wollen wir bei einem surrealistischen Werk mit realen Zuweisungen behutsam umgehen. Könnte die Spirale die Frauengestalt umhüllen und auf diese Weise schützen? Kann sich ein luftiges Gebilde überhaupt aus eigener Kraft »in Form« halten oder benötigt es dazu die Zweige der Pflanze als »Ektoskelett«? Das Bild lebt jedenfalls von dem Gegensatz zwischen der klassischen Figur und dem labilen Elaborat, zwischen dem Wunder der Natur und dem Kunstprodukt.

G. M.

Max Ernst
(1891–1976)

Frontispiz für Gilbert Lély, 1936
»Je ne veux pas qu' on tue cette femme«
(»Ich will nicht,
daß man diese Frau tötet!«)
Collage
14,9 x 10 cm
Privatsammlung

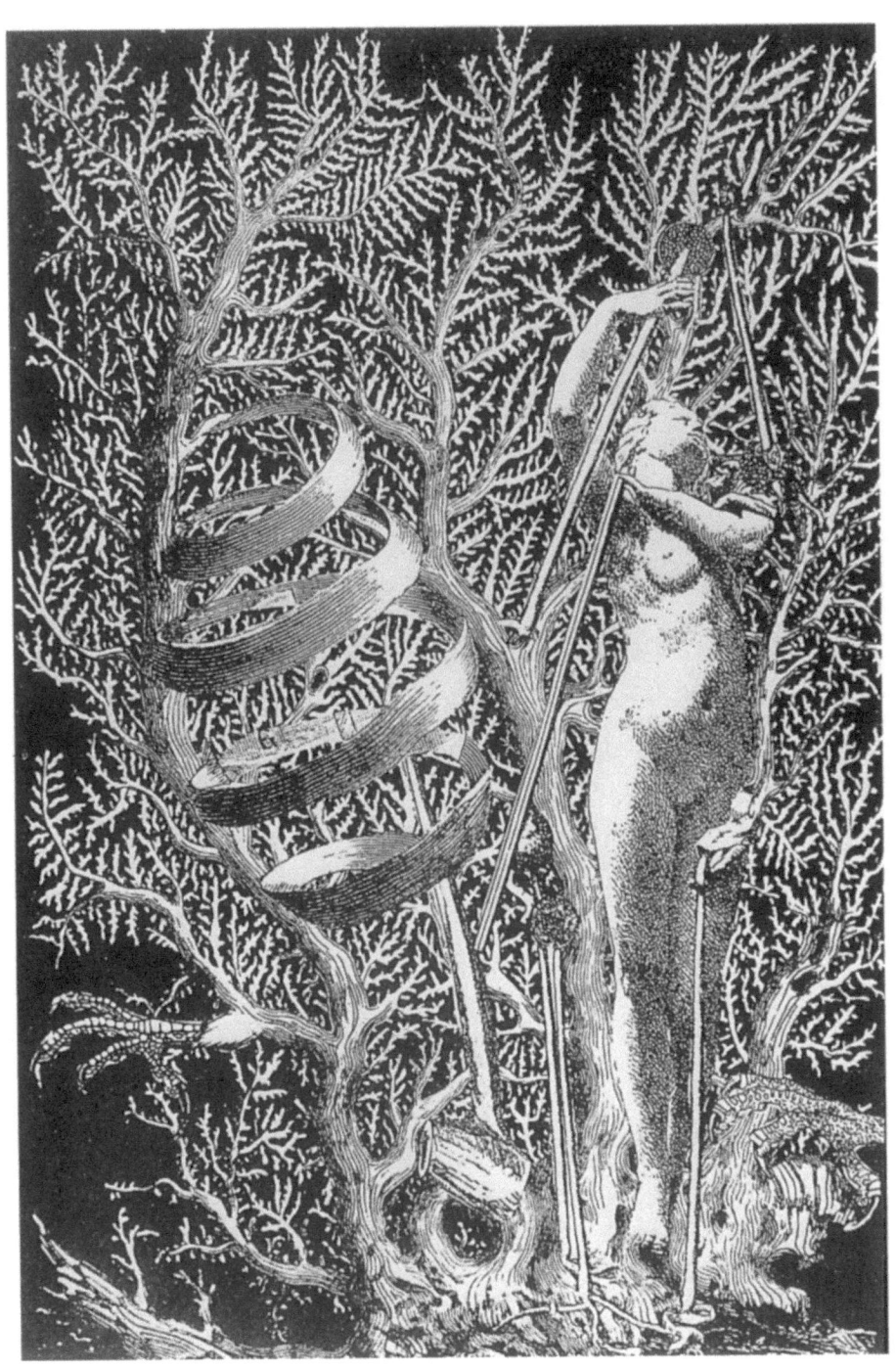

KRÜPPEL

Hans Würtz schreibt in seinem Buch: *Zerbrecht die Krücken*, 1932 (S. 117 ff), über den Krüppel in der Kunst:

»In dem Bemühen, das Rätsel und das Geheimnis der Menschen anzudeuten und Charakteristisches zu versinnbildlichen, greift die Kunst unwillkürlich überall nach dem Grotesken. Die bildende Kunst primitiver Stämme drückt selbst das Verehrungswürdige und Erhabene grotesk aus. Das Erhabene im Häßlichen beschäftigt auch die antike Kunst in der Gestalt eines Sokrates und Epiktet. Sogar um die Verknüpfung von Wollust und Schöpfertum ins Gleichnis zu formen, scheut die Antike nicht zurück vor der Vereinigung des lahmen Hephästos mit Aphrodite, der sinnlich betonten Schönheit … Die Edda berichtet vom blinden Hödur, dem einarmigen Thyr, dem einäugigen Odin und der lahme Hephästos findet sich in dem gelähmten Wieland, dem Schmied, wieder. Die Gotik empfindet schon tief die Spannung zwischen dem Typischen und Problematischen, das oft das Charakteristische bezeichnet. Zur Andeutung des Problematischen verwendet sie häufig ,den Häßlichkeits- und Gebrechlichkeitskrüppel. Auch sie verwebt die Vorstellung gesteigerter Wollust gern mit dem Krüppel im Spiegel der Teufels- und Hexen-Häßlichkeit. Die Rokokozeit, die Zeit des Buckelgenies, beherrscht der Hinkefuß des Asmodäus, des hinkenden Teufels, wie Le Sage ihn sieht. Das Thema des Krüppels erobert sich die Porzellan-, Elfenbein- und Holzplastik in einem bisher noch nicht gewürdigten Umfange. Die bildende Kunst der Romantik stellt den Krüppel in das Märchen des Wunders. Der moderne Expressionismus, der Primitivismus und Gotik in sich vermählt, trägt keine Bedenken, das Charakteristische absichtlich überbetont ins scheinbar Verzerrte und so auch auf den ersten Blick als häßlich Erlebtes zu setzen. Die Gestalten von Krüppeln, die Bedeutung ausstrahlen, kommen seinem künstlerischen Wollen entgegen. So liefert die Gegenwart in ihrer bildenden Kunst ebenfalls eine Fülle von Krüppelmotiven.

Das Gesamtergebnis zeigt die verschiedene Einstellung der Nationen. Das Volk der Renaissance, die Italiener, betonen den Abstand zwischen dem Krüppel und dem körperlich vollendeten Menschen. Die Nordländer, an ihrer Spitze Rembrandt, lauschen dem Krüppel auch in seiner Bettlergestalt Werteinziges ab. Der Franzose, dem ein guter Spott ein kleines Kunstwerk des Esprit ist, umsprüht die Krüppelgestalt gleichsam mit Anekdoten. Das spanische Temperament, das seine Beobachtungen gern in dramatischer Symbolik entfaltet, sieht aus Velazquez und Goyas Augen scharf in die dunklen Grollspannungen der Buckligen und Hofnarren.

In den Kunstwerken aller Kulturphasen spiegelt sich auch die religiöse und soziale Würdigung des Krüppels wieder, so daß noch viel nicht genügend durchforschtes Kulturgeschichtliches aus ihrer Darstellung aufgeschlossen werden kann. Tiefe Aufschlüsse geben in diesem Blickpunkt die zahlreichen Bettel-, Heilungs- und Prozessionskrüppel, Possenreißer und die menschlichen Jahrmarktsbuden-Schaustücke.

Die Sammlung (ergänzt: in dem Buch: *Zerbrecht die Krücken*) zeigt, daß der Krüppel auch in allen Sinnbilderwelten erscheint. Auffallend ist – die plastische Sonderabteilung meiner Sammlung bezeugt es – wie oft der Krüppel in Verknüpfung mit Musik und Liebe auftritt. Amor wird in acht verschiedenen Ausführungen in Porzellan als stelzfüßiger, auf Krücken sich fortbewegender Krüppel dargestellt. Die Bedeutung liegt nahe.«

Elfenbeinfigur eines Buckligen,
der an der Wirbelsäulen-Tuberkulose erkrankt ist
(Pott'sche Krankheit, Pott-Buckel)
1. Jahrhundert vor Christus
Britisches Museum, London

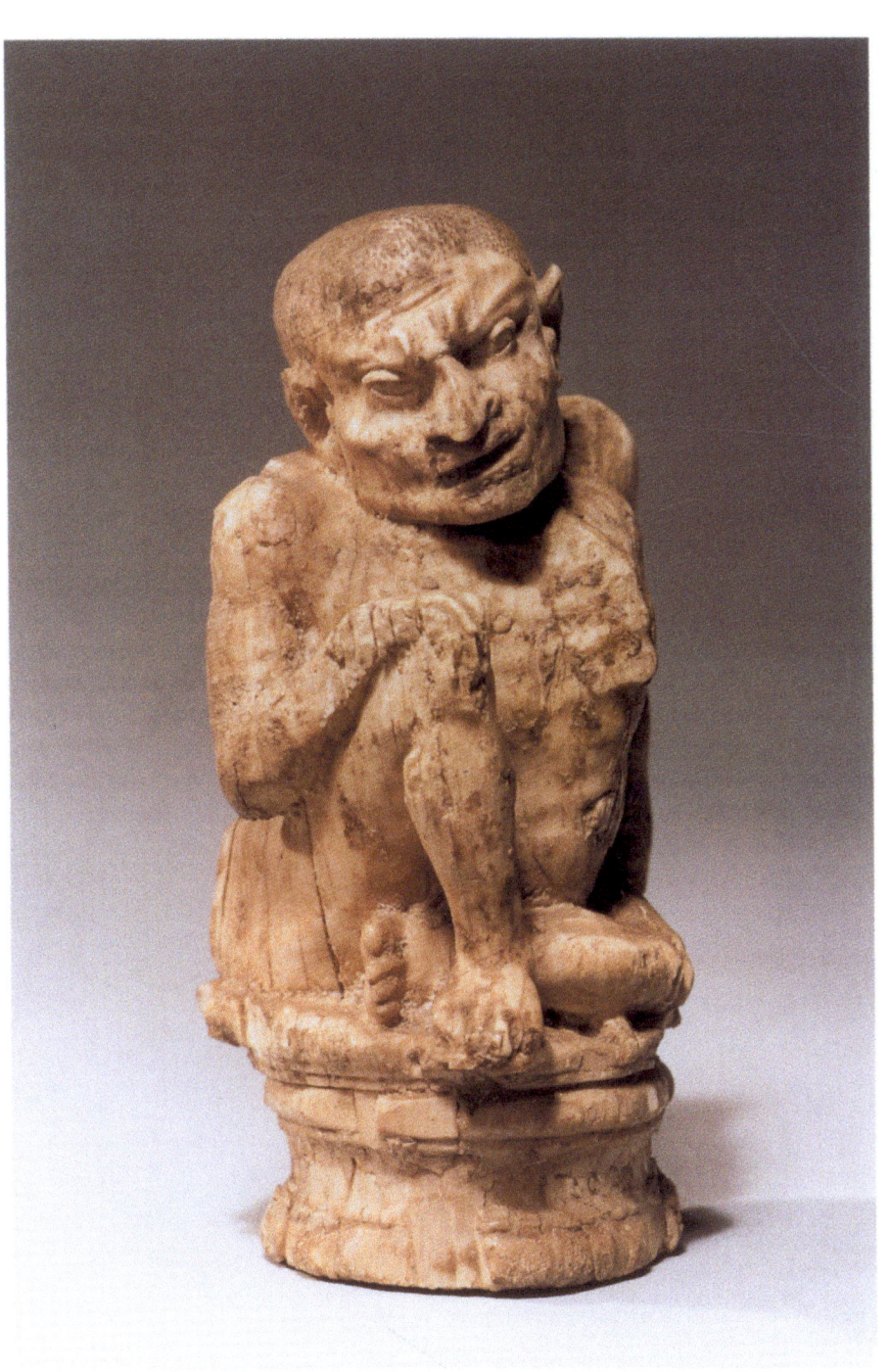

173

Diese Radierung gehört zu den frühesten Werken, die von Paul Klee überliefert sind. Der in der Schweiz geborene Künstler war zur Ausbildung nach München gekommen und dabei Schüler Franz von Stucks geworden. Die anatomischen Studien, zu denen ihn sein Lehrer anhielt, sollen ihn aber wenig befriedigt haben. Wohl erst eine Reise nach Italien gab seinem Schaffen neuen Auftrieb. Bei seinen zeichnerischen Bemühungen trieb ihn immer mehr die Darstellung des Nicht-Schaubaren, die Suche nach dem Dahinter. So wird die Zwiespältigkeit der Welt, die er karikaturistisch und literarisch geißelt, das eigentliche Thema.

Die gnadenlose Ironie springt dem Betrachter unmittelbar aus dem Bild entgegen, der tiefere Hintersinn offenbart sich aber erst bei genauer Betrachtung der Kopfhaltung und der Gesichtszüge, der starren Bulligkeit der Nacken, der Winkelung der Arme mit den sprechenden Händen und der sich faltenden Beine mit den verdrehten Knien und Füßen. Der Grundton des »Buckelns« wird durch das stereotype Abknicken der beiden Oberkörper angeschlagen. Hier kommen dem Künstler seine anatomischen Studien gelegen, und das unterwürfige Gehabe wird in jeder Muskelschwellung spürbar. Die Wirbelsäule wird zu einer unnatürlichen Haltung gezwungen, die, ins Ethische erhoben, überhaupt keine Entschuldigung mehr findet. Der aufrechte Gang, der den Menschen vor allen anderen Geschöpfen auszeichnet, wird in sein Gegenteil verkehrt. Die Wirbelsäule, die den Körper prägt, den Kopf erheben läßt und so dem Gehirn den Freiraum bietet, der dem Geist den Überblick ermöglicht, wird zum Klappmechanismus herabgewürdigt, der den Träger zum Kriechtier erniedrigt. Die Sprache kann mit bildnerischen Ausdrücken den abstoßenden Vorgang plastisch schildern und läßt uns ebenso wie das Bild erleben, wie nahe die Haltungen von Körper und Geist beieinander stehen.

G. M.

Paul Klee
(1879–1940)

Zwei Männer, einander
in höherer Stellung vermutend,
begegnen sich, 1903
Radierung
12 x 23 cm
Kunstmuseum Bern
Paul-Klee-Stiftung

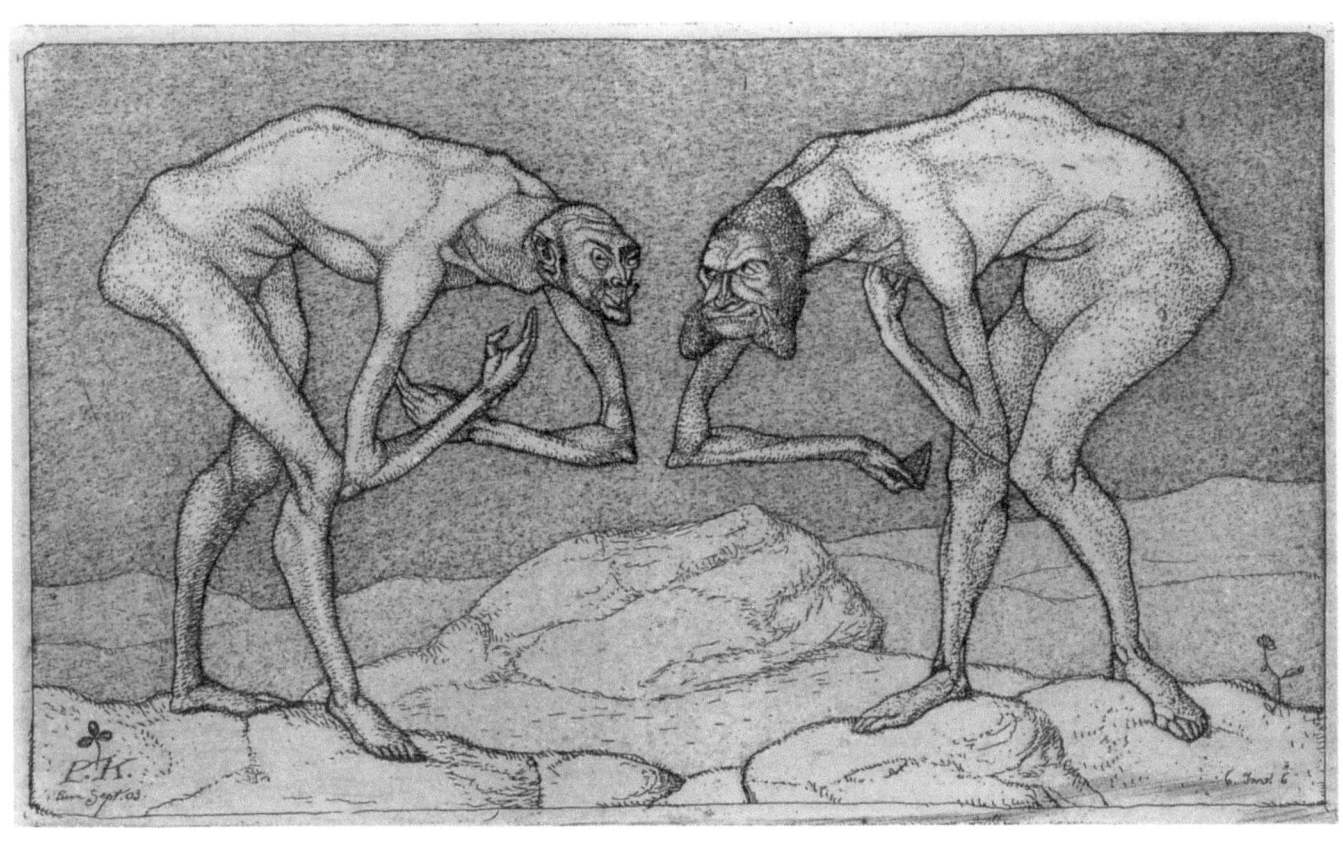

Sein erster Biograph, Carel von Mander, schrieb 1604 über ihn: »... Er hatte sich viel geübt nach den Arbeiten des Jerom van den Bosch (Hieronymus Bosch, um 1450–1516), und in dessen Art machte er auch viele spukhafte und drollige Bilder, weshalb er von vielen Pieter der Drollige genannt wurde. Auch sieht man wenige Werke von ihm, die der Betrachter ernsthaft ohne zu lachen ansehen kann. Ja, so steif und griesgrämig und verschlossen er auch sei, er muß zumindest schmunzeln oder grinsen« (I. 36, S. 7). Aus unserer heutigen Sicht setzen wir den Akzent etwas anders.

Gewiß gehörten Krüppel und Bettler in Bruegels Zeit zum Alltag und so gehören sie auf früheren Gemälden von ihm auch zur selbstverständlichen »Staffage«. Auf dem Bild *Die Vertreibung der Krämer aus dem Tempel*, das sich heute in Kopenhagen im Staatlichen Museum für Kunst befindet, sind in der Mitte vor dem Tempelportal einige Krüppel und Bettler dargestellt und auf dem Bild *Der Streit des Karnevals mit dem Fasten* von 1559 sind auf der rechten Seite, der Seite der Fastenzeit, Krüppel unter dem Volke zu sehen und auf der linken Seite, der Seite des Karnevals, werden Krüppel und Arme gespeist.

Nun ist es aber noch ein anderes, wenn Bruegel 1568 Krüppel zum eigenen Thema eines Gemäldes wählt. In diesem Jahr wird sein zweiter Sohn Jan geboren, doch ansonsten ist es ein trauriges Jahr. In den Niederlanden herrscht der offene Aufstand gegen Spanien und Herzog Alba läßt die Grafen Egmont und Hoorn hinrichten.

Aus diesem Grund wurden die vier Krüppel auf dem Bild, die mit Fuchsschwänzen geschmückt sind, als Anhänger der Geusen, der Aufständischen gegen Spanien, gedeutet, da deren Abzeichen der Fuchsschwanz war (I. 108, Abb. 35). Doch überzeugt mehr die andere Deutung, daß Fuchsschwänze auch das Abzeichen der Aussätzigen waren, das sie zu besonderen Zeiten in der Öffentlichkeit tragen mußten.

Alle fünf Krüppel bewegen sich mit unter die Achseln gestützten Krücken vorwärts und tragen zusätzlich verschiedenartige Schienen und Schutzvorrichtungen an ihren verkrüppelten Beinen.

Sie befinden sich nun nicht mehr »unter dem Volk«, sondern sind unter sich, ausgeschlossen aus der Gesellschaft. Die am rechten Bildrand dargestellte weibliche Gestalt, wohl eine Magd, könnte die letzte Verbindung zur Welt, könnte eine letzte Hilfe sein, doch sie geht achtlos an den Behinderten vorbei.

Die Gruppe selbst ist in sich nicht einig, zwei Krüppel blicken aufwärts, aber von oben kommt wohl keine Rettung, angstvoll und mit offenem Mund starren sie auf das dem Bildbetrachter Verborgene.

Die Gestalt mit rotem Fes verbirgt die Augen unter der Kopfbedeckung, die anderen beiden wenden den Rücken und streben davon. So bleibt die Frage: Was bedroht sonst noch die im Elend Befindlichen?

G. M.

Pieter Bruegel der Ältere
(um 1525–1569)

Krüppel, 1568
Ausschnitt
Holz
18 x 22 cm
Musée du Louvre, Paris

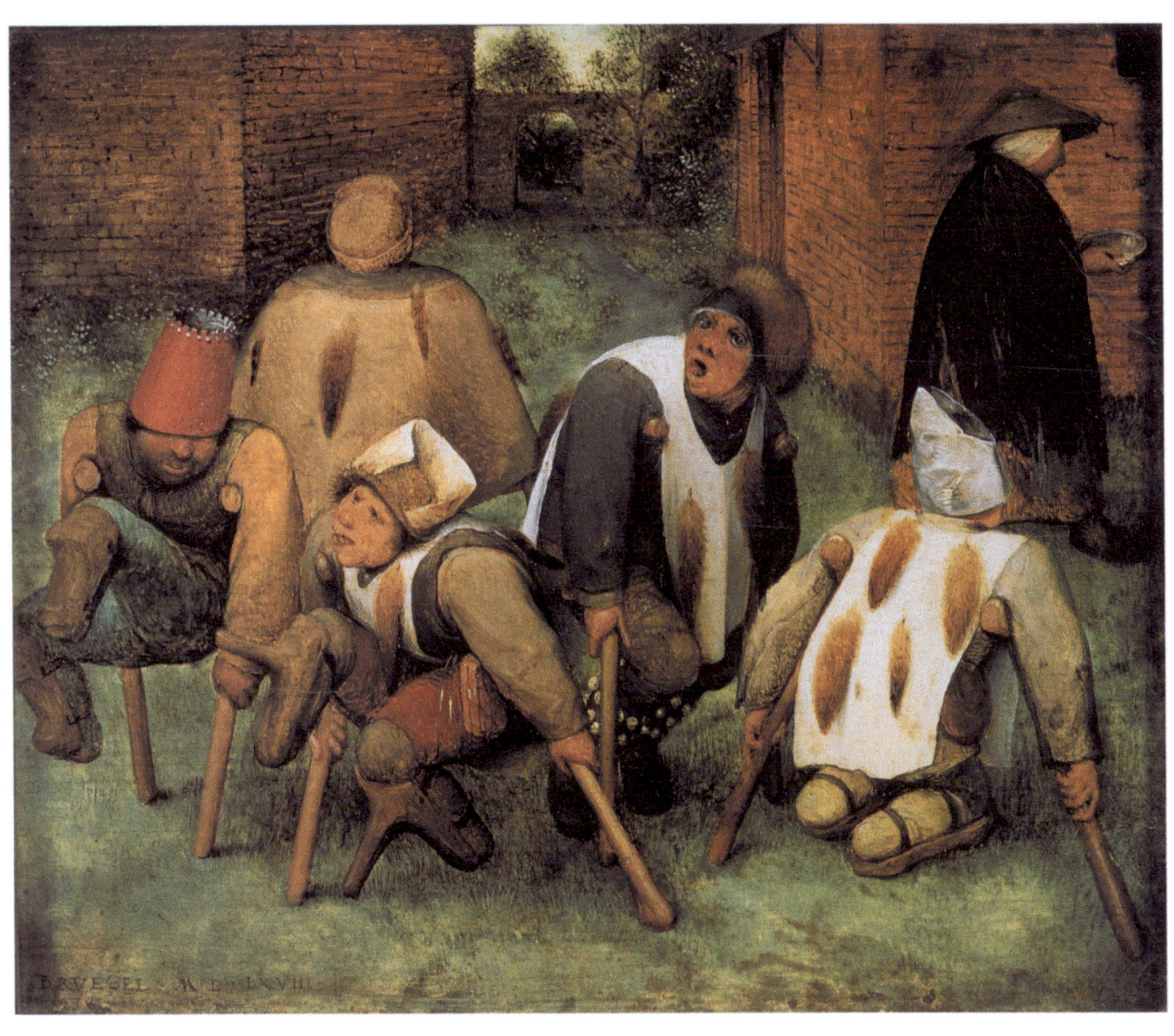

DIE HARMONISCHE WIRBELSÄULE

Es ist beachtenswert, wie anmutig der unbekannte Maler in Pompeji, wir wissen nicht, ob es ein Römer oder ein griechischer Sklave war, sein Thema gestaltet. Er gibt die Mittelfigur als Rückenakt, der im Kontrapost dargestellt auf dem rechten Bein steht, so daß die Wirbelsäule eine leichte S-Kurve bildet. Mit ihren seitlichen Armen überschneidet die Mittelfigur die rechts und links stehenden Gefährtinnen, die mit leichter Drehung zu den Bildrändern von vorn dargestellt sind. Auch sie stehen im Kontrapost. Die Hand ihres Innenarmes legen sie der Mittelfigur auf die Schulter, den Außenarm haben sie ebenfalls seitlich erhoben, so daß die Arme aller drei Grazien eine leicht geschwungene Waagrechte bilden. So gibt sich aus drei senkrecht geschwungenen Linien und einer waagrecht geschwungenen ein harmonisches Bild von weiblicher Anmut und zugleich ein Lehrstück für den menschlichen Körperbau. Seither haben sich durch die Jahrhunderte Künstler an diesem urmenschlichen und immer wieder neu zu entdeckenden Thema versucht. Erinnert sei nur an die Grazien Raffaels (um 1500) und an das Bild von Jean-Baptiste Regnault (1754–1829) (S. 183). Doch gehören hierher auch die drei Göttinnen in den verschiedenen Fassungen vom *Urteil des Paris*, die uns Lucas Cranach der Ältere (1472–1553) hinterlassen hat, und die Bilder nackter Badender von Jean Auguste Domenique Ingres (1780–1867).

Die drei Grazien, Aglaia, Euphrosyne und Thalia, in der griechischen Mytologie Chariten genannt, galten in der Antike als Göttinnen der Anmut. Sie waren oftmals Thema der Dichtung und bildenden Kunst. Von diesem Bild aus Pompeji spannt sich so über die Jahrhunderte hinweg ein weiter Bogen, der nicht nur die weibliche Anmut feiert, sondern auch die natürlichen Bedingungen des menschlichen Körpers in Ruhe und in Bewegung untersucht. In der Moderne erscheint die rhythmische Sportgymnastik als die neue Form, die Flexibilität und die Anmut des menschlichen Körpers zu demonstrieren.

G. M.

Römische Wandmalerei

Drei Grazien
Pompeji, vor 79 nach Christus
Freskomalerei
Museo Nazionale Archeologico, Neapel

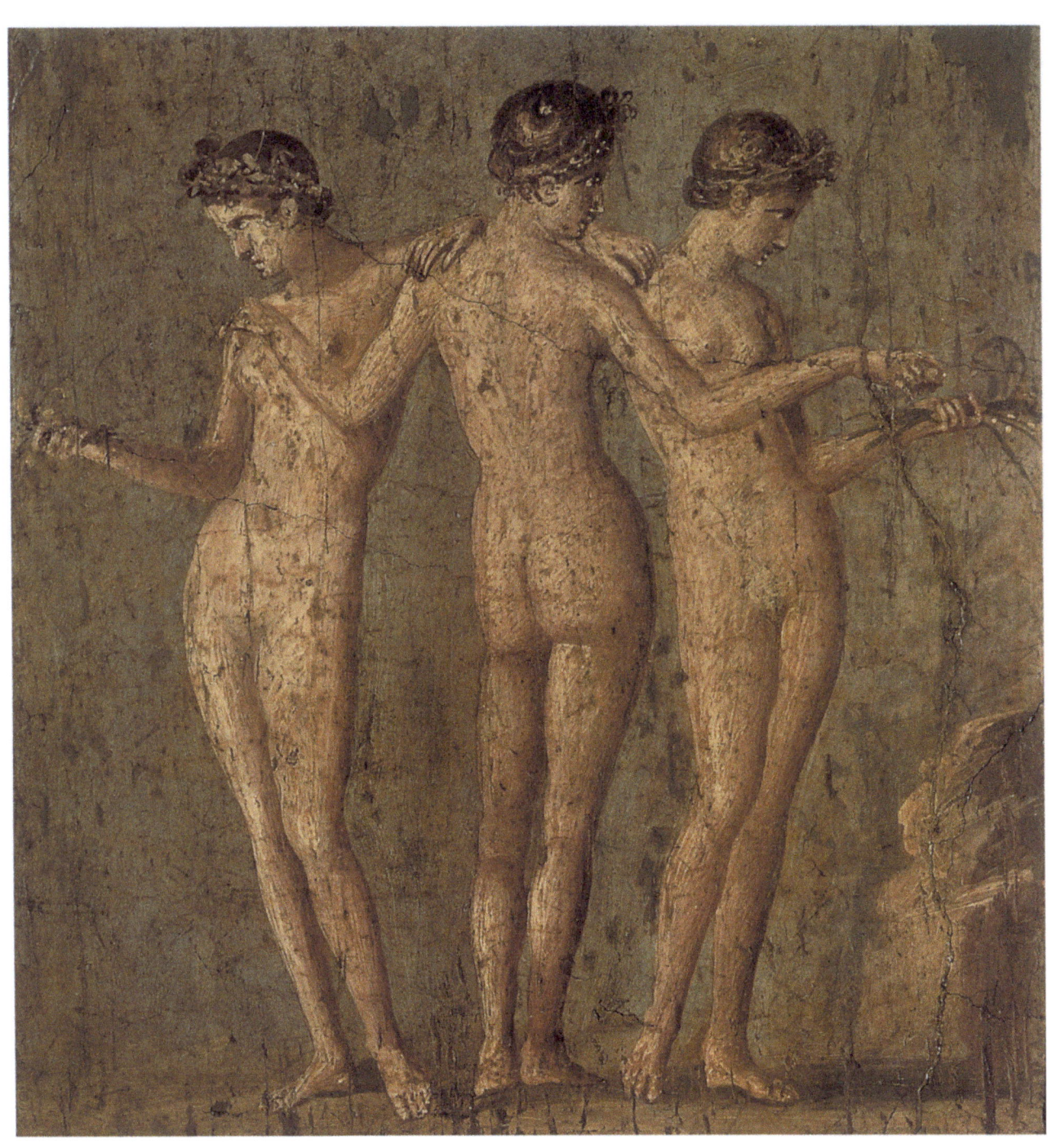

Regnault wurde in Paris geboren und blieb zeitlebens in seiner Geburtsstadt, in der er auch die französische Revolution erlebte.

Sicher kannte er das frühe Gemälde Raffaels mit dem gleichen Titel, das sich heute im Schloß in Chantilly unweit von Paris befindet. Es ist nicht bekannt, ob er von der ebenso betitelten Wandmalerei in Pompeji Kenntnis hatte, was eher unwahrscheinlich ist, da die Ausgrabungen in größerem Stil dort erst um 1748 begonnen hatten und das Kupferstichwerk *Le Ruines de Pompei* von François Mazois erst zwischen 1824 und 1838 veröffentlicht wurde (I. 29, S. 27).

Regnault nimmt das Thema der drei Grazien für sich als Aufgabe, einen stehenden Akt gleichsam von allen Seiten zu zeigen. Zugleich greift er mit diesem Darstellungsmittel in den alten Wettstreit zwischen Malerei und Bildhauerei ein, welcher der beiden Kunstgattungen der Lorbeerkranz gebühre. Der Maler, dessen zweidimensionales Werk man nicht wie eine Vollplastik umschreiten und von allen Seiten sehen kann, hilft sich durch mehrfache Darstellung.

So können die drei stehenden Akte, die alle im Kontrapost (mit Spiel- und Standbein) dargestellt sind, als ein Akt aufgefaßt werden, der von allen Seiten zu sehen ist.

Auch bei Regnault überwiegt noch eine idealisierende Auffassung des Körpers gegenüber einer mehr naturalistischen oder realistischen.

G. M.

Jean-Baptiste Regnault
(1754–1829)

Drei Grazien, 1794
Öl auf Leinwand
204 x 153,5 cm
Musée de Louvre, Paris

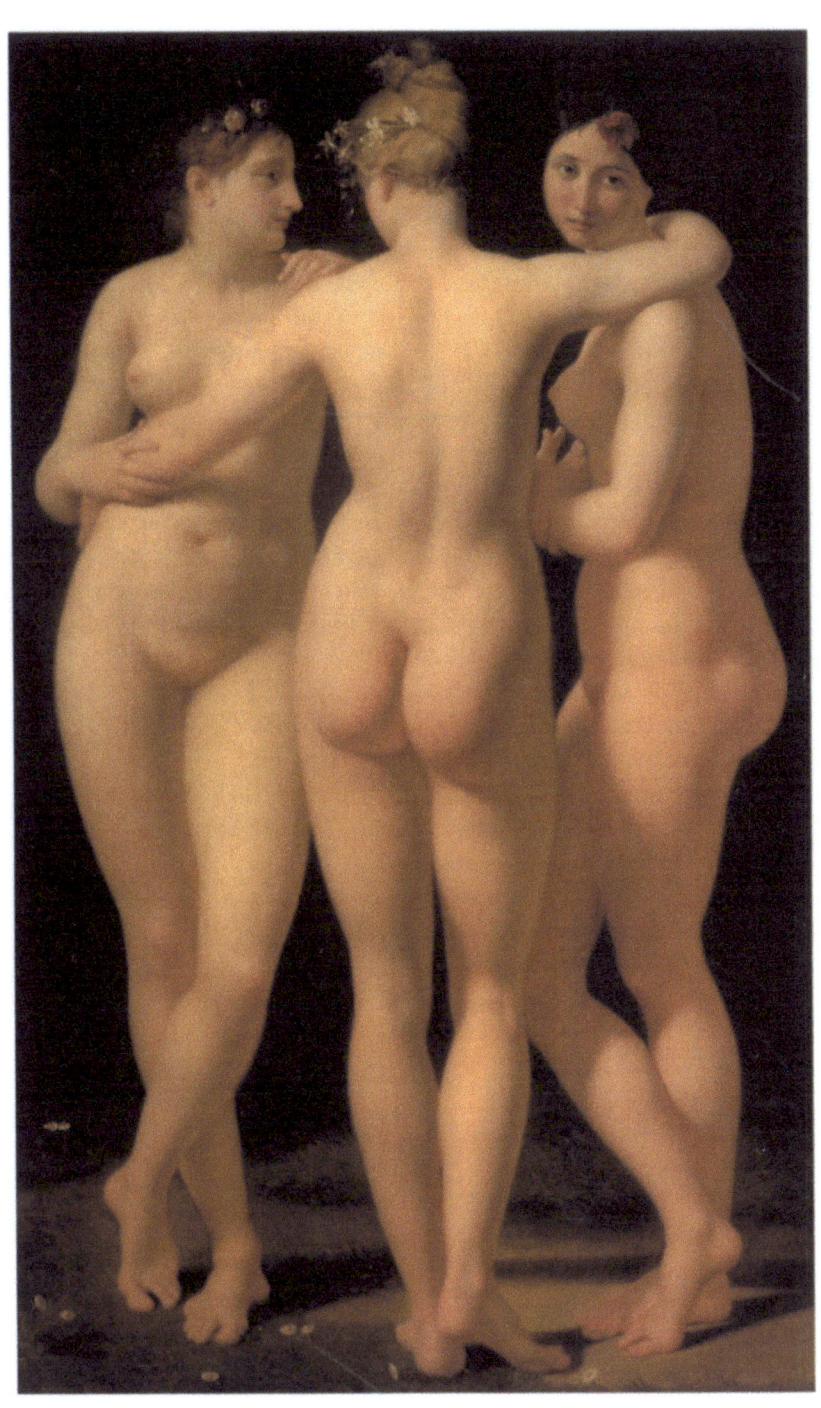

Magritte fertigte diese Tuschfederzeichnungen für eine Illustration zu *Un peu de l'Ame des Bandits* (»Ein bißchen von einer Banditenseele«). Er selbst schreibt am 19. Juli 1960 an André Bosmans: »... ›Un peu de l'Ame des Bandits‹ ist das Ergebnis einer Eingebung, die mir am Ende meiner Überlegungen zum Problem der Violine kam. Und immer war diese Lösung von Anfang an da, war in der ersten Zeichnung (die einen ›Knoten‹ zeigte) schon enthalten. Man mußte nur wissen, was damit gemeint war: der weiße Knoten einer festlichen Krawatte...«.

Die Abbildung links oben (I) zeigt als »Idee« eine Violine, die in einem steifen Kragen (einem sogenannten »Vatermörder«) mit einem »Knoten« (einer Krawattenschleife) steht. Die Lösungen II–VI untersuchen nun, wie die Violine in anderer Weise drapiert werden könnte. Die Lösung VII wurde vom Künstler für die Ausführung gewählt: Die Violine steht wieder in einem steifen Kragen mit Knoten.

Für das Thema dieses Buches sind die Varianten besonders interessant, die eine weibliche oder männliche Rückenfigur als »Rahmen« für die Violine zeigen. Rückenfiguren hatten Magritte schon früher beschäftigt. So schuf er im Jahr 1931 eine Zeichnung mit Collage ohne Titel, die in Halbfigur den Rücken eines Mannes mit schwarzem Mantel und steifem, schwarzen Hut zeigt, dem auf den Rücken kreisförmig und mit verkleinerten Umriß des Mannes ausgeschnittene Notenblätter aufgeklebt sind.

Das Gemälde *La Robe du Soir (Das Abendkleid)* aus dem Jahr 1955 zeigt einen weiblichen Rückenakt mit langem, bis zur Taille fallendem, dunklen Haar in Halbfigur ganz ähnlich der Skizze II nur ohne Violine.

Der Gedanke, den Rücken eines Menschen in »Gleichklang« mit dem Schallkörper eines Musikinstrumentes zu sehen, ist frappierend und erinnert an das Gemälde *Le violon d'Ingres* von Man Ray (S. 187).

Magritte wählte eine solche Möglichkeit nicht, doch wäre sein verführerischer Rückenakt in dem Gemälde *Le Robe du Soir* gut mit Violine denkbar.

G. M.

René Magritte
(1898–1967)

Lettres Persanes, 1960
(Persische Briefe)
Acht Tuschfederzeichnungen
je 20 x 13 cm
Sammlung Harry Torczyner, New York

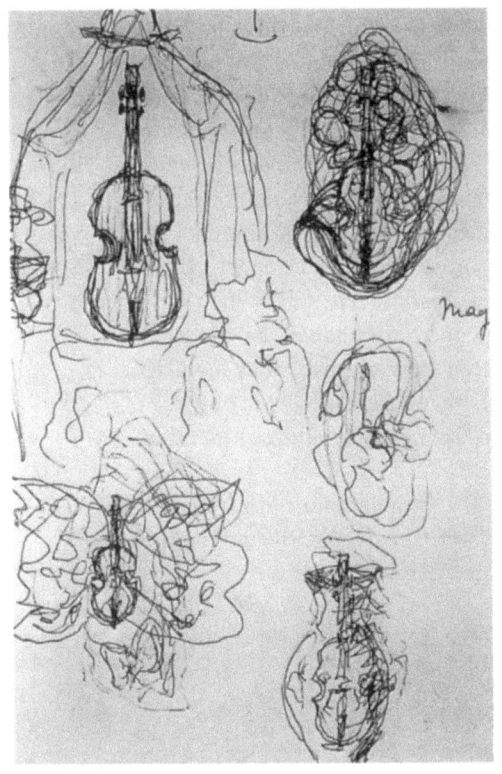
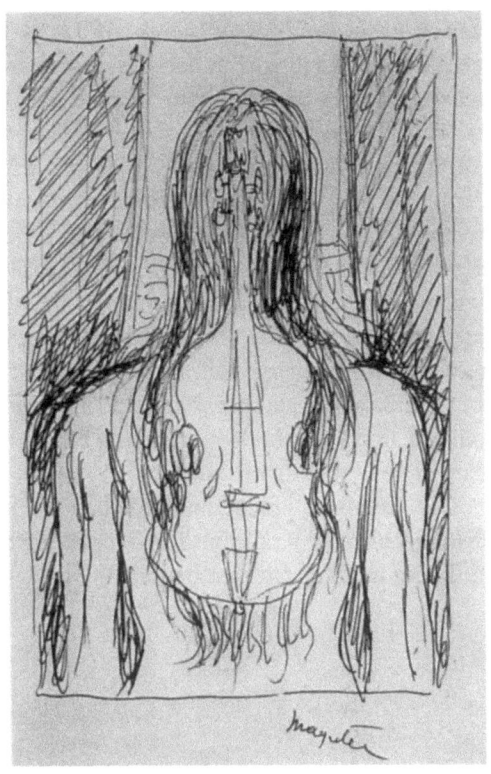
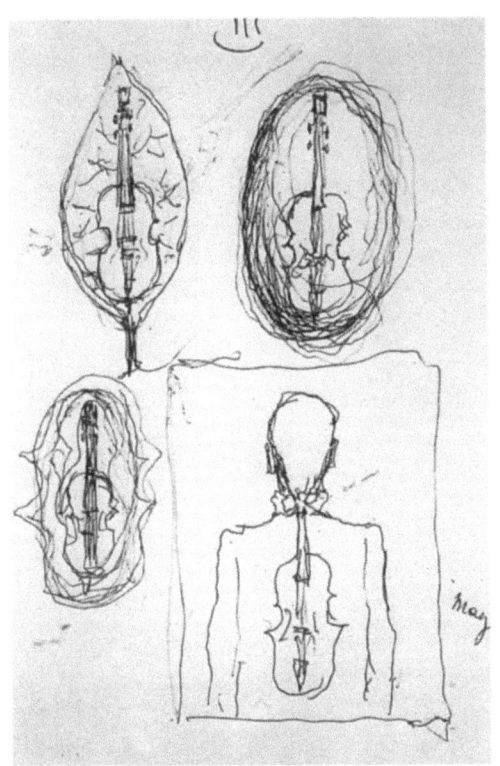
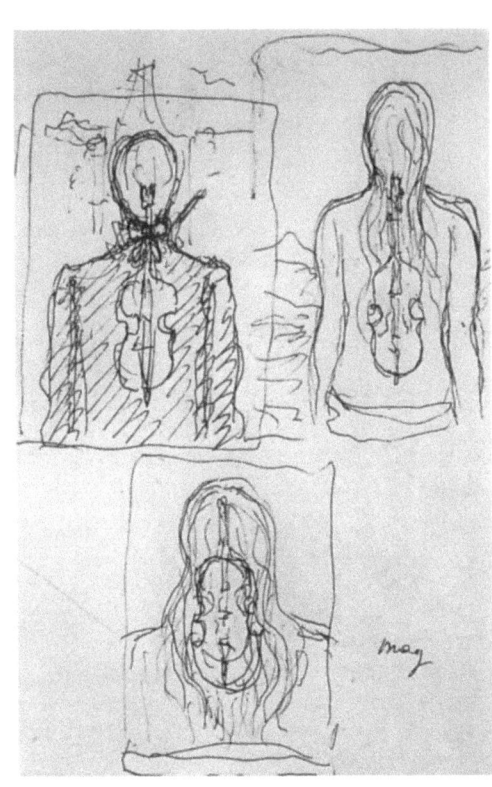

Jean Auguste Dominique Ingres hatte 1807 den weiblichen Rücken für sein Schaffen entdeckt. Es ging ihm dabei weniger um anatomische Harmonie des menschlichen Körpers als vielmehr darum, der geistigen Ausstrahlung des Körpers Ausdruck zu verleihen. Man Ray griff diese Gedanken mit den Mitteln der Photographie auf und bekannte sich dabei offen zu seinem Vorbild. Durch die Einzeichnung von F-Löchern und dem damit markierten Vergleich des menschlichen Rückens mit den Umrissen eines Violinen-Schallkörpers könnte er auf Ingres' Ausbildung als Violinist angespielt haben. Doch mehr überzeugt der Gedanke, daß er den menschlichen Körper auch als Schallkörper aufgefaßt hat. Bleibt man beim äußeren Bild, wird die Wirbelsäule zu Mensur, Steg und Saitenhalter, die den Klangerzeugern Halt verleihen. Im inneren und äußeren Vergleich versteht man den musikalischen Zusammenhang und Zusammenklang, zu dem alle Teile beitragen müssen, und versteht die Gefahr einer Störung der Harmonie, die durch einen Eingriff in den Organismus droht.

Das Zufällige jeden menschlichen Körpers führt zu dem nur ihm eigenen »Klang«, und der Arzt muß zum Künstler werden, wenn er diesen Eigenklang und Einklang im Menschen zu heilen und wiederherzustellen sucht.

G. M.

Man Ray
(1890–1976)

Le violin d'Ingres, 1924
Photographie, retuschiert
48,3 x 37,6 cm
Sammlung Mr. and Mrs. Melvin Jacobs, New York

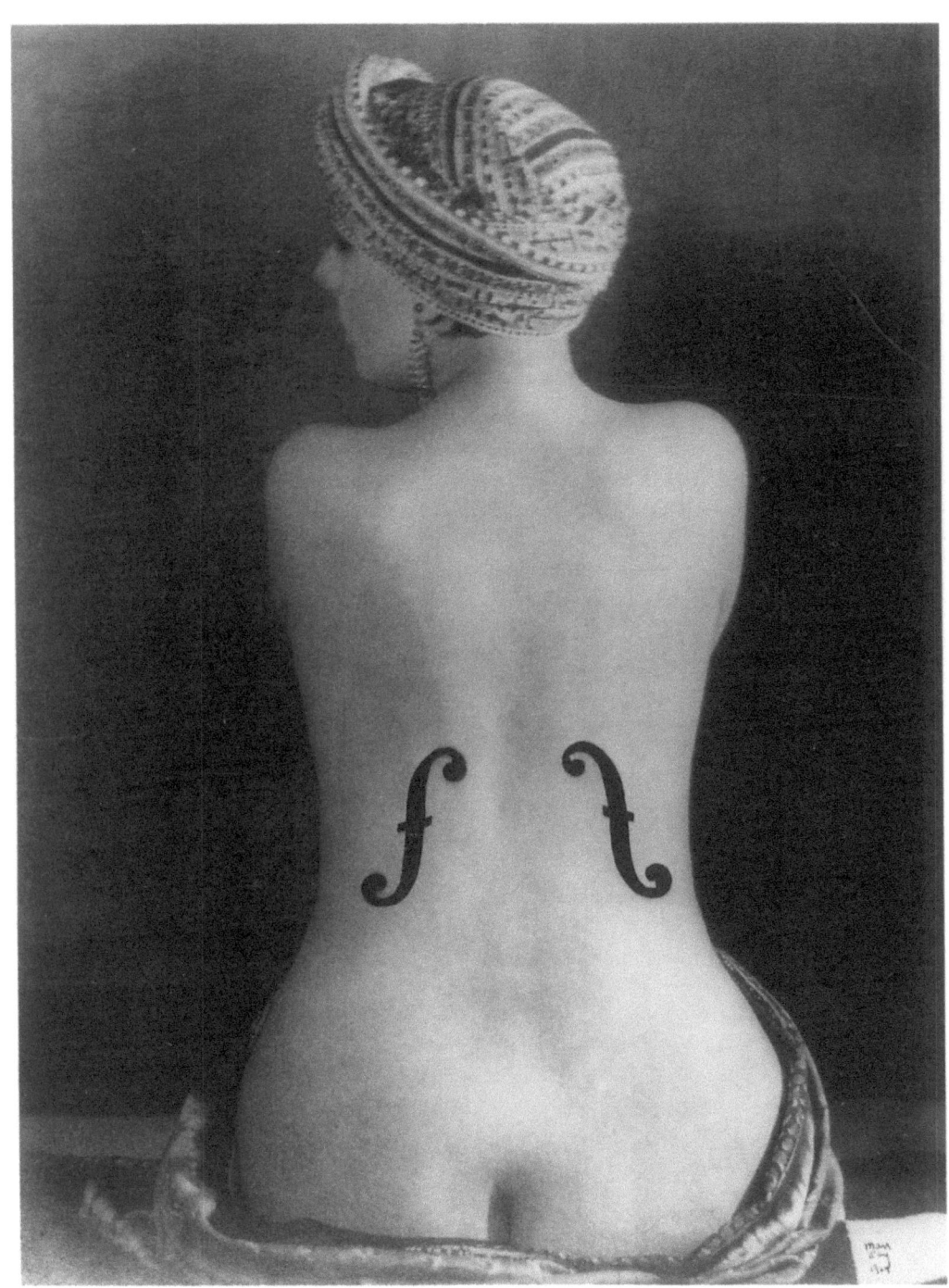

Da der Künstler auch als Choreograph tätig war, beschäftigte er sich nicht nur mit tänzerischen Bewegungen des menschlichen Körpers, sondern suchte auch nach einer signifikanten Tanzschrift, um die Regie von Tanzbewegungen eindeutig aufzeichnen zu können.

Einige Studienblätter zu *Entwicklung einer Tanzschrift aus einfachsten strichmännchenartigen Figuren* (I. 76, S. 266) sind uns erhalten.

Auf Blatt 2 studierte Oskar Schlemmer a) die Parallelität von Kopf und Armen, b) das Beinspreizen, c) den Knieknick und die Armgeste, d) die Schulterschräge, e) die starke Schulterschräge, f) eine tragische Pose, g) Rumpfschräge, h) starke Abbiegung bis Annäherung der Funktionslinien und i) variierte Rumpfschrägen. Auf diesem Blatt erscheint die Wirbelsäule immer als starre Linie meist in der Senkrechten, seltener in der Diagonalen.

Auf Blatt 3 wird die Wirbelsäule zur gebogenen Linie, die alle Bewegungen flüssiger und weicher erscheinen läßt, oder wie der Künstler notiert: »eine organischere, tänzerische Bewegung« zeigt.

Dieses Spiel von geraden und gebogenen Linien macht in der Tat den großen Bewegungsraum deutlich, den die Wirbelsäule einnehmen kann und der bei den Untersuchungen zur Körpersprache ebenfalls mit Strichmännchen-Figuren gekennzeichnet wird (IV.1, S. 273-275).

G. M.

Oskar Schlemmer
(1888–1943)

Tanzschrift-Studie
Blatt 2 und 3, um 1928
Papier, gelocht
je 29,7 x 21 cm
Archiv und Familiennachlaß
Oskar Schlemmer, Badenweiler

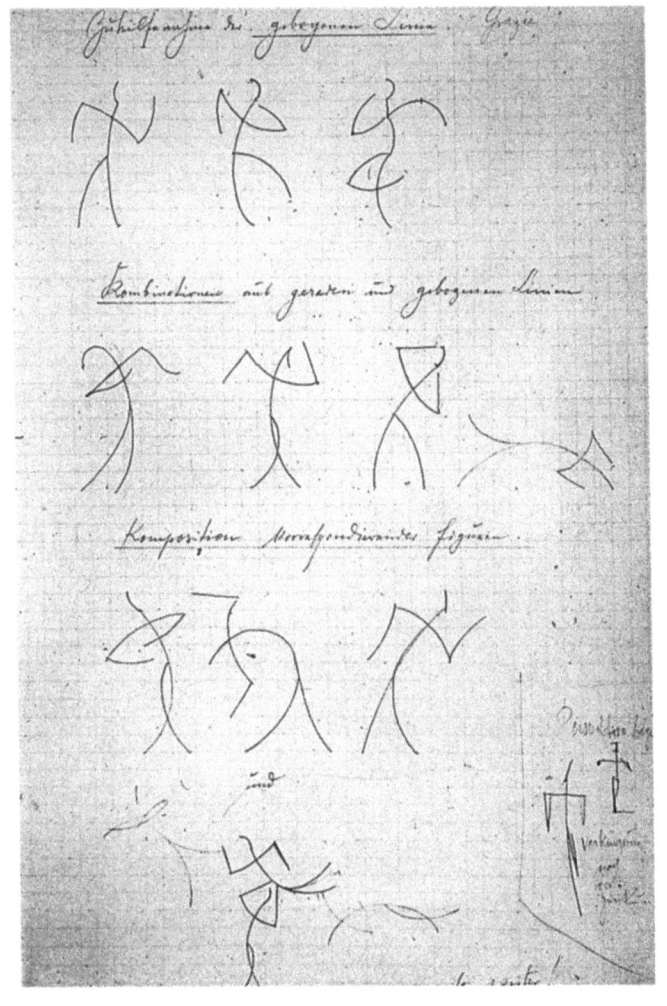

Blatt 2

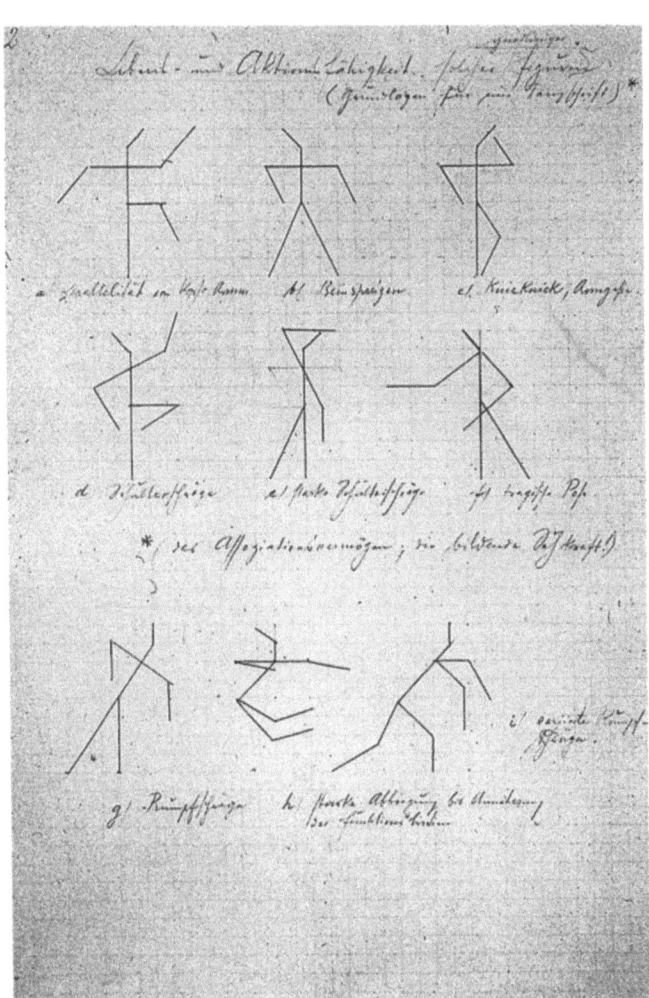

Blatt 3

DER KÜNSTLER
ALS ANATOM
DER WIRBELSÄULE

Gautier d'Agoty kam um 1730 nach Paris und arbeitete zunächst bei Jakob Christof Le Blon (1667–1741), der zuvor schon den Dreifarbendruck erfunden hatte und gerade dabei war, mit vier Platten zu arbeiten, weshalb er als Erfinder des Vierfarbendruckes gilt.

Bei der Verwertung der Privilegien für die neuen Druckverfahren bekam sein Schüler Gautier d'Agoty bald mit ihm und dann auch mit seinen Erben Streit.

Auf jeden Fall gebührt Gautier d'Agoty das Verdienst, die neue Technik für die Herstellung von anatomischen Tafelwerken eingesetzt zu haben. Dabei betätigte er sich auch selbstständig mit anatomischen Forschungen, durch die ihm die Medizin neue Erkenntnisse über das Muskelsystem verdankt.

Wir wissen zwar, daß er sich auch mit Graphik und Malerei beschäftigte, doch sind keine freien Werke von ihm bekannt. Seine Illustrationen beweisen aber, daß er künstlerisches Talent besaß. Schon die Komposition des Blattes, von dem wir nur den oberen Ausschnitt zeigen, weist eine geschickt inszenierte Aufteilung mit wirksam gesetzten Glanzpunkten auf. Dazu gehört das stark in der Untersicht gezeigte Gesicht, das in lebendiger Weise an die menschliche Herkunft des als Demonstrationsobjekt dienenden Skeletts erinnert.

Das »flammende« Herz in der Mitte des Brustkorbs unterstreicht die gemütsbetonte Effizienz, ist freilich nach heutiger Auffassung nahe an der Grenze zu kitschiger Süße.

Was bleibt, ist der überzeugende Eindruck einer anschaulichen Lehrtafel mit überlegter Gestaltung.

G. M.

Jacques Gautier d'Agoty
(1761–1781)

Anatomische Bildtafel, 1745
Oberer Teil einer Buchillustration aus:
Anatomie auf gedruckten Bildtafeln,
Paris, 1745
Deutsches Medizinhistorisches Museum,
Ingolstadt

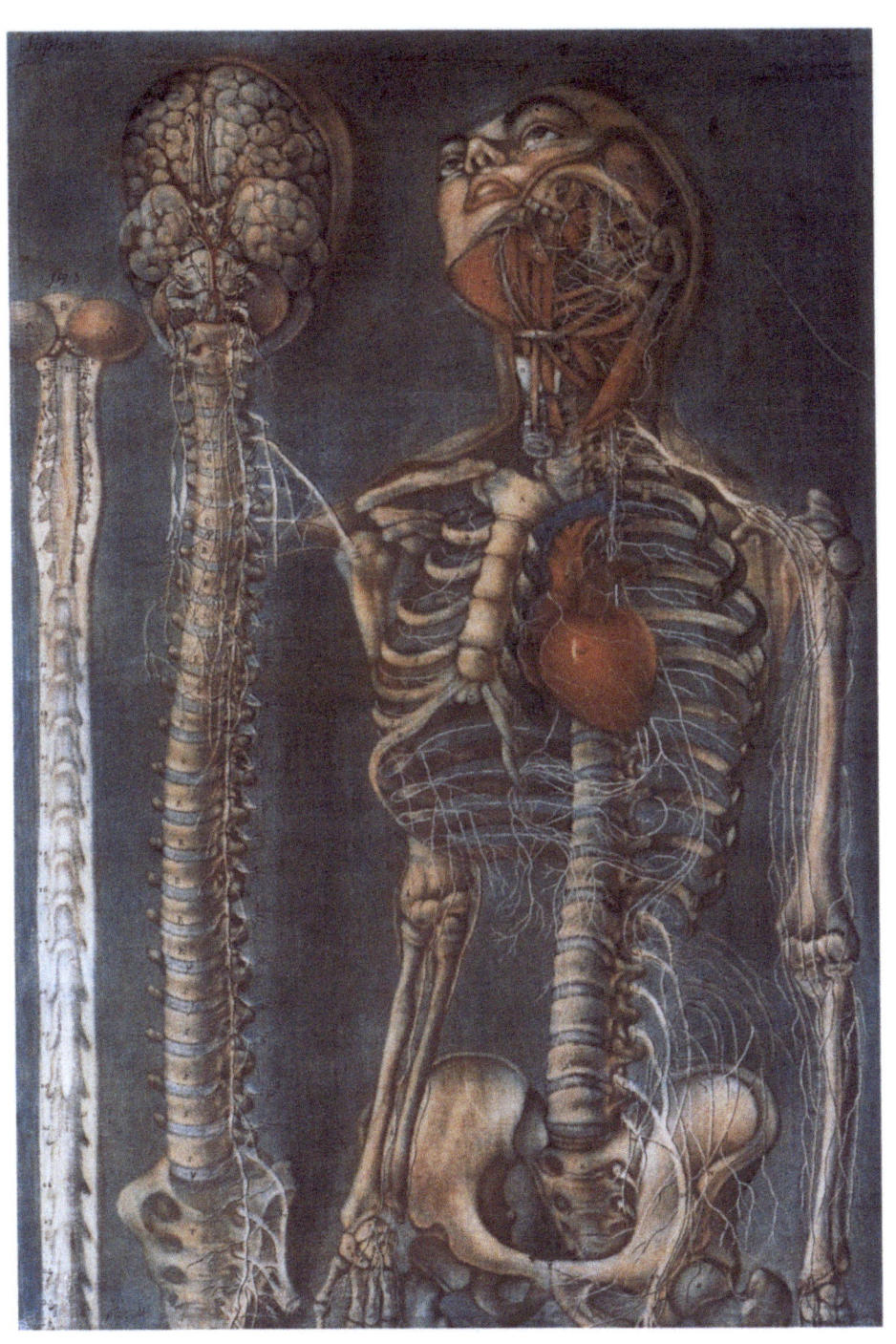

Schon bei der anatomischen Bildtafel wurde deutlich, daß Gautier d'Agoty als Künstler arbeitete. Dies muß bei dieser Bildtafel, die erst nachträglich den Namen »Engel« erhielt, nicht neu betont werden.

Man möchte dieses Bild als Rückenakt mit erotisch wirkenden, angeschnittenen Gesäßbacken und Oberschenkel ansprechen. Dazu paßt der wie schamhaft nach rechts gewendete Kopf, wenngleich der Blick des stark verkürzten Profils kokett genannt werden kann. Auch die durch einen Reif gehaltene Frisur betont anmutig das feminine Fluidum der Halbfigur. Die elegant nach außen gewölbten Hautabschnitte erhöhen den Wettstreit zwischen künstlerischer Darstellung und anatomischer Aussage und führten überzeugend zu dem neuen Titel.

Auch in dem geöffneten Rückenteil setzt der Künstler graphische und malerische Mittel in Aufbau, Farbe und Schraffur ein, die den ästhetischen Reiz vor das anatomische Interesse treten lassen. Nicht umsonst urteilt Richard Toellner, »daß die Bildtafeln Gautier d'Agotys zu den schönsten anatomischen Illustrationen des 18. Jahrhunderts gehören« (VI. 278, Bd. 2, S. 887).

G. M.

Jacques Gautier d'Agoty
(1710–1781)

»Der anatomische Engel«, 1746
Buchillustration in:
Anatomie de la Tête ... Muscles ..., 1748
Universitätsbibliothek München

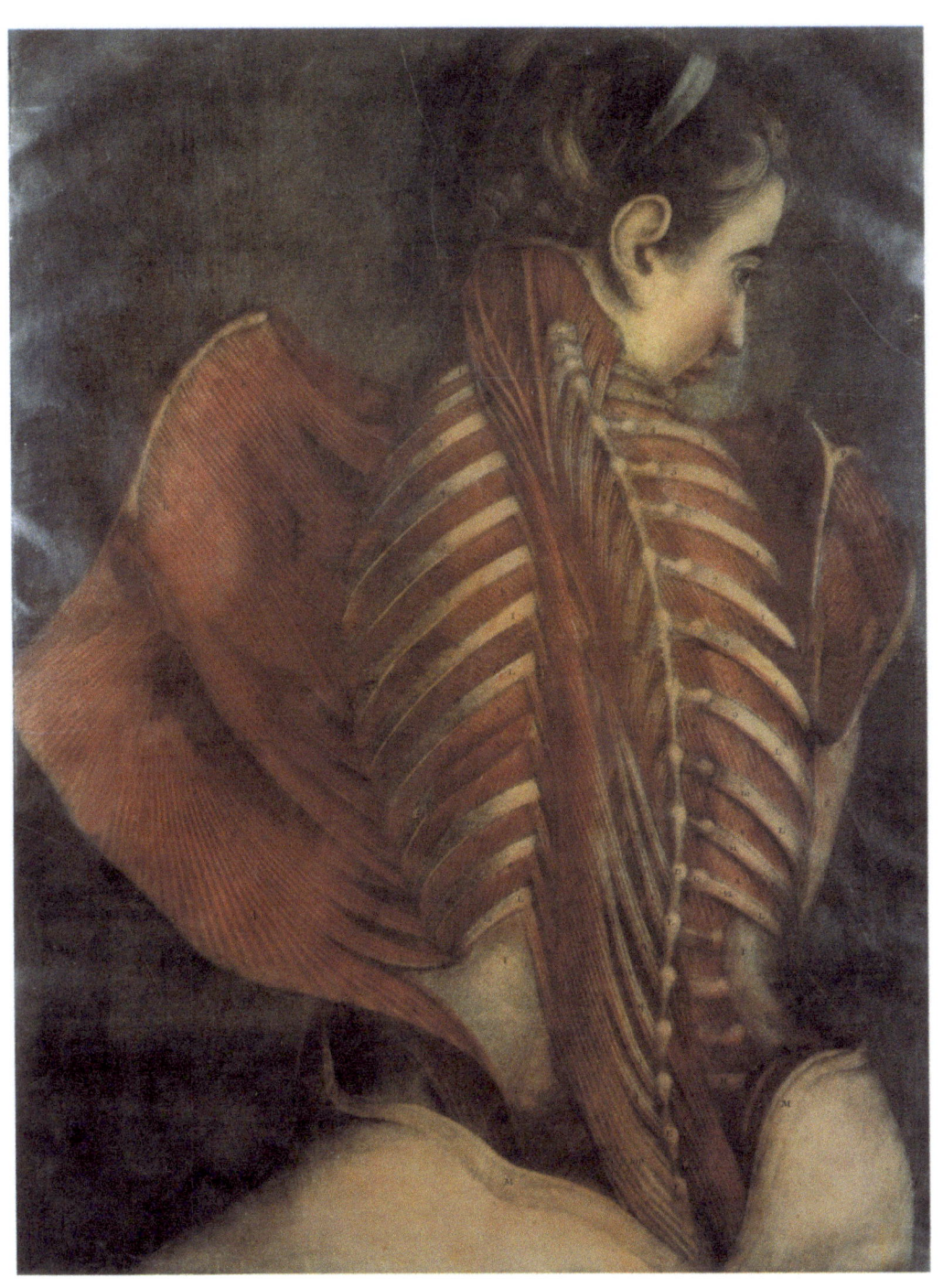
195

Während Leonardo da Vinci, obwohl in erster Linie Künstler, selbst sezierte und anatomische Studien betrieb, während Michelangelo ein Schüler des Anatomen Realdo Colombos war und sich so eigene anatomische Kenntnisse aneignete, mußten sich Mediziner späterer Jahrhunderte für ihre Veröffentlichungen in der Regel fähige Illustratoren suchen.

Dem Professor der Medizin Vidus Vidius (Guido Guidi) muß man bescheinigen, daß er sich einen ausgezeichneten Künstler gewählt hat, wenn wir auch leider dessen Namen nicht kennen. Natürlich ist die Landschaftsstaffage für den nach anatomischen Erkenntnissen Suchenden entbehrlich, stellt aber den Menschen in seine natürliche Umwelt. Die gekonnt gezeichneten, ungeöffneten Körperpartien bieten nicht nur einen ästhetischen Genuß, sondern geben zudem einen guten Eindruck von der verdeckt liegenden Muskulatur.

Mag dem Illustrator der künstlerische Wert seines Werkes wichtig erschienen sein, so wird der Anatom der Genauigkeit der Abbildung den Vorzug gegeben haben.

G. M.

Vidus Vidius
(um 1500–1569)

Das Muskelsystem
In: De anatome humani, libri VII, 1611
Bibliothèque Nationale, Paris

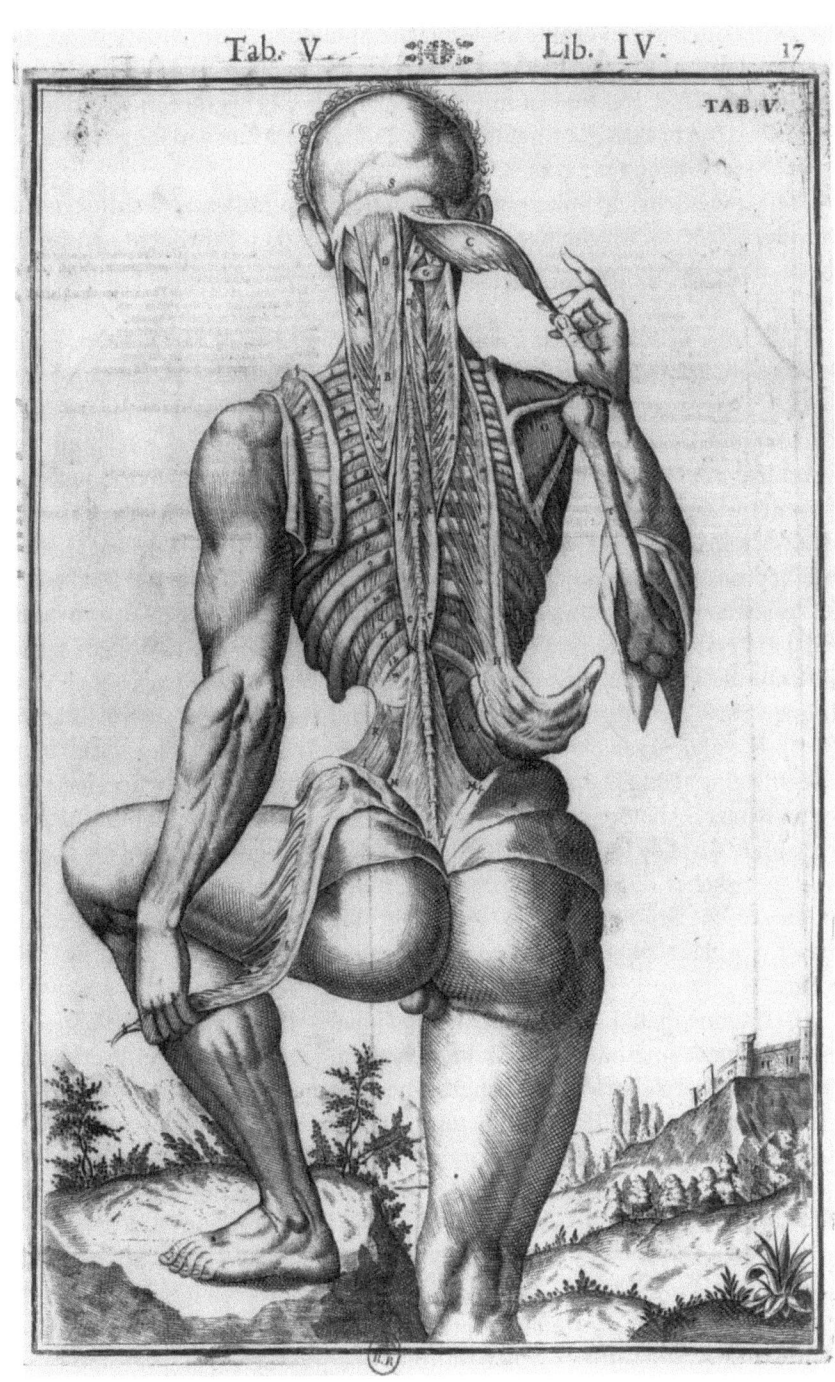

Im Mittelalter waren exakte anatomische Abbildungen selten zu finden, die im 15. und 16. Jahrhundert jeden anderen Bereich der Heilkunde verdrängt hatten. »Was sich bisher fand, steht meist mit alexandrinischer Lehrgraphik in offenbar echter Filiation. Die praktische Anatomie war über ein Jahrtausend lang tot – das erklärt alles« (Herrlinger, 1967, I. 43, S. 46).

Mit der Nachricht von ersten Lehrsektionen in Italien zu Beginn des 14. Jahrhunderts fällt das Erscheinen des ersten anatomischen Lehrbuches zusammen, das neue, über die Kenntnisse der Antike hinausgehende, Angaben enthält: die *Anatomia Mundini* (1316) (I. 43, S. 46).

Die rohe Federzeichnung aus dem Münchner Codex 13042 zeigt, wie zaghaft und »wenig sehend« diese frühen groben Ansätze waren. Bei der Kopfpartie handelt es sich übrigens nicht um einen »Kadaver von rückwärts mit maximal nach rückwärts in den Nacken überbogenem Haupte«, wie schon interpretiert wurde, sondern um ein »exemplarisches Beispiel mittelalterlicher Symbolgraphik. Die Simultandarstellung zweier nicht koordinierender Objekte – hier des Gesichts und des Nackens – gehört zum Wesen mittelalterlicher Malerei« (I. 43, S. 48). »Es ist und bleibt eines der erstaunlichsten Phänomene in der Geschichte der Medizin, daß ein so leicht zugängliches anatomisches Objekt wie die Knochen des menschlichen Körpers erst im Jahre 1538 (Andreas Vesalius) nach der Natur abgebildet wurden, obwohl die Malerei längst dazu fähig gewesen wäre« (nach I. 43, S. 50). Das Nürnberger Skelett (»mit dem schwarzen Bauch«) von 1493 wurde von Karl Sudhoff (I. 118, S. 60) überzeugend auf eine französische Tradition zurückgeführt. Am Ende dieser Reihe steht ein Skelett, das in eine am Anfang des 14. Jahrhunderts geschriebene Rhazes-Anatomie hinein gezeichnet wurde (Cod. 3599. Bibliothèque Mazarine im Institut de France, Paris). Dieses Skelett symbolisiert dort aber zugleich den Tod. Möglicherweise sollte auch nur der Tod dargestellt werden, und nicht eine medizinische Studie. Damit wäre das Nürnberger Skelett mit der medizinischen Beschriftung letztlich ebenfalls dem Wesen nach eine Todesdarstellung (nach I. 43, S. 50).

Betrachtet man die Skelette nebeneinander, so fällt nicht nur die darstellerische Abhängigkeit auf, sondern auch die sich ausbildende Beschriftung: aus »gotischen Symbolbändern« entwickeln sich über geschwungene Linien gerade Hinweislinien (nach I. 43, S. 62) zu der Beschriftung, die indirekt auf eine wachsende »Wissenschaftlichkeit« hinweisen.

Um 1500 hatte Leonardo da Vinci bereits so hervorragende Zeichnungen der Wirbelsäule angefertigt, wie sie auch heute noch jederzeit für den Anatomieunterricht verwendet werden könnten. Diese waren jedoch von 1570 bis 1778 unter Verschluß und wurden erst Ende des 19. Jahrhunderts veröffentlicht. Sie konnten nur von wenigen Anatomen überhaupt, und meist nicht vollständig, eingesehen werden. So blieb Leonardos Einfluß auf die Anatomie seiner Zeit gering (nach I. 43, S. 82).

M. M.

Anatomische Illustrationen

Skelett
unbekannter Zeichner
14. Jahrhundert
Bayerische Staatsbibliothek München
cod. lat. 13042, fol. 109v

Ricardus Helain
Skelett, Nürnberg, 1493
Bayerische Staatsbibliothek München
Xyl. 40a

Skelett
aus: Johannes Grüninger:
Hortus sanitatis Straßburg, 1497
Universitätsbibliothek Erlangen-Nürnberg,
Handschriftenabteilung

Skelett anonym aus:
Hans von Gersdorff:
Aus: Feldtbuch der Wundtartzney
Straßburg, 1540.
Das Blatt erschien 1517 lose
und wurde 1540 in das Feldtbuch
aufgenommen.
Philadelphia Museum of Art

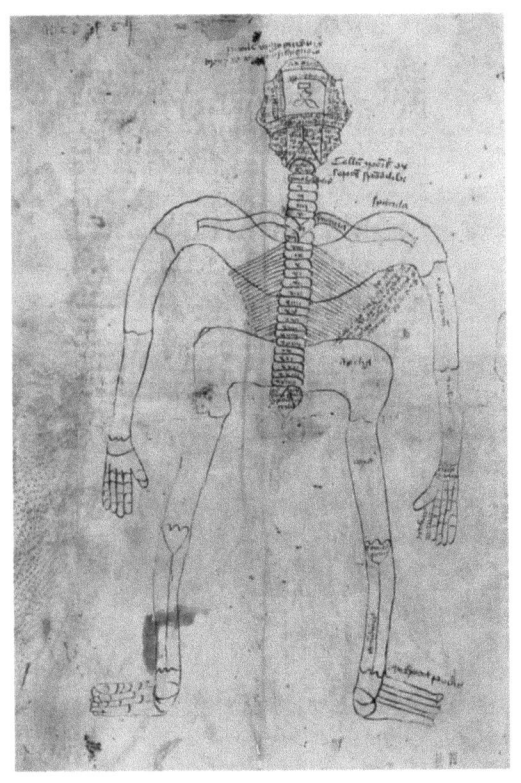
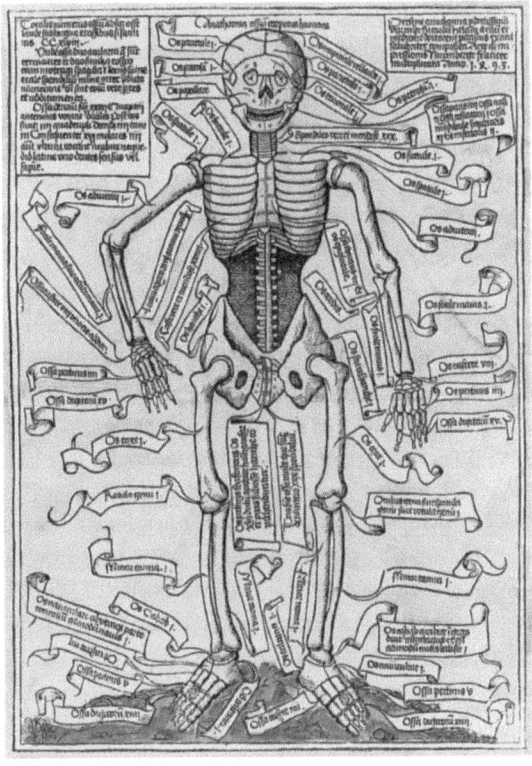
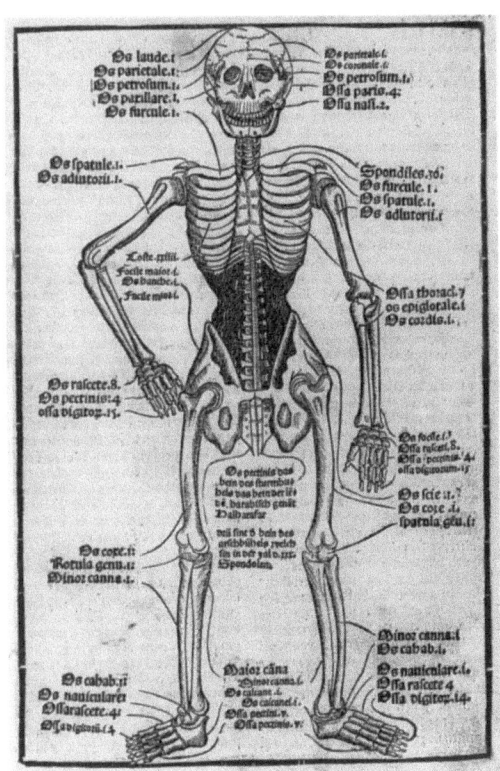
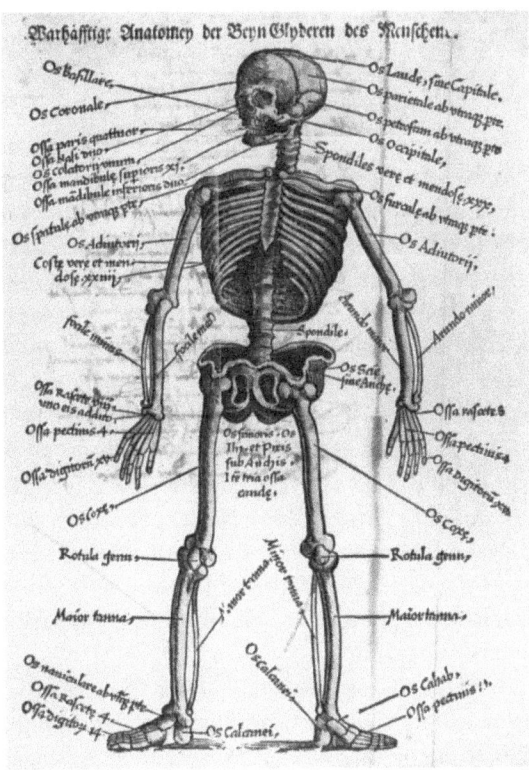

199

Das Lebenswerk der Eheleute Joseph Jules Déjerine (1849-1917) und Augusta D. Déjerine-Klumpke (1859-1927) ist gewaltig: je 1885 und 1901 veröffentlichten sie die hervorragenden zwei Bände ihrer *Anatomie des centres nerveux* und 1914 ihre *Sémiologie*. Mit technischer Perfektion hatten sie das gesamte Nervensystem des Menschen in mikroskopische Schnitte zerlegt, die räumliche Struktur der Nervenverläufe herausgearbeitet und akribisch genaue Illustrationen angefertigt. Lange Zeit waren ihre drei Hauptwerke als Arbeitsgrundlage für Neurologen unentbehrlich. Daneben befaßten sie sich mit der *Claudicatio intermittens*, Sensibilitätsstörungen, Formen der Aphasie und der Ataxie. Die nebenstehende Abbildung beschreibt die segmentale Versorgung der Haut mit Nerven, die aus dem Rückenmark zwischen den einzelnen Wirbelkörpern austreten (*foramen intervertebrale*). Die Kenntnis dieser Einteilung ist tägliches Brot von Neurologen, Unfallchirurgen und Orthopäden, um durch Empfindungsprüfungen der Haut die Höhe einer Nervenverletzung an der Wirbelsäule zu erkennen und zu lokalisieren. Dabei darf man nicht außer Acht lassen, daß jedes Schema die Gefahr übermäßiger Vereinfachung in sich birgt. Die heute bekannten »wahren« Gegebenheiten sind weitaus komplizierter: In der Embryonalzeit beginnt die sichtbare Segmentierung mit der Gliederung des Mesoderms in Ursegmente (Somiten). Dies verleitet zu einem Denkschema, als seien die Organe strukturell und funktionell einer »Metamerie-Regel« unterworfen. »Indessen erweist die Ontogenese eindeutig eine Beschränkung der Segmentierung auf das mittlere Keimblatt. Legitime Abkömmlinge der mesodermalen Ursegmente sind demnach nur das Sklerotom und das Myotom. Eine sehr willkürliche Simplifizierung spricht aber auch illegitim von Dermatom, Angiotom, Viszerotom, Enterotom und auch vom Neurotom« (VI. 170, S. 56). Die lateralen Abschnitte des embryonalen Mesoderms (»Flügelplatte«), aus denen Knochen und Bindegewebe der Extremitäten entstehen, bleiben unsegmentiert. Gleiches gilt für die Entwicklung und Differenzierung der Haut und des Nervensystems aus dem äußeren Keimblatt. Eine entsprechende Zuordnung der Haut in ein Segmentschema wird allein durch die Areale ihrer Innervation möglich. Jeder Spinalnerv gehört ursprünglich zu einem Metamer. Seine Entwicklung ist mit einem Ursegment verflochten, indem er mit dessen Ausbildung »mitwächst«. »Bei der Auflösung der Ursegmente verwischen sich nun die Anteile mit denen der Nachbarsegmente zur Bildung der Skelettstücke und der Muskeln, die auf solche Weise aus dem Material mehrerer Segmente aufgebaut werden. Man kann daher nicht mehr von Sklerotom oder Myotom sprechen. Da auch die Dermatome aufgelöst werden, sollte eigentlich der Ausdruck »Dermatom« nur den frühen Stadien der Embryonalentwicklung vorbehalten bleiben. Anatomische Segmentgrenzen an der Haut sind nicht mehr erkennbar. »Dermatome« beim fertigen Körper stellen mithin eine Fiktion dar« (VI. 170, S. 55–60). Noch spannender wird die Neuroanatomie und -physiologie, wenn man sich vor Augen hält, daß Schmerzfasern der Haut nicht überlappen, wohl aber Tastfasern; oder bei Hinweisen, daß rein sympathische Fasernetze, anders als bisher angenommen, auch parasympathische Anteile besitzen und umgekehrt.

Diese kurze Ausführung will um so mehr die Leistungen des Ehepaares Déjerine würdigen, die trotz komplizierter Gegebenheiten mit ihrer Zeichnung eine so prägnante und hilfreiche Veranschaulichung gegeben haben.

M. M.

Joseph Jules Déjerine
(1849–1917)

Die segmentale, sensible Innervierung der Haut, 1914
aus: J. J. Déjerine:
Sémiologie des affections
du système nerveux, Paris, 1926,
S. 800/801
47,5 x 25,5 cm

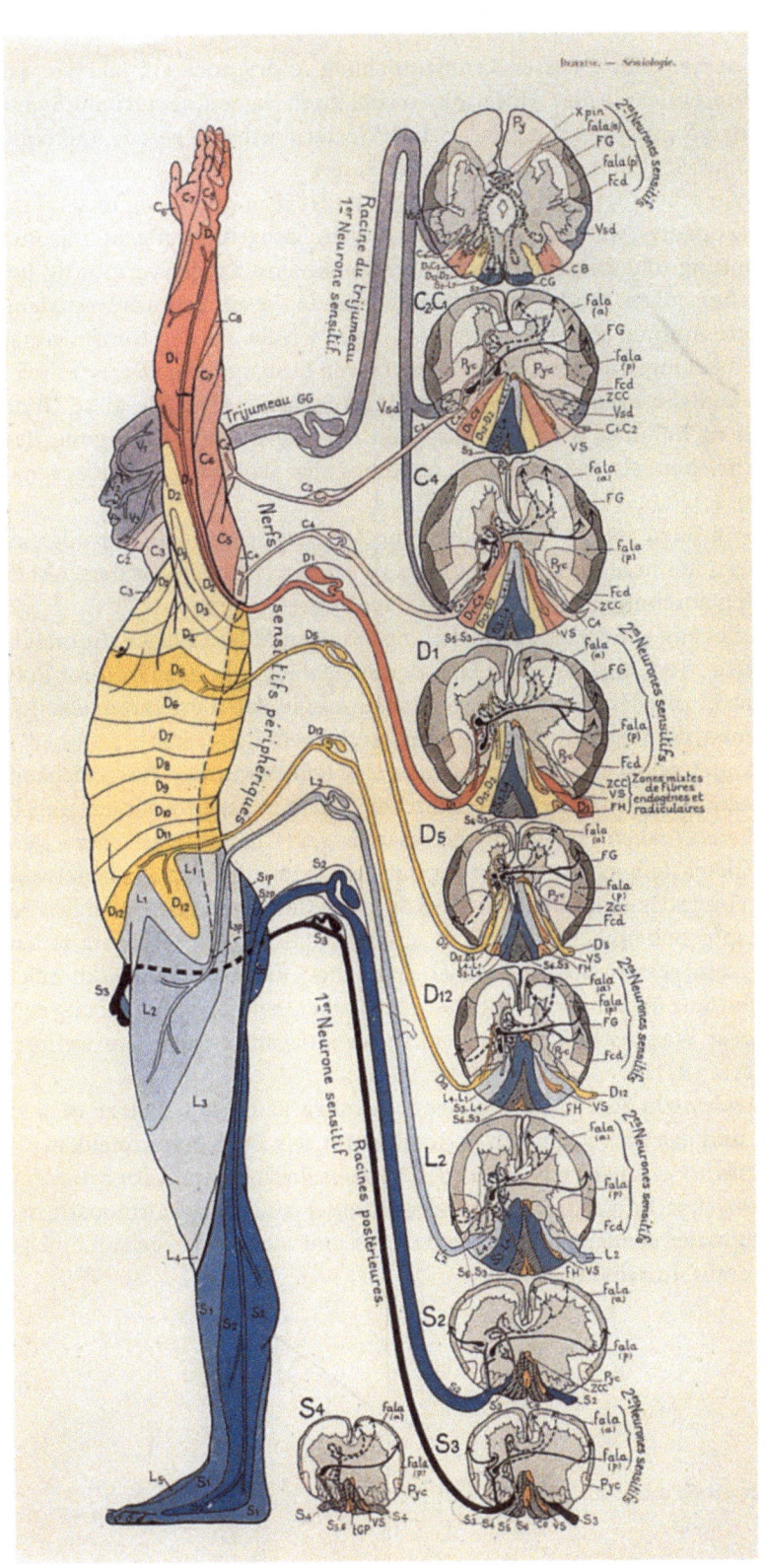

Aus seinem Buch, dessen Veröffentlichung Andry noch ein Jahr vor seinem Tod erlebte, entlehnte die Orthopädie sowohl ihren Namen, als auch ihr Symbol. Andry hat den Namen aus den griechischen Wörtern orthos = gerade und pais, paidos = Kind gebildet und dies ausführlich erläutert.

Wie schon der Titel vermuten läßt, findet man nur wenig in seinem Buch der »Orthopädie«, was man heute unter diesem Fachgebiet versteht. Das Buch ist eine Anleitung und Ratgeber für Mütter, wie sie ihre Kinder vernünftig und gesund erziehen sollen. Kinder sollen frei und gerade wie ein Baum aufwachsen. Wie viele andere Autoren seiner Zeit weist er immer wieder auf den Nutzen von gymnastischen Übungen sowie auf die Heilkräfte von Licht und von Wasser. Empfohlen werden tägliche Übungen, zum Beispiel mit Stäben. »Aber alle diese Übungen sind noch mehr unter dem Gesichtspunkt der allgemeinen Kräftigung des Körpers beschrieben, als daß sie zur Behandlung der Skoliose gedacht wären« (VI. 279, S. 53).

Sein Buch enthält Vorschriften zur Zeugung schöner Kinder oder wie man es steuern könne, ein männliches Kind zu zeugen (nämlich vor dem Akt den linken Hoden abschnüren) (nach VI. 279, S. 190/191).

In bezug auf die Ätiologie der angeborenen Mißbildungen mutmaßte er, »daß bei dem Gedränge und dem Eifer der Samenfäden, an den Ort ihrer Entwicklung, in das Ei zu gelangen, es leicht geschehen könne, daß diese zarten Gebilde Schaden nehmen, die Glieder verrenken oder brechen« (VI. 279, S. 77).

Andry selbst scheint nicht gerade eine liebenswürdige Persönlichkeit gewesen zu sein. Eine ganze Reihe polemischer Schriften gegen Kollegen und Chirurgen sind uns erhalten. Historisch interessant ist sein – teils erfolgreicher – Kampf gegen die Gleichstellung der Chirurgen mit den Ärzten. Er setzte beispielsweise durch, daß einige der vom französischen König den Chirurgen gewährten Privilegien wieder aufgehoben wurden (zum Beispiel die Pflicht, daß bei Operationen ein Arzt anwesend sein muß, wurde wieder eingeführt). Richard Toellner schreibt in seinem letzten Satz über ihn: »So lebt dieser Mediziner in unserer Erinnerung einerseits als seriöser Wissenschaftler, andererseits als intriganter Querulant weiter« (VI. 278. Bd. 6, S. 3111).

Andry lebt aber auch in diesem reizenden Bäumchen fort, zu dem er die Idee gab, und das wahrscheinlich A. Humblot für sein Buch gezeichnet hat.

Intuitiv erinnern wir uns an den Satz aus Erich Kästners *Ansprache zum Schulbeginn* (I. 52. Bd. 5, S. 181). Übertragen würde er lauten: »Der Orthopäde ist kein Zauberkünstler, sondern ein Gärtner. Er kann und wird euch hegen und pflegen. Wachsen müßt ihr selber!«

M. M.

Nicolas Andry
(1658–1742)

»Das orthopädische Bäumchen«, 1741
aus: N. Andry:
L'ORTHOPEDIE ou l'art de prevenir et de corriger dans les enfans les difformités du corps. Le tout par des moyens à la portée des pères et des mères, et des personnes qui ont des enfans à élever.
Tome Premier, Paris, 1741. S. 282.
Vermutlich von A. Humblot gezeichnet und vermutlich von J. Guéland gestochen.
Koloriert, 13,8 x 7,1 cm
Sammlung Peter Rominger, Hilzingen,

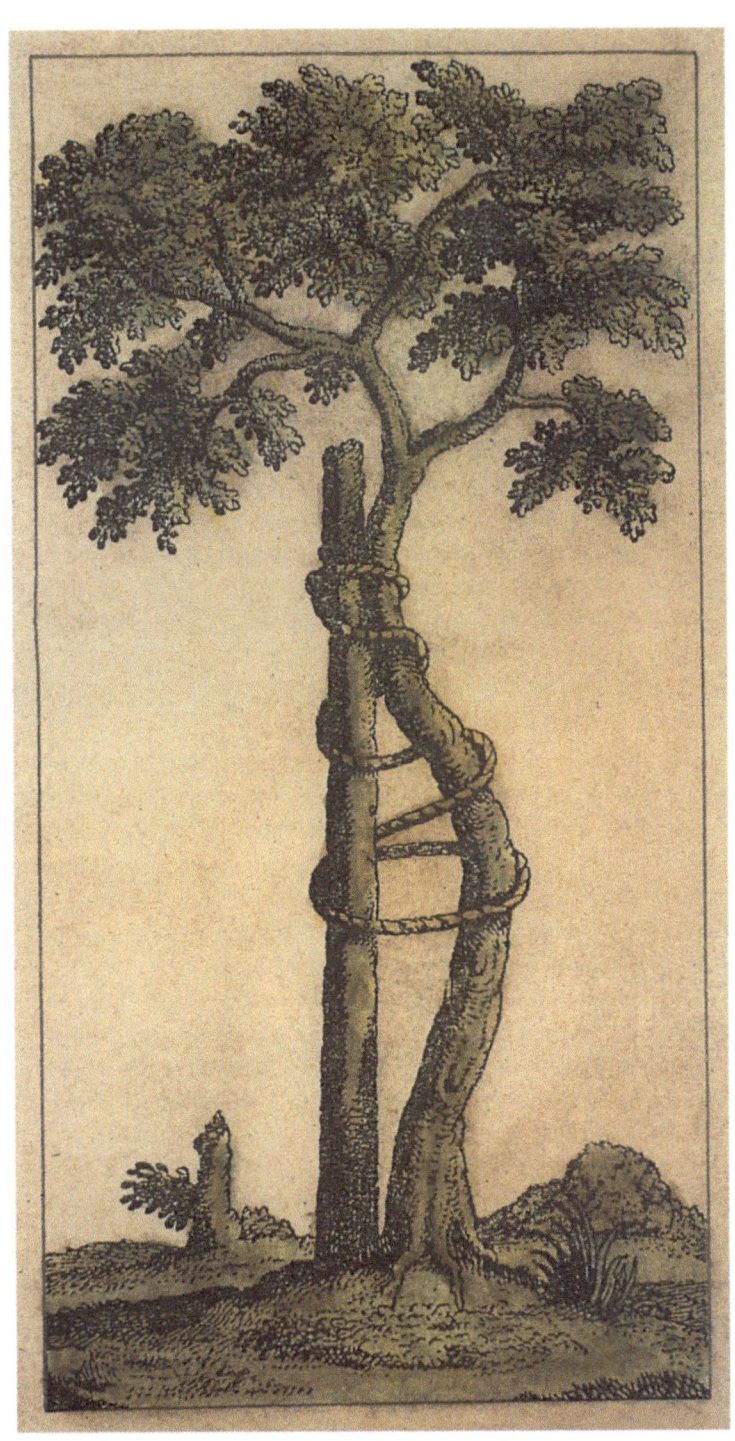

Die schönsten Dinge im Leben sind kostenlos: Freude am Leben, ein Lächeln, die Luft zum Atmen, die Liebe eines Menschen und vieles mehr! Dazu gehört auch die Freude an der Bewegung oder medizinisch ausgedrückt, die Gymnastik, und für unser Thema, das Bemühen durch aktive Bewegungsübungen Rückgratverkrümmungen und Rückenbeschwerden, die von der Wirbelsäule ausgehen, zu lindern. Es ist weit mehr als eine Binsenwahrheit, daß uns Bewegung gut tut. Nicht umsonst hat die bedeutende Arbeitsgemeinschaft für Osteosynthese (AO) den Satz: »Leben ist Bewegung, Bewegung ist Leben« zu ihrem Leitspruch gekürt.

Die verschiedenen Wurzeln, aus denen die Heilgymnastik hervorgegangen ist, sind die Gymnastik der Griechen, die pädagogische Gymnastik, die als Zweck eine allgemeine körperliche Ausbildung verfolgte, wie sie besonders von J. J. Rousseau in seiner *Emile ou de l'éducation* (1780) zur Geltung kommt, das Geräteturnen durch Friedrich Ludwig Jahn (1778–1852; *Die deutsche Turnerkunst*, 1816), die Einführung der Freiübungen durch Adolf Spiess (1810–1858) und die schwedische Gymnastik durch Pehr Hendrik Ling (1776–1839) (nach VI. 279, S. 53).

Die eigentliche »orthopädische Gymnastik« begann sich Anfang des vorigen Jahrhunderts zu entwickeln. Dies hängt mit der zur gleichen Zeit einsetzenden Gründung zahlreicher orthopädischer Institute an vielen Orten Europas zusammen (VI. 279, S. 53). Nach den napoleonischen Kriegen war es in Europa politisch, zudem vor dem Beginn der industriellen Revolution, zu relativer Ruhe gekommen, die diese Entwicklung begünstigte.

Einer der wichtigen Persönlichkeiten, die sich um die Einführung der Gymnastik in den Heilplan der Skoliose bemühten, war der Franzose Charles-Gabriel Pravaz. Er konstruierte eine Vielzahl von Turn- und Übungsgeräten, wie sie rechts oben abgebildet sind. Ihr Prinzip wurde vielfach kopiert, abgewandelt und verbessert. Die darunter abgebildete Version von Dr. Zink in Wien ist nur ein Beispiel von vielen. Daß die obige Abbildung darüber hinaus Max Ernst als Vorlage für seine *Mariä Verkündigung* diente, ist evident (S. 207).

In Deutschland war Jakob Heine (1810–1879) wahrscheinlich der erste, welcher die orthopädische Gymnastik in seinem Institut in Bad Cannstatt einführte. Auch Daniel Gottlob Moritz Schreber, mehr bekannt durch die nach ihm benannten Feierabendgärten, ist zu nennen sowie der Münchner Arzt M. Knorr, der die gymnastischen Übungen ins Wohnzimmer verlegte.

Für Deutschland kann die Leistung des »Turnvater Jahn« nicht hoch genug bewertet werden, der die Grundlage für den Breitensport schuf.

M. M.

Gymnastik nach
Dr. Charles-Gabriel Pravaz
(1791–1853)

aus: Pravaz:
Institut Orthopédique de Paris
Paris, 1835, S. 5
Druck
7,9 x 16,3 cm

Dr. August Zink und Daniel A. Zimmer
Institut für Heilgymnastik
und Orthopädie, Wien

Litographie von Friedrich Wolf, 1840
24 x 33 cm
Institut für Geschichte der Medizin
der Universität Wien

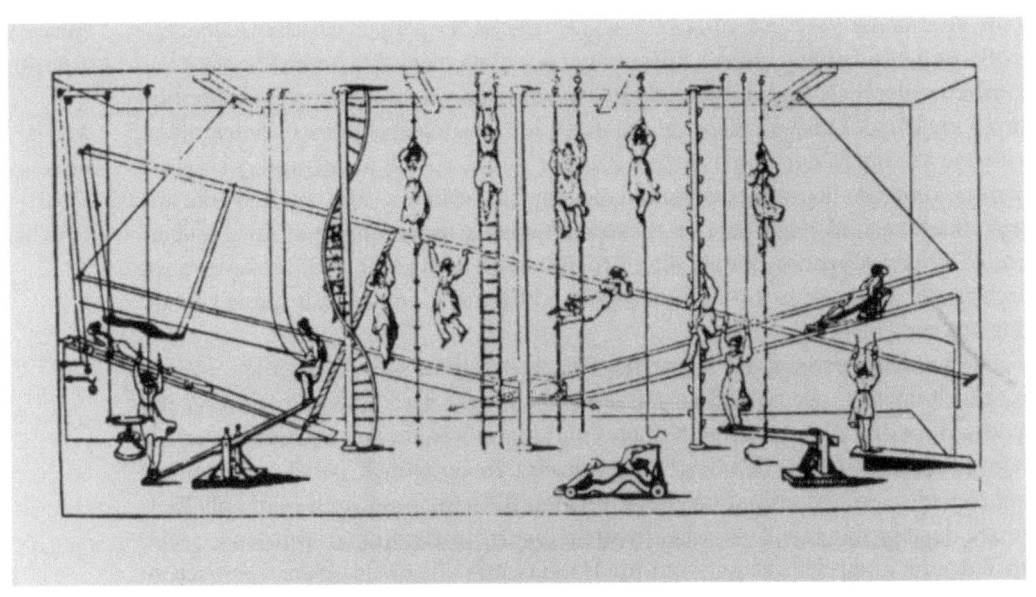

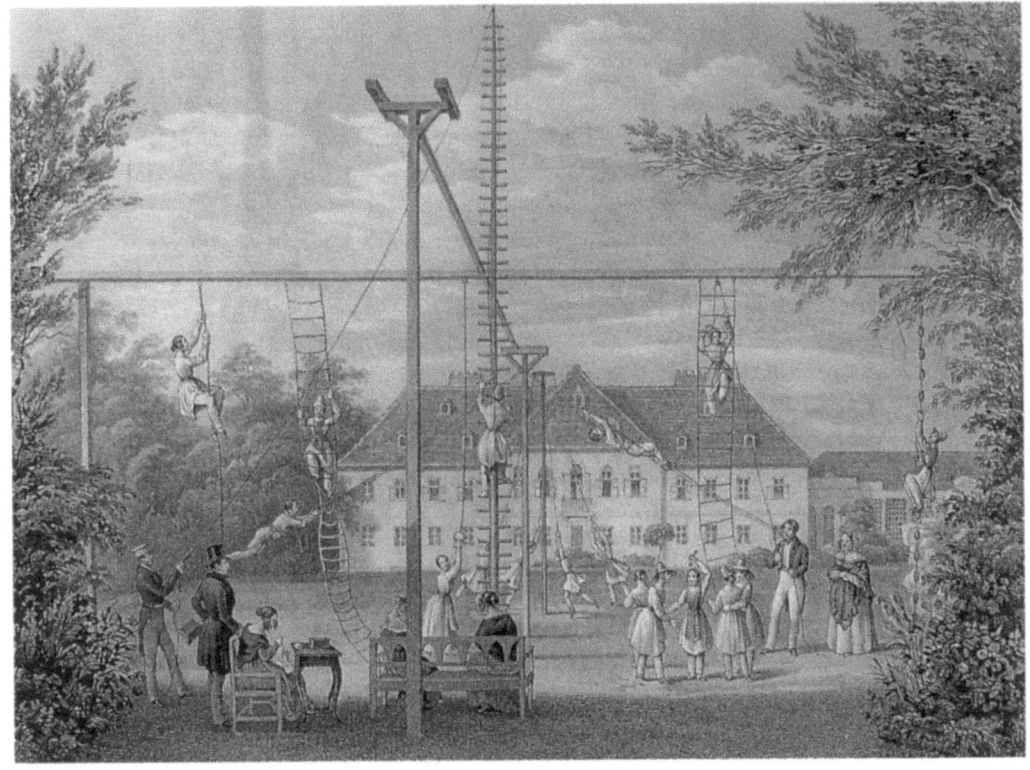

Dem Thema der Verkündigung an Maria wurde in der frühchristlichen Theologie große Bedeutung beigemessen und so überrascht nicht, daß es bereits in der Katakombenmalerei als Bildmotiv erscheint, v. a. aber durch das ganze Mittelalter hindurch viele Maler und Bildhauer beschäftigt. Seit dem ausgehenden 18. Jahrhundert tritt das Thema in der Kunst zurück. Aus der Zeit der Aufklärung und des Klassizismus sind uns keine bedeutenden Beispiele überliefert und auch Werke der Präraffaeliten und Nazarener zu diesem Thema vermögen nicht zu überzeugen. Um so überraschender ist, daß Max Ernst dieses Thema aufgreift. Und wenn wir auch nicht wissen, was ihn dazu bewog, so dürfen wir uns doch in seine Gedankenwelt versenken.

Die beiden Personen des biblischen Berichtes (Lukas 1, 26–38) werden uns wie in Standbildern eines filmischen Ablaufes geschildert. Der Engel im Hintergrund erscheint in drei Phasen seines Abfluges und Maria wird in vier Stadien des an die Begegnung anschließenden Geschehens gezeigt. In der frühchristlichen Theologie galt der Moment der Annahme des göttlichen Ratschlusses durch Maria als Zeitpunkt der Empfängnis. Dies scheint vom Künstler übernommen worden zu sein. Im Vordergrund rechts zeigt er uns die Hand Gottes, die unter einem aseptisch zu vermutenden Glas wohl den Fötus überreicht, während die vorderste Figur der Maria in Rückenlage beide Hände zum Empfang erhebt.

Die beiden liegenden Positionen können als Stationen der Wehen gedeutet werden und die im Laufwagen stehende Gestalt symbolisieren vielleicht tastende Schritte der werdenden Mutter, die sich freilich nicht in Richtung des durch eine geöffnete Tür in der Rückwand zu erkennenden Weges bewegt. Bedeutsam erscheint die mit Rädern versehene gewellte Lagerstätte links im Bild, auf der Maria so liegt, daß sie dem Betrachter den Rücken zuwendet.

Dieses Fahrzeug erinnert an den »gewellten Wagen«, den Dr. Pravaz in seiner Veröffentlichung *Mémoire sur le réalite de l'art orthopèdique*, Lyon 1845, abbildet (S. 205 o.) und dazu erklärt, daß eine Lagerung darauf das Rückgrat zwingt, sich in die entgegengesetzte Richtung der Wirbelsäulenverkrümmung zu biegen. Der Wagen entspricht exakt der Pravazschen Erfindung und zeigt auch die Antriebskurbel, an der ebenfalls die in gleicher Haltung liegende Gestalt mit der linken Hand dreht, während sie mit der rechten Hand ihren Kopf stützt.

Sicher hat Max Ernst diese Abbildung gekannt. Sie erschien ihm wichtig genug, um sie in sein Bildthema aufzunehmen.

G. M.

Max Ernst
(1891–1976)

Mariä Verkündigung, um 1922
ehemals Wallraf-Richartz-Museum, Köln
1937 beschlagnahmt, seither verschollen

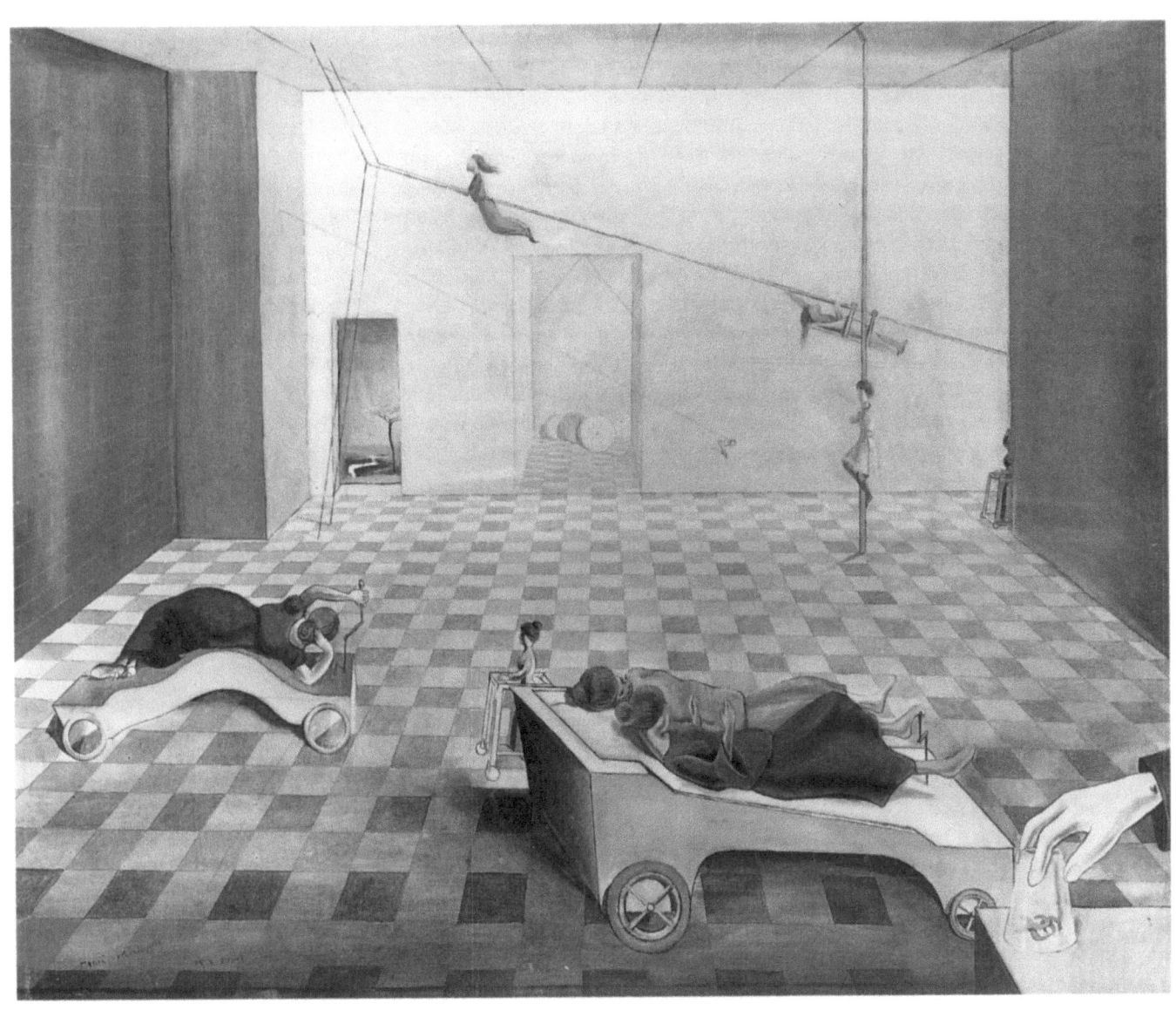

Apollonius beschreibt zu diesem Bild die technisch-mechanische Behandlung nach Hippokrates durch Streckung und Druck durch die Füße. Als Indikation gibt er Wirbelbrüche, bzw. Wirbelluxationen an. Daß sich eine echte Fraktur auf diese Weise erfolgreich behandeln läßt, vermag man mit unserem heutigen Wissen kaum zu glauben. Im Gegenteil, wir vermuten eher eine Verschlechterung. Dennoch muß man annehmen, daß diese Behandlung dem Patienten in bestimmten Fällen Erleichterung verschaffte, denn ohne Erfolg hätte sich diese Methode wohl kaum über Jahrhunderte erhalten können. Bei aller Achtung vor den immensen medizinischen Kenntnissen des Hippokrates und bei allem Respekt vor seinen fundierten anatomischen Kenntnissen der Wirbelsäule (s. Kapitel 45 aus Peri Arthron (VI. 106. Bd.3, S.125)), zudem seiner Bemerkung, daß Brüche, die sich nach »hinten« wölben, leichter zu heilen sind als »lebensgefährliche« Brüche nach »vorne« (S. Kapitel 36, Peri Mochlion; VI. 106. Bd.3 S. 249), stellt sich uns heute die Frage, was die alten Meister denn tatsächlich behandelt haben. Bei aller Vorsicht in der Beurteilung, und weil uns viel wichtige zusätzliche Information über die damaligen Krankheitsbilder fehlt, dürfen wir vermuten, daß es sich in der Hauptsache nicht um akute Frakturen gehandelt hat. Unter der Hypothese aber, daß es sogenannte »Blockierungsphänomene«, wahrscheinlich mit entsprechendem Muskelhartspan waren, wird der Erfolg seiner »Fuß-Methode« oder »Trampel-Methode« sofort wahrscheinlicher. Gerade in dieser Methode zur Behandlung akuter Rückenschmerzen treffen wir auf alte Volksmedizin. E. H. Schiötz (VI. 253) beschreibt, daß der Patient bei dieser Heilmethode auf dem Bauch liegt, während der »Trampler« barfuß auf der schmerzenden Stelle des Rückgrats von einem Fuß auf den anderen tritt, oder – ebenfalls tretend – mehrere Male das Rückgrat auf und ab »trampelt«. Der »Trampler« selbst sollte – dem Volksglauben nach – ein körperlich ansprechendes Mädchen oder Frau sein, am besten eine Jungfrau oder eine Mutter von Zwillingen oder sieben Jungen. Zusätzlich »verstärkten« nicht näher belegte Zaubersprüche die Wirkung (VI. 253). Die Trampel-Methode selbst ist für Europa offenbar gut belegbar, ebenso für China und Hawaii. In der Türkei ist sie als »sirtim çine« bekannt, im deutschsprachigen Raum als »preußische Kraftmassage« (VI. 144). Schiötz selbst hat sich mit gutem Erfolg von seiner eigenen Frau »betrampeln« lassen – zu seiner Freude, wie er scherzhaft betont, obwohl weder Jungfrau noch Mutter von Zwillingen oder sieben Buben.

Schiötz berichtet weiter, daß es in Indien, Ägypten und den ägäischen Inseln üblich war, die eigenen Kinder nach schwerer Arbeit in gebückter Haltung über den Rücken laufen zu lassen – wahrscheinlich als prophylaktische Maßnahme.

Hippokrates beschreibt auch die »Leiter-Methode« ausführlich, bei der der Patient vorsichtig an Füßen gebunden, gepolstert und mit Hilfe einer Leiter geschüttelt wird. Dabei sei dies aber eher eine Methode für »Marktschreier«, und bei schweren Frakturen weniger zu gebrauchen, meint Hippokrates (VI. 106. Bd.3, S. 123).

Es ist auch bei der »Leiter-Methode« zu vermuten, daß sie sich eher bei Lumbago als bei echten Brüchen bewährte.

M. M.

Apollonius von Kitium
(1. Jahrhundert vor Christus)

Peri Arthron nach einer Übersetzung
von Niketas von Cypern
um 950 nach Christus
Tafel 18
Plut. 74.7, c. 203 v.
37 x 27 cm
Bibliotheca Laurentiana Florenz
»Einrichtung der Wirbel, die geschieht durch die Ferse des Arztes und durch die Winden.«

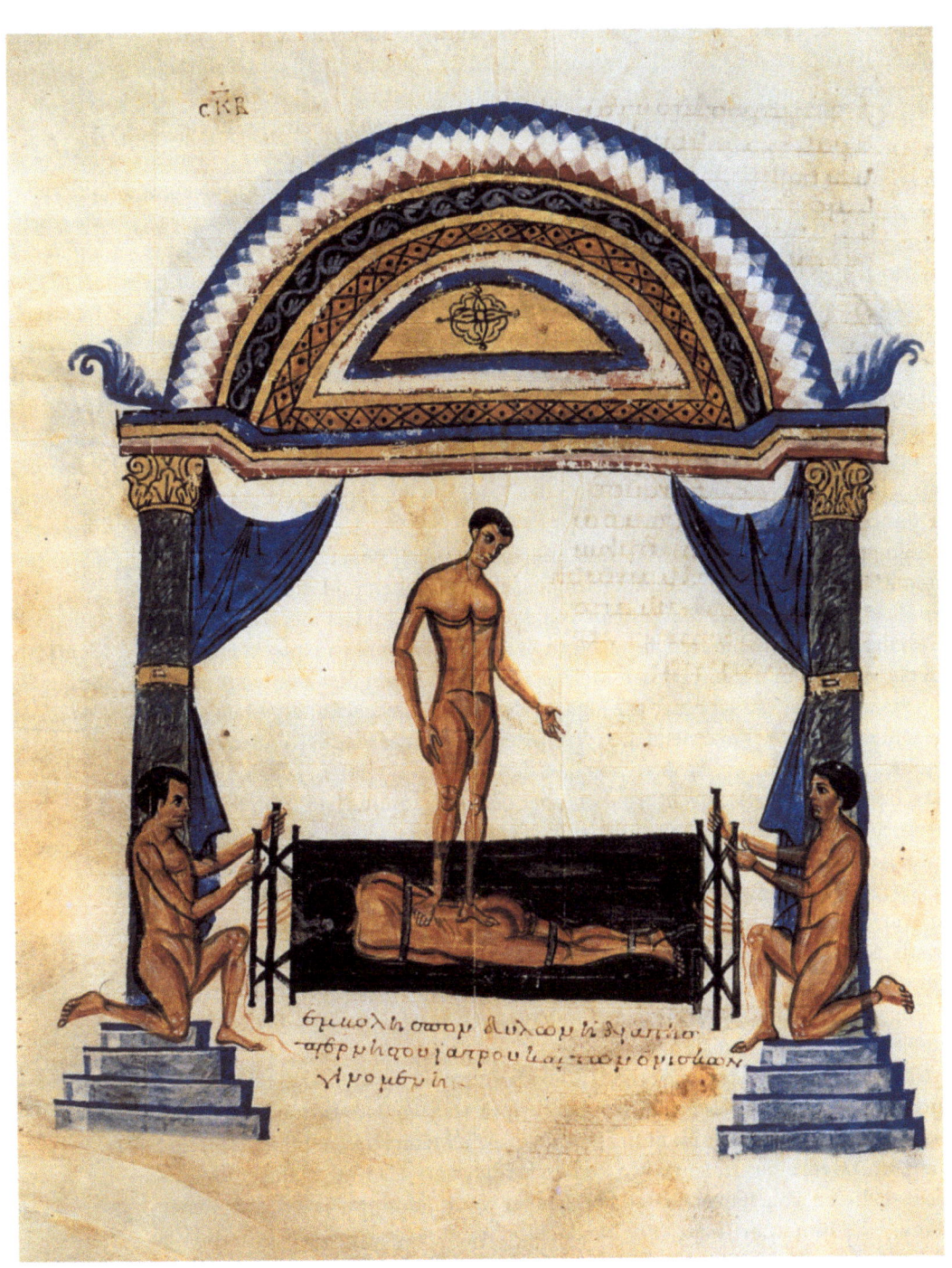

Eine der älteren Handschriften aus einer Sammlung griechischer Schriften chirurgischen Inhalts ist der Codex Lauretianus LXXXIV.7. Dieser enthält den Kommentar des Apollonius von Kitium zu der hippokratischen Schrift *Peri Arthron*.

Die Lebensdaten des Apollonius von Kitium stehen durch kein direktes Zeugnis fest. Doch läßt sich die Abfassungszeit in engere Grenzen fassen: daß Apollonius um 60 vor Christus gelebt haben muß, läßt sich dadurch belegen, daß er nach eigenem Zeugnis ein Schüler, bzw. Assistent des alexandrinischen Arztes Zopyrus war. Dieser wiederum muß in den ersten Jahrzehnten des 1. Jahrhunderts vor Christus gewirkt haben, da er laut Galen (XIV 150 k) an Mithridates einmal das Rezept zu einem Gegengift gesandt hatte. Da Apollonius weiter erwähnt, daß er auf Wunsch seines Herrschers schreibt, und hier nur Ptolemäus Auletes in Betracht kommt, der von 81–58 v. Chr. als selbstständiger König auf Zypern regierte, läßt sich die Entstehungszeit des Kommentars zwischen 81 und 58 v. Chr. annehmen. Apollonius selbst wird aufgrund einiger Bemerkungen der Gruppe der Empiriker zugerechnet (eine Gruppe, die z. B. die Sektion ablehnte). Insgesamt wissen wir aber wenig über Apollonius, der im übrigen sicherlich ganz in der Tradition der hippokratischen Medizin stand.

Seine Handschrift wurde von dem griechischen Arzt Niketas in einem »sehr üblen Zustand« um 950 n. Chr. aufgefunden, abgeschrieben und die Lücken sinngemäß ergänzt. Daß das Manuskript von Apollonius bebildert war, ist ebenfalls durch ihn belegt. Doch waren die farbigen Zeichnungen wohl so schlecht erhalten, daß sie von einem byzantinischen Meister vielfach neu gestaltet werden mußten. Interessant ist die Tatsache, daß die Figuren des Apollonius nackt dargestellt gewesen sein müssen. Nacktdarstellungen waren den Byzantinern jedoch äußerst unangenehm. Aus diesen beiden Tatsachen läßt sich wiederum schließen, daß die apollonischen Bilder zwar schlecht erhalten, aber dennoch zumindest grob verwertbar waren, denn der byzantinische Künstler übernahm wohl widerwillig die Nacktdarstellungen griechischer Tradition, ließ die für ihn unmoralischen Geschlechtsteile aber weg. Mit begrenztem technischen und medizinischen Wissen legte er größeren Wert auf eine schöne Darstellung der Architektur-Rahmen als auf technische Details. So fehlen auf einzelnen Bildern technische Einzelheiten, wie z. B. Riemen oder die Verankerung von Winden, die in der Schrift selbst explizit angegeben sind. Es leuchtet ein, daß die vorliegenden Abbildungen verständnislose Reproduktionen älterer Zeichnungen sind.

Über den Verbleib der vorliegenden Abschrift ist bis ins 15. Jahrhundert nichts weiter bekannt. Die Handschrift wurde am 3. April 1492 von Jaro Laskarius auf einer Reise erworben, welche er im Auftrag Lorenzos von Medici in den Jahren 1491 und 1492 zum Zwecke des Ankaufs von Handschriften und der Anwerbung von Griechisch-Lehrern von Italien in östliche Länder unternahm. Nach einigen Wirren gelangte die Handschrift nach Rom in die Bibliothek des Kardinals Nicolo Ridolfi, einem Verwandten der Medici. Mit dessen Erlaubnis benutzte sie der Florentiner Guido Guidi (Vidus Vidius), der Leibarzt König Franz I. von Frankreich, bei seinem Aufenthalt in Rom 1540. Er übersetzte die darin enthaltenen Schriften ins Lateinische. Die Abbildungen ließ er gekonnt neu zeichnen. Wie die Handschrift nach 1500 in den Besitz der Bibliotheka Lauretiana gelangte, ist in den Einzelheiten ungeklärt (nach: VI. 12).

M. M.

Apollonius von Kitium
(1. Jahrhundert vor Christus)

Tafel 15, Plut. 74,7, c 200v.:
*»Einrichtung der Wirbel,
die geschieht durch die Leiter
auf dem Kopf stehend.«*

Tafel 16, Plut. 74,7, c 201v.:
*»Andere Art der Einrichtung der Wirbel,
die geschieht durch die Leiter,
auf den Füßen stehend.«*

Tafel 17, Plut. 74,7, c 202v.:
*»Einrichtung der Wirbel,
die geschieht durch das Sitzen
des Arztes und die Winde.«*

Tafel 19, Plut. 74,7, c 204v.:
*»Einrichtung der Wirbel,
die geschieht durch das Brett
und die Winden.«*

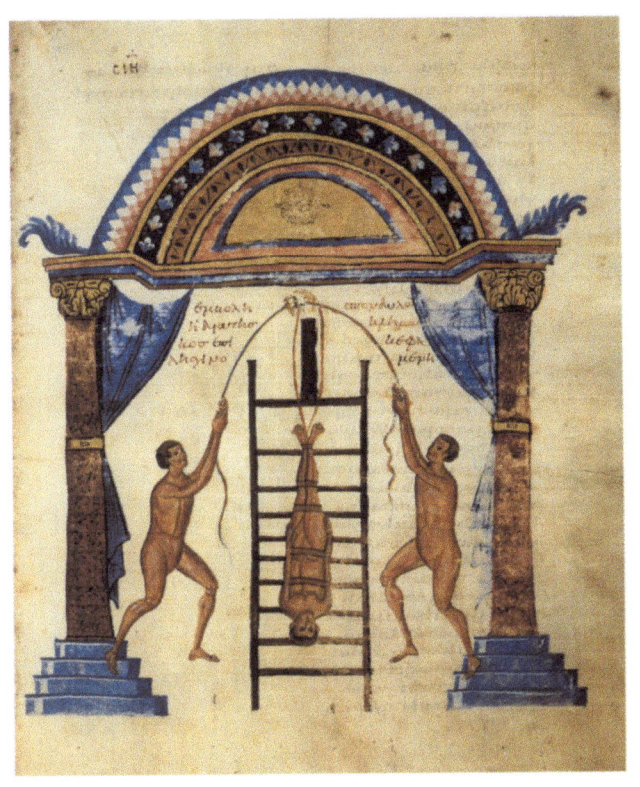
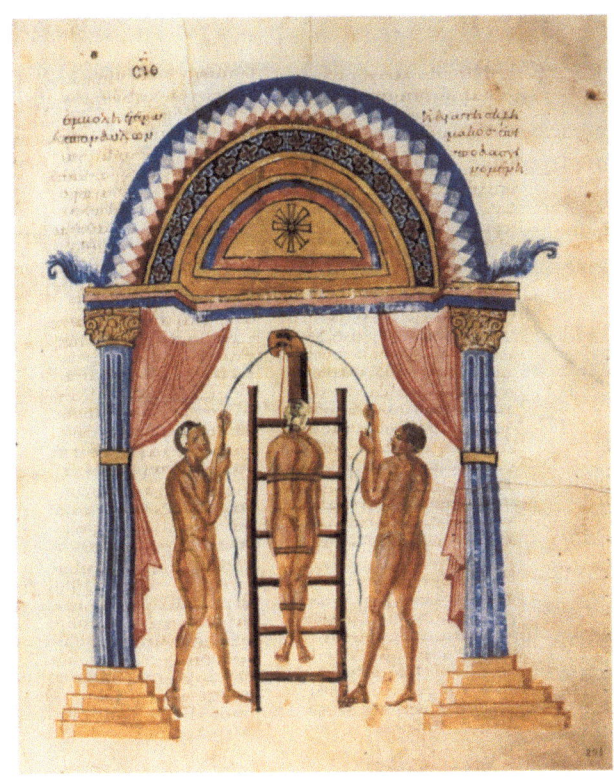
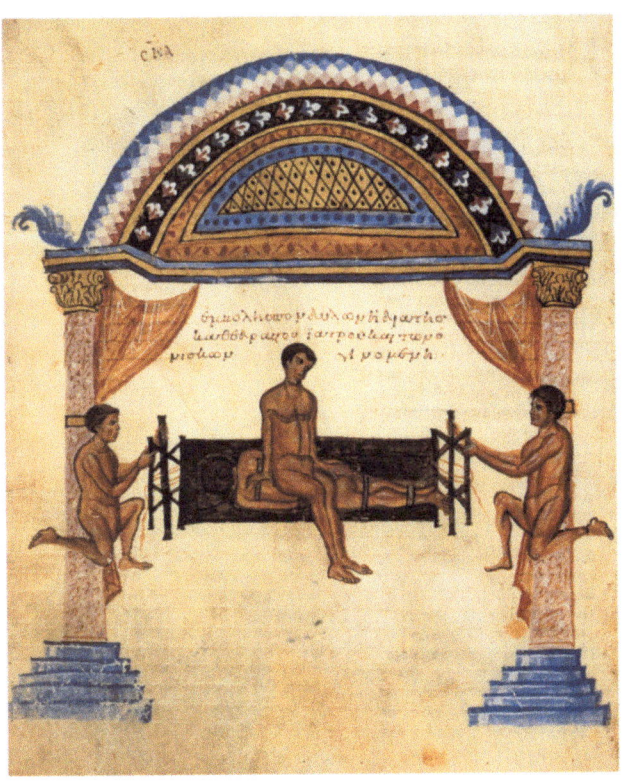
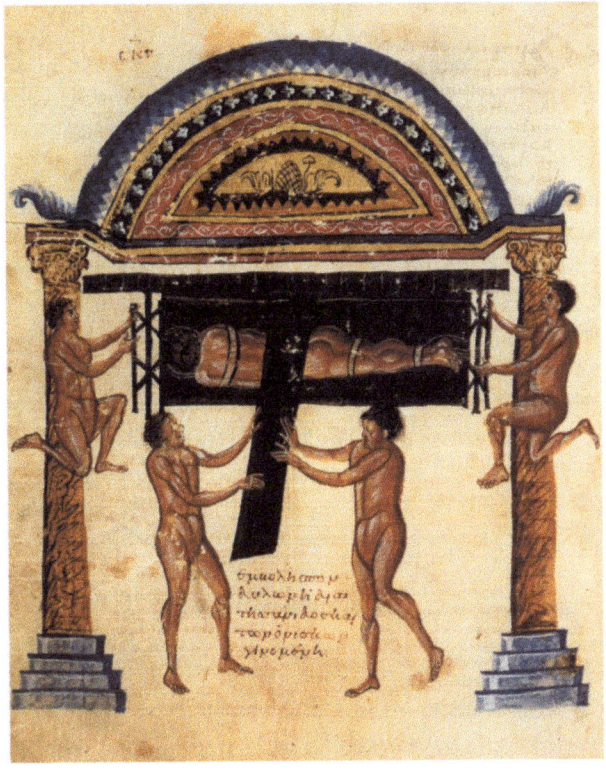

Über Hippokrates (vermutlich 460–377 v. Chr.) ist viel Mißdeutiges, Verzerrtes und Falsches geschrieben worden. Daneben hat Hippokrates (oder vorsichtiger ausgedrückt, haben die Schriften des *Corpus Hippokraticum*) die Wirbelsäulenbehandlung nahezu 2000 Jahre lang maßgeblich beeinflußt, so daß er hier getrost selbst zu Wort kommen sollte. Die meisten der nebenstehenden Abbildungen gehen auf ihn zurück.

(Anmerkung: Im Gegensatz zu allen Behauptungen sind Hippokrates Anatomiekenntnisse bezüglich der Wirbelsäule ausgesprochen fundiert. Sie sind in seinem Kapitel 45 niedergelegt; VI. 106, S. 125).

Für den folgenden Text des 47. Kapitels aus der Schrift *peri arthron embolās* wurde die Übersetzung von Robert Fuchs (Bd. 3, S. 128-131; VI. 106) gewählt:

»Die Wirbelsäule kann sich auch bei Gesunden auf mehrfache Art krümmen – denn das liegt in ihrer natürlichen Beschaffenheit und ihrem Gebrauche – , doch auch infolge des Alters oder von Schmerz kann sie nachgeben. Die bei Stürzen eingetretenen Rückgratsverkrümmungen kommen in der Hauptsache dann zu Stande, wenn der Betreffende entweder mit den Hüften aufschlägt oder auf die Schultern auffällt. Bei der Verkrümmung muss nämlich irgend ein einzelner Wirbel weiter hervorragen, die anderen oberhalb und unterhalb desselben aber weniger. Doch kommt es nicht vor, dass bloss einer bedeutend über die anderen nach aussen vorspringt, sondern ein jeder einzelne giebt ein wenig nach, insgesamt aber scheint es bedeutend zu sein. Aus diesem Grunde verträgt auch das Rückenmark solche Verkrümmungen gut, weil die Verkrümmung in einem Kreisbogen und nicht winkelig stattfindet.

Die Vorrichtung aber für die Einrenkung muss man in folgender Weise treffen. Man kann einmal ein starkes, breites Stück Holz mit einem Einschnitte quer herüber in die Erde eingraben, zum anderen aber kann man an Stelle des Holzstückes in der Mauer quer herüber einen Einschnitt machen entweder eine Elle oberhalb des Fussbodens oder wie es einem sonst den Verhältnissen entsprechend erscheint. Hierauf lege man eine Art viereckigen Balken von Eichenholz an der Mauer längs hin, indem man von der Mauer aus so viel Zwischenraum freiläßt, dass man dazwischen hindurch kann, wenn es notwendig werden sollte. Auf den Balken breite man entweder Kleider oder irgend etwas anderes, was auf der einen Seite weich ist, auf der anderen nicht sehr nachgibt. Den Patienten lasse man, wenn es angeht, ein Dampfbad nehmen oder wasche ihn mit reichlichen Mengen warmen Wassers ab; hierauf lege man ihn mit dem Gesichte nach unten lang ausgestreckt nieder und binde seine in natürlicher Haltung am Körper hingestreckten Arme an demselben fest. Mit einem weichen, hinlänglich breiten und langen riemenartigen Bande aber, welches aus zwei länglichen Streifen zusammengesetzt ist, muss man, indem man seine Mitte auf die Mitte der Brust bringt, eine zweimalige Umwickelung vornehmen, und zwar in möglichster Nähe der Achselhöhlen, alsdann lege man auf jeder Seite den Rest des riemenartigen Bandes in der Höhe der Achselhöhlen um die Schultern herum; hierauf müssen die Enden an einem mörserkeulenartig gestalteten Pfeiler festgebunden werden, wobei ihre Länge mit der des darunterliegenden Balkens in Einklang zu stehen hat, im Verhältnis zu welchem man den mörserkeulenartig gestalteten Pfeiler als Hebel ansetzen muss zum Zwecke der Streckung. Je zwei andere gleichartige Bänder aber muß man oberhalb der Knie und oberhalb

Die Bank des Hippokrates

Abulcasis
(963–1013)
Chirurgia III
MS 2641 folio 76v
Nationalbibliothek Wien

Teoderico Borgognoni
(auch Theoderich von Cervia)
(1205–1288)
Bandagierung nach Einrichtung der Wirbelsäule nach Hippokrates

links: Universität Leiden, MS Voss. lat.F.3,f.64v,

rechts: Universität Leiden, MS Voss. lat.F.3,f.71v

qui torqueat manū suā cū licn
o cū quo reuoluit tumū. Et medi
cus equet spondules sm q dicimus.
Et hec est forma toem q pody iisi
m.

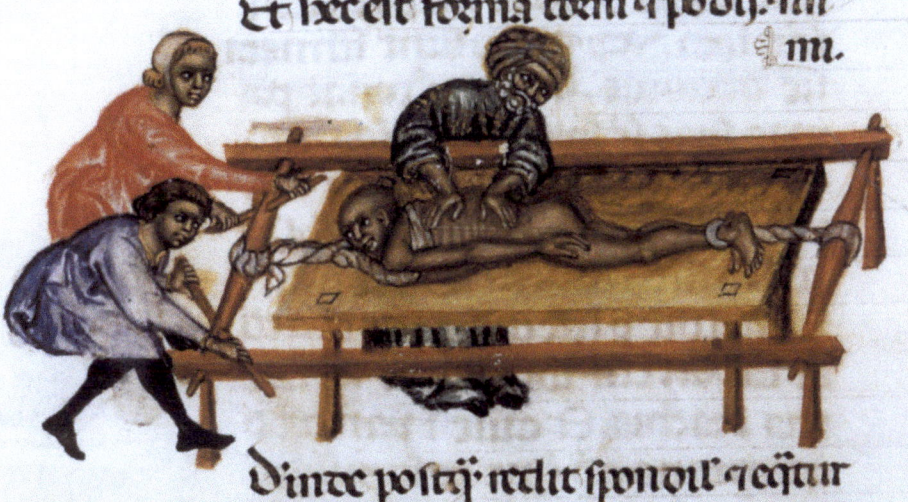

Dinde postm reclit spondil q cñtur
locus tunc oportet ut ponas emplm
esicatiuū cū albugine oui dui

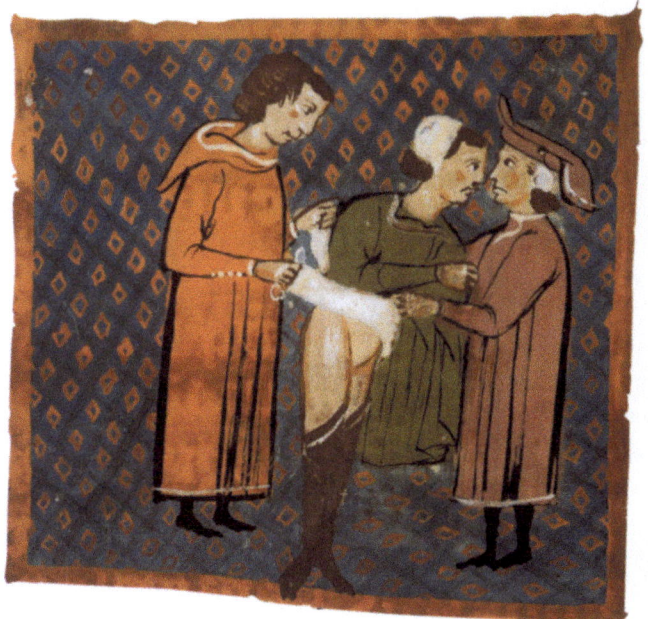 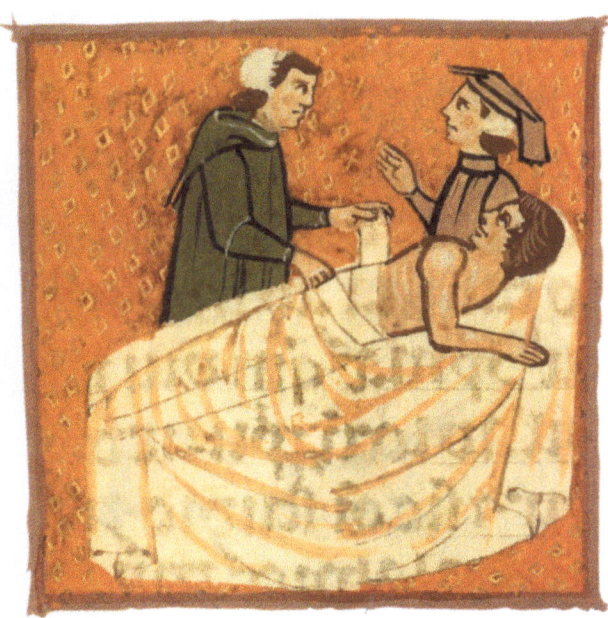

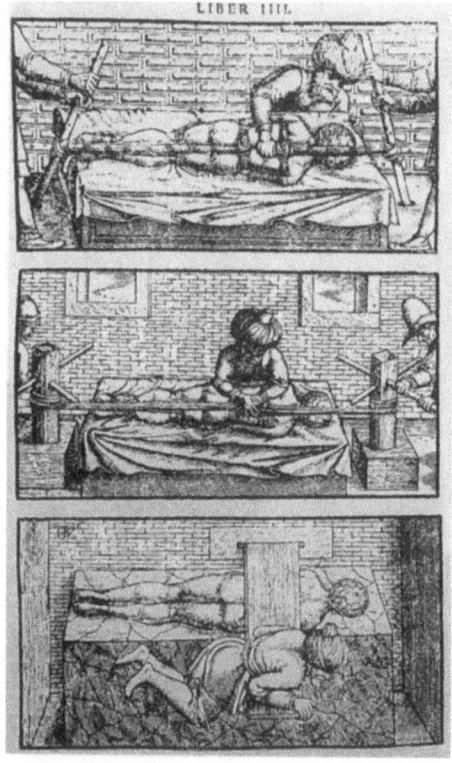 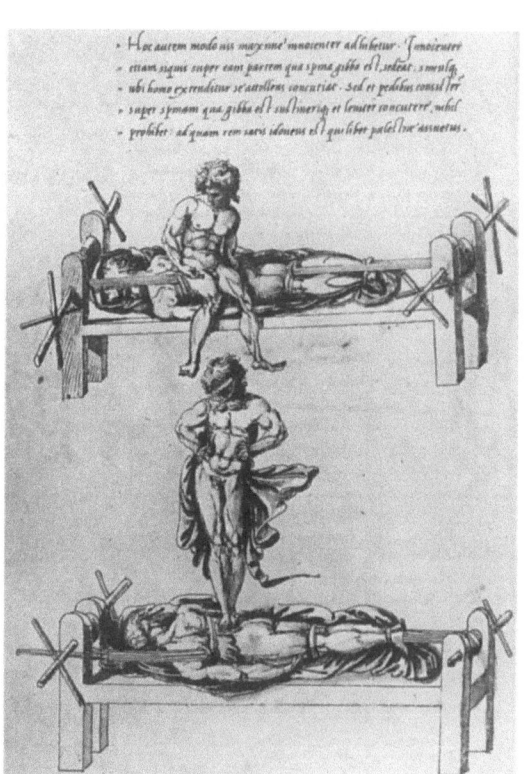

der Fersen herumlegen, und dann muss man die Enden der riemenartigen Bänder an irgend ein Stück Holz ähnlicher Art festbinden.

Ein anderes Band, welches breit, weich, haltbar, wie ein Gürtel gestaltet ist und eine genügende Breite und Länge besitzt, wickle man fest rings um die Lenden herum, und zwar möglichst nahe an den Hüften, hierauf muss man das überschüssige Stück des gürtelartig gestalteten Bandes zusammen mit den Enden der beiden Riemenpaare an dem auf der Fussseite befindlichen Pfeiler festbinden. Schliesslich nehme man in dieser Haltung die Streckung in beiderlei Sinne vor (d. h. Zug und Gegenzug), wobei sich beide Arten der Streckung sowohl das Gegengewicht halten, als auch in gerader Richtung erfolgen. Eine solche Streckung kann nämlich keinen bedeutenden Schaden verursachen, wenn man nur dabei seine Vorrichtungen in zweckmässiger Weise trifft, man müsste denn absichtlich Unheil anrichten wollen. Es muss aber entweder der Arzt oder irgend jemand anderes, der kräftig und darin wohl erfahren ist, den Ballen der einen Hand auf den Höcker aufsetzen, die andere Hand über die erste legen und so einen Druck nach unten ausüben, wobei man darauf achtet, wann man der Lage der Sache nach in gerader Richtung nach unten zu drücken muss, wann in der Richtung nach dem Kopfe und wann in der Richtung der Hüften. Diese Art Druck ist der am wenigsten schädliche, unschädlich ist es aber auch, wenn sich einer, während der Patient gestreckt wird, auf die verkrümmte Stelle setzt und dann, nachdem er sich aufgerichtet hat, dadurch, daß er sich wie-

Avicenna
(980-1037)

Canon medicinae
Aus einer Ausgabe,
die von 1520-1522 veröffentlicht wurde
Nationalbibliothek Paris

Federzeichnung
Primatice zugeschrieben

aus: Vidus Vidius
(auch Guido Guidi, um 1500-1569)
Chirurgia e graeco
in latinum conversa, 1544
Nationalbibliothek Paris

Wirbelsäulenbehandlung
aus: I-tsung-chin-chien
»Goldener Spiegel der Medizin«, 1749
aus: Ciba-Zeitschrift Nr. 94
Band 8, 1959

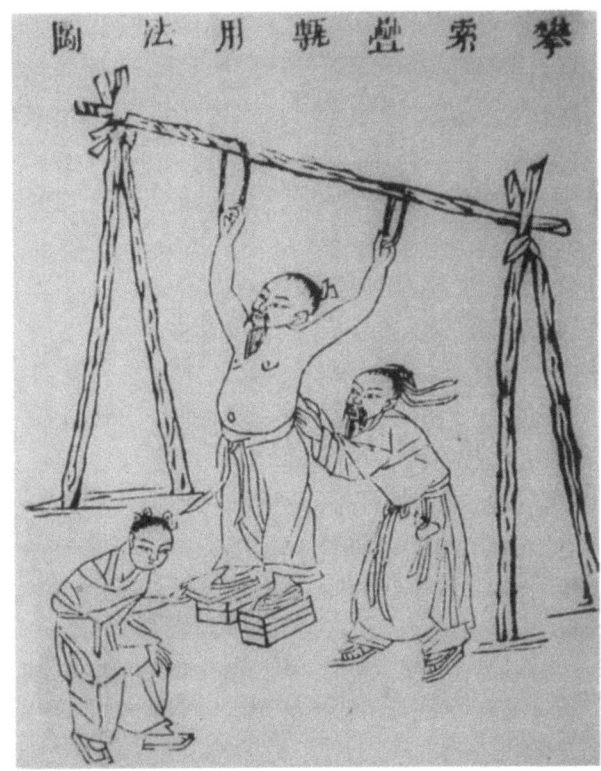

der darauf niederlässt, eine Erschütterung hervorruft. Es hindert aber auch nichts, dass man mit dem Fusse auf den Höcker tritt, sich mit dem vollen Gewichte darauf stützt und damit sachte eine Erschütterung bewirkt. Ziemlich wohlgeeignet zu einem solchen Verfahren wird der sein, welcher die Übungen der Ringschule gewöhnt ist. Das wirksamste gewaltsame Verfahren ist es aber, wenn bei der mit einem Einschnitte versehenen Mauer oder an dem eingegrabenen Stücke Holz die Stelle des Einschnittes tiefer liegt als die Wirbelsäule des Betreffenden, und zwar so viel, als es einem angemessen erscheint, ein nicht zu dünnes Brett von Lindenholz oder von irgend einer anderen Holzart sich darin befindet und man dann auf den Höcker ein vielfach zusammengelegtes Stück alten Zeuges oder ein kleines Kissen von Leder auflegt; doch ist es von Nutzen, wenn möglichst wenig darauf liegt und man einzig und allein darauf bedacht ist, dass nicht das Brett durch seine Härte zu ungelegener Zeit Schmerzen hervorruft. Der Höcker soll sich aber, so gut das geschehen kann, dem Einschnitte in der Mauer unmittelbar gegenüber befinden, damit das Brett an der Stelle, wo sich die größte Hervorragung befindet, aufgelegt werden und so am meisten drücken kann. Nachdem es aber aufgelegt worden ist, muss jemand das Ende des Brettes herunterdrücken, und zwar entweder einer oder zwei, je nachdem die Notwendigkeit vorliegt, die anderen aber müssen, wie oben ausgeführt worden ist, den Körper seiner Länge nach strecken, die einen in dem, die anderen in jenem Sinne. Man kann aber auch mittelst Winden die Streckung

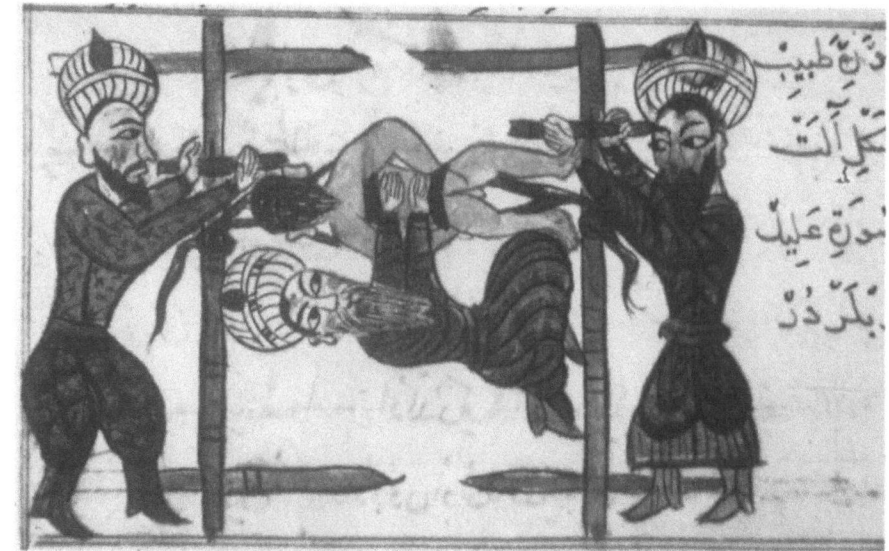

Charaf ed-Din

Wirbelsäulenbehandlung
nach Hippokrates
türkische Handschrift, 1465
Nationalbibliothek Paris

vornehmen, wenn man diese entweder neben dem Pfosten in die Erde eingräbt oder die Seitenbalken der Winden in den Pfosten selbst einsetzt, gleichviel ob man sie lotrecht zu beiden Seiten mit einem geringfügigen Vorsprunge oder aber an den Enden des Pfostens oben und unten anbringen will. Diese Art Gewaltanwendung ist leicht zu regeln, sowohl wenn es eine Verstärkung als eine Verminderung (des Druckes) gilt, und sie besitzt eine so grosse Macht, dass man, wenn man zum Zwecke der Folterung, und nicht zu ärztlichem Behufe zu solchen Gewaltmitteln greifen wollte, auch eine gewaltige Wirkung erzielen könnte; denn schon wenn man bloss der Länge nach in entgegengesetztem Sinne eine Streckung auf diese Art vornehmen und keine andere Gewalt hinzuziehen wollte, würde man die Streckung fertig bringen, andererseits würde man, auch wenn man nicht streckte, sondern bloss mit Hilfe des Brettes solchergestalt drückte, auch so in genügender Weise einrenken können.

Trefflich sind also derartige Kräfte, von denen man sowohl in schwächerem, als auch in stärkerem Grade Gebrauch machen kann, indem man sie selbst regelt. Ausserdem üben sie ja den Zwang auch in einer Weise aus, welche der natürlichen Beschaffenheit (der Teile) entspricht; denn das Drücken einerseits zwingt die hervorstehenden Knochen, an ihren Platz zurückzugehen, die der natürlichen Beschaffenheit Rechnung tragenden Streckungen andererseits strecken in der Natur entsprechender Weise die auf einen Punkt zusammengetretenen Teile. Ich kenne kein gewaltsames Verfahren, welches trefflicher oder brauchbarer wäre als dieses Verfahren; denn eine in gerader Richtung auf die Wirbelsäule selbst ausgeübte Streckung bietet unten, nach dem sog. »heiligen Beine« (Kreuzbein) zu, keinen Angriffspunkt, wohl aber thut sie das oben nach dem Halse wie dem Kopfe zu, doch gewährt die Streckung, an dieser Stelle in Anwendung gebracht, nicht bloss einen hässlichen Anblick, sondern sie kann wohl, in stärkerem Masse angewandt, auch noch Schäden anderer Art hervorrufen. Ich habe ehemals versucht, den

Jonas Arnold
Tabula 46

(oberer Teil, 10 x 13 cm)
nach S. 182
aus: D. Joannis Sculteti (1595-1645)
Wund-Arzneyisches Zeug-Haus
Johann Serlin, Frankfurt, 1666

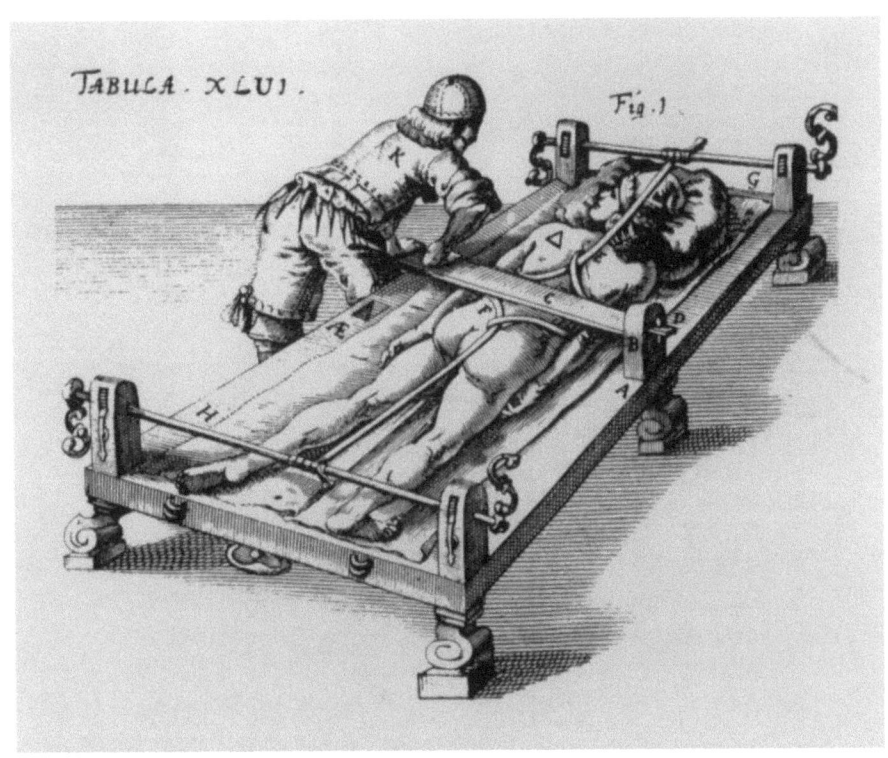

Betreffenden auf den Rücken zu legen, einen nicht aufgeblasenen Schlauch unter den Höcker zu breiten und dann mit Hilfe eines Rohres, wie man es in der Schmiedewerkstätte gebraucht, in den untergelegten Schlauch Luft einzublasen. Allein damit hatte ich kein Glück; sobald ich nämlich den Patienten stark streckte, gab der Schlauch nach und konnte ich die Luft nicht zum Einströmen zwingen, ausserdem war unausgesetzt Veranlassung zum Rutschen gegeben, da ja beides auf dieselbe Stelle zu drängte, der Höcker des Menschen nicht minder wie die Rundung des sich füllenden Schlauches; sobald ich hingegen den Betreffenden nicht heftig streckte, so rundete sich zwar auf der einen Seite der Schlauch durch die Luft, andererseits bog sich der Patient an jeder anderen Stelle mehr als an der, wo es von Nöten war. Ich habe auch dies mit voller Absicht niedergeschrieben, denn es ist gut, auch das Verfahren kennen zu lernen, dessen Misslingen beim Versuche zu Tage trat, und zu erkennen, weshalb es misslang.«

SPRACHE UND GESCHICHTE

DAS METAPHORISCHE WORTBEDEUTUNGSFELD »WIRBELSÄULE«

Sehen, Wundern, Innehalten, Anschauen im anthropologischen Sinne von Nachdenken über die Erfahrung, und dies ohne Rücksicht auf praktische Zwecke und ohne durch Angst oder Ehrfurcht gehemmt zu sein (Walter Porzig, 1950: »Unterschätzung der Schwierigkeit und naives Selbstvertrauen stehen an der Wiege jeder Wissenschaft«) – dies möchten wir für dieses Buch nicht nur mit bildlichen Darstellungen der Wirbelsäule versuchen, sondern auch zu Überlegungen über die Sprache anregen.

Nicht nur zur mythologischen Betrachtung einladend, erhalten wir schon in der Genesis einen Hinweis auf unsere Fragestellung:

»Und Gott der Herr machte aus Erde alle die Tiere auf dem Felde und alle die Vögel unter dem Himmel und brachte sie zu dem Menschen, daß er sähe, wie er sie nennte; denn wie der Mensch jedes Tier nennen würde, so sollte es heißen.«

(1. Mose 2,19)

Selbst Gott sah, hielt inne und betrachtete – das wollen wir hier unbedingt festhalten. Doch weiter: laut Bibel »heißen« die Dinge wie sie heißen, weil sie der erste Mensch im Auftrag und in der Vollmacht Gottes so genannt hat. Adam nennt seine Frau »Männin« (Hebräisch:»isch = Mann«; »ischa = Männin oder Weib«). Damit findet in der Bibel nicht nur eine erste Benennung statt, sondern Adam setzt seine Frau zudem aus sprachwissenschaftlicher Sicht vom Wort her zu sich in eine Beziehung. Solche Ableitungen eines Namens aus einem anderen und somit eine Beziehung, Herkunft oder Aufgabe des so benannten Gegenstandes oder der Person finden sich überall da, wo man auf die Sprache aufmerksam wird. Über Sprache, und hier speziell über die bezeichneten Dinge, eröffnet sich dem Menschen ein Weg, die Welt zu verstehen: Jedes Ding hat einen Namen. Im Namen hat die Gottheit oder die Weisheit der Vorväter sich und das wahre Wesen der Dinge offenbar gemacht. Man lebte mit den Begriffen, suchte sie zu verstehen und zu deuten, aber man stellte sie nicht in Frage. Mit der Benennung hatte man gleichermaßen Gewalt über die Sache selbst gewonnen. Gerade Zaubersprüche und magische Formeln entspringen dieser Ur-Vorstellung. Ein modernes Beispiel sind technische Wortneuschöpfungen, bei denen oft mit zusammengesetzten Wörtern die Bedeutung, für die sie selbst stehen, erfaßt wird: z. B. bedeutet das Wort »Halbwertschichtdicke« aus der Physik die Dicke eines Materials, bei dessen Durchdringen die Strahlendosis auf die Hälfte reduziert wird.

Diese Einstellung änderte sich, als die Griechen im 5. Jahrhundert v. Chr. sich und ihre gelebten Bräuche und Vorschriften (»nomos«) durch Kontakt mit anderen Völkern in Frage gestellt sahen. Maßstab für die Gültigkeit der »Nomoi« und der Grund dieser Gültigkeit wurde ihnen die vernünftige Überlegung. Sie versuchten, in das Wesen und den natürlichen Zusammenhang der Dinge einzudringen, um daraus das Zweckmäßige, das Allgemeine und von Natur aus Gültige zu erkennen. Wenn der Sprachgebrauch nun wirklich nur Gebrauch, nur »Nomos« war, dann unterlag er der Vernunft und konnte erkannt werden. Wenn aber im Gegensatz dazu die Sprache und ihre Formen wesenhafte Beziehungen der Dinge widerspiegelten, dann erschloß sich für den Kundigen in ihr eine Quelle tiefer Einsicht in das Wesen der Welt selbst.

Während die Denkrichtung des Herakleitos von Ephesos die Wörter der Sprache in Ur-Wörter und abgeleitete Wörter einteilte und die Sprache für die Erkenntnis des Wesens der Dinge heranzog, kam Platon in seinem Dialog *Kratylos* zu dem Schluß, daß die Sprache nicht der Weg sei, das Wesen der Dinge zu erkennen.

»Es ist schwer über Sprache zu sprechen, weil es mittels Sprache geschehen muß. Es ist das Eichen eines Maßes an diesem Maß selbst; ein Beschauen gefärbten Glases durch gefärbtes Glas; ein Münchhausensches Ziehen am Schwanz des Pferdes, auf dem man sitzt« (Johann Andreas Schmeller; nach Prof. R. Brunner). Nur über die gesprochene oder die geschriebene Sprache können wir unser Denken und Fühlen mit anderen annähernd exakt austauschen. Ja, gelegentlich müssen wir »laut denken«, d.h. wir ordnen unser Denken nach dem, was wir uns vorgesprochen haben. Der berühmte historische »Streit« zwischen der Sprachforschergruppe um Benjamin Lee Whorf und der um Helmut Gipper, was zuerst dagewesen sei, das Denken oder die Sprache, ist heute zwar abgekühlt, aber ebensowenig entschieden wie der »Streit« der alten Griechen. Gerade aber aus dieser Diskussion erwachsen neue Ideen.

Worte bewirken Assoziationen, Gefühle und Reaktionen. (Mit den detaillierten Zusammenhängen von Assoziationen, Sprache und Unterbewußtem beschäftigt sich die Sprachpsychologie. Siehe entsprechend Friedrich Kainz, 1969, und Hans Hörmann, 1977, im Literaturverzeichnis. Die Auseinandersetzung mit diesem Thema überschreitet jedoch das Anliegen dieses Buches).

Bewußt und unbewußt gebrauchen Sprachbenutzer, und damit auch Mediziner und ihre Patienten, Phrasen und Redewendungen, die – unbewußt als Bilder gesprochen – ihre innere Haltung widerspiegeln.

Für dieses Buch wollen wir im folgenden das Wort- und Bedeutungsfeld der Wirbelsäule näher untersuchen. Dahinter steht, daß jeder Patient mit Rückenbeschwerden selbst ein Sprachbenutzer ist und ebenfalls Anteil an den Phrasen und Wendungen hat, die wir im Sprachgebrauch verwenden. Selbst wer nie diese Ausdrücke verwendet, würde sie doch sofort verstehen. So klingt bei der bloßen Äußerung über Rückenbeschwerden wesentlich mehr an Bedeutung an, als bei der Erkrankung tatsächlich an rein körperlichem Schaden vorliegen muß. Umgekehrt haben einige Redewendungen über solche Beschwerden und damit geäußerte Vorstellungen Eingang in die Sprache gefunden. Daß Menschen wiederum innere Vorgänge auf den Körper und seine Teile projizieren, ist schon lange vor Entstehung des Fachgebiets der Psychosomatik bekannt. An der Untersuchung zum Sprachgebrauch der Patienten und Therapeuten mit der Suche nach neuen Ansätzen zu Diagnose und Therapie über ein besseres Verständnis der Wirkung von Sprechakten wird an der Universität Ulm gearbeitet: die »Ulmer Textbank« als Beispiel empirischer Psychotherapieforschung.

Ziel der folgenden Untersuchung ist nicht die sprachwissenschaftliche Aufarbeitung der einzelnen Begriffe, sondern eine Ordnung in Bedeutungseinheiten. Wir wollen dabei die Begriffe, die mit der Wirbelsäule in Zusammenhang stehen, gemeinsam betrachten: Rücken, Rückgrat, Hucke, Buckel, Hals, Genick, Nacken und Kreuz.

Dabei möchten wir um Verständnis bitten, daß die angegebenen Wendungen durch die im Inhaltsverzeichnis angegebenen Wörterbücher nur »grob« belegt wurden. Da die einzelnen Wendungen in einer Vielzahl deutscher Sprachräume und Wörterbücher belegt sind, hätten die – streng sprachwissenschaftlich selbstverständlich notwendigen – Anmerkungen, Kommentare und Nachweise den Umfang des vorliegenden Aufsatzes vervielfacht und den Lesefluß erheblich gehemmt. Geplant ist eine gesonderte Veröffentlichung, die diese Angaben enthalten wird.

ZUR ETYMOLOGIE

Das Wort »Wirbel« läßt sich bis auf das germanische Wort »hwerbila«: (= Kreis, Ring, Scheitel) zurückverfolgen (althochdeutsch: hwerban = sich drehen; gotisch: hvairban = wandeln). Die seither verwendeten Bedeutungen vereinigen sich alle auf »sich drehen«.

»Säule«: gotisch »sauls« und »gasuljan« = gründen, alt- und mittelhochdeutsch »sul« (gen., dat. und plur. »siule«) hat stets die Bedeutung einer Stütze – entweder im architektonischen Zusammenhang oder freistehend. Verschiedene Materialien wie Holz, Stein, Metall sind möglich. Eine außergermanische Entsprechung findet sich nicht.

Das zusammengesetzte Wort »Wirbelsäule«, aus dem Bestimmungswort »Wirbel« und dem Stamm- oder Grundwort »Säule«, ist aber erst seit 1811 (Illiger: *Mammalia*) belegt. Als »Dreh-Säule«, d. h. als bewegliche Säule scheint hier die deutsche Sprache im Vergleich zu ihren europäischen Nachbarn einen treffenderen Ausdruck gefunden zu haben, der sowohl eine statische, als auch eine dynamische Komponente besitzt.

»Rücken« läßt sich althochdeutsch bis auf »hruck, rukke, hrukki« zurückführen. Die indogermanische Wurzel »hrugja« ist nur erschlossen (altindisch »kruncati« = krümmt sich). Außergermanisch vergleicht sich lateinisch crux, crucis, »Rücken« und bezeichnet zunächst nur die hintere Körperseite gegenüber Brust und Bauch. Durch die Zusammensetzung mit »grat« (von indogermanisch (erschlossen) »ghree, gher« = Grat, Gräte, etwas spitz und hart Hervorstehendes) wird die Columna spinae als eigenständiger Teil des Rückens weiter differenziert. Das Wort »Rückgrat« ist erst seit dem 15. Jh. belegt und hat seitdem ältere Synonyma wie »Rückenbein«, »Rückendorn« und »Rückenknochen« kontinuierlich verdrängt.

»Hucke«: Eine »Hucke« ist ursprünglich eine auf dem Rücken getragene Last. Althochdeutsch: »hahkul«. Daneben scheint es auch die Bezeichnung für eine Art Kapuze oder eine Bedeckung gewesen zu sein. Spätestens im Mittelhochdeutschen wurde es schon synonym für Rücken gebraucht. Etymologisch verwandt ist »hocken«. Bei dieser kauernden Bewegung bildet der Rücken eine natürliche Krümmung. Die bildliche Parallele mag die Akzeptanz des Begriffes »Hucke« gefördert haben.

»Buckel«: Das mittelhochdeutsche Wort »buckel« (f/m) ist von dem altfranzösischen Wort »bouche« = »Schildknauf« entlehnt, das seinerseits aus dem lateinischen »buccula« = kleine Backe als Diminutiv zu lat. »bucca« = urspr. »aufgeblasene Backe« entstammt. Seit frühneuhochdeutscher Zeit bezeichnet das Wort verschiedene Erhebungen wie etwa Hügel und »krummer Rücken«. Letzteres wohl unter dem Einfluß des Wortes »bücken«.

Die norddeutsche Variante »Puckel« wiederum ist sprachlich eng verwandt mit »Pickel«. So war der »Buckel« ursprünglich als »(Eiter-) Pickel des Rückens« eine derbe Scherzbezeichnung, die bereits für das 16. Jh. belegt ist.

»Hals« (»Dreher des Kopfes«): Für alt- und mittelhochdeutsch »hals« und lat. »collum« wird die gemeinsame Ausgangsform »layolso«, und dann weiter »kuol« (= drehen) erschlossen. Der Hals wäre also als »Ort der Drehung« zu verstehen. Im neuhochdeutschen »halsen«, d. h. mit dem Schiff wenden, hat sich diese Bedeutung noch direkt erhalten.

»Genick«: Das mittelhochdeutsche »genic(ke), genack, genäck« ist eine Kollektivbildung zu »necke«. Dieses steht im Ablaut zu »Nacken«.

»Nacken«: althochdeutsch »knack«, mittelhochdeutsch »nac(ke)« (altirisch »knock« = Hügel, Erhebung) steht für Hinterhaupt, Nacken, und hat sich im Laufe der Zeit weder in Wortlaut noch in der eine Körpergegend bezeichnenden Bedeutung stark verändert.

»Kreuz«: mittelhochdeutsch »kriuze«, althochdeutsch »kruzi« ist vom lateinischen crux, crucis entlehnt. Die meisten Redewendungen beziehen sich aber auf das »Kreuz Christi«. Diese sind seit dem 8. Jahrhundert belegt. Die Bezeichnung »Kreuzbein« (Os sacrum) und die davon abgeleiteten Redewendungen finden wir erst seit dem 17. Jh. Die Benennung des »Os sacrum« als »heiliger Knochen« hat seinen Ursprung in antiken ägyptischen Vorstellungen, wonach die Spermien in dem das Kreuzbein umgebenden Teil gebildet werden. Daneben spielte es auch im Mythos von der Zerstückelung des Osiris eine Rolle.

EINTEILUNG IN WORT- UND BEDEUTUNGSFELDER

Rücken als Körperteil

Überbegriff: »Beschaffenheit«: körperliche und seelische Stärke, Schutz, Stabilität, Ehrlichkeit

1. Beschaffenheit des Rückens
2. Rücken als natürlicher Schutz und Abwehr
3. Rücken im Zusammenhang mit Essen und Trinken
4. Rücken im Zusammenhang mit Sauberkeit

Überbegriff: »Form«: Aufrichtigkeit, Widerstandsfähigkeit, Selbstbewußtsein
5. Nach der Form des Rückens
6. Rücken als Körperteil, auf das man sich legt

Überbegriff: »Tragen«: Kraft, Ertragen, Standhaftigkeit, Autarkie, Besitz
7. Rücken zum Tragen von Lasten
8. Schläge auf den Rücken
9. Rücken in der Rechtssprache

Überbegriff: »Nicht einsehbar«: ohne unser Wissen, kein Interesse, Verletzlichkeit
10. Rücken als die abgekehrte Körperseite
11. Rücken als die Körperseite, die man mit eigenen Augen nicht einsieht
12. Rücken als die wehrlose Seite des Körpers

Übrige Wendungen:
13. Rücken im Zusammenhang mit (Temperatur-) Empfindung
14. Rücken als Umschreibung in der Fäkalsprache
15. Spezielle Redewendungen zum Hals als Teil des Rückens

Das Wort »Rücken« auf Objekte übertragen

Zusammenfassung

Überbegriff: »Beschaffenheit«: körperliche und seelische Stärke, Schutz, Stabilität, Ehrlichkeit

RÜCKEN ALS KÖRPERTEIL

1. Nach der Beschaffenheit des Rückens: Nach seiner Beschaffenheit wird der Rücken als breit, stark, schwach, krumm u. ä. bezeichnet. Die in »breiter Rücken« (Kreuz, Buckel) angedeutete Stärke wird direkt auf die Psyche übertragen, die eine größere Anzahl von Unpäßlichkeiten, Mißgeschicken und Anfechtungen locker wegsteckt.
   »Zeigt er sein Kreuz«, so widersetzt er sich nur. Wer kein »breites Kreuz« hat, dem muß man den »Rücken stärken«. Und wenn es einer allein nicht schafft, oder wenn die Aufforderung »halte den Rücken steif« nicht ausreicht, muß man »die Rücken tapfer zusammentun« und der Sache den »Rücken halten«.
   Leichter hat es da jemand mit »steifem Nacken«, der ist nämlich »halsstarrig«, dickköpfig und weiß sich auf seine Art zu schützen. Verächtlich urteilen wir über jemanden, der »kein Rückgrat« hat, auf den ist kein Verlaß, der »beugt das Recht« und die Wahrheit wie er will. Fassen wir die Bedeutungen nach der Beschaffenheit zusammen, so läßt sich »Rücken« als Bild der körperlichen und seelischen Stärke verstehen.
   Die Bibel, die für unseren Kulturkreis so wichtige Grundlage, belegt ebenfalls diese Bilder: sowohl bildlich, wie in 2. Kön. 17,14: »Sie gehorchten nicht, sondern härteten ihren Nacken«, als auch übertragen, wie in 2. Mos. 23,6: »Du sollst das Recht deines Armen nicht beugen in seiner Sache«», oder: »hohe Männer werden sich bücken müssen« (Jes. 2.11).

2. Rücken als natürlicher Schutz und Abwehr: Wir »rutschen« jetzt quasi »den Buckel hinunter«: Bei diesen Redewendungen deutet sich all das an, was uns aufgrund eines widerstandsfähigen Rückens nichts bedeutet. »Das macht der Katz kein Buckel« (= es hat nichts zu bedeuten, es hilft oder schadet nicht), geht in die gleiche Richtung wie »du bist hinten grat wie am Buckel« (= du bist mir egal) oder: »das trägt sich am Buckel« (= versteht sich von selbst). »Schneid' mir's vom Buckel ra« ist eine Abfertigung, wenn man das Verlangte nicht geben kann. Ein ähnliche Gleichgültigkeit drückt sich in den folgenden Wendungen aus: »He dreiht dr' heel geen Nacke na« (= er kümmert sich nicht im Geringsten darum) und »Müggen – hebben de ok Rüggen« (= ist das der Rede wert?).
   Die Strukturen des Rückens wie Haut, Muskeln, Knochen etc. drücken hierbei eine natürliche Abwehrkraft aus: Einerseits wird über diese Schutzfunktion die Geringfügigkeit der Einwirkung betont, andererseits wird deutlich, daß es keine »mittleren Schmerzen« in unserer – unbewußten – Auffassung für den Rücken gibt: entweder der Störfaktor prallt gleich ab – oder er wird uns recht schnell unangenehm.

3. Rücken im Zusammenhang mit Essen und Trinken: Die Redewendungen um den Hals betreffen unser Thema nur insofern, als der Hals außer dem Verdauungstrakt und anderen Strukturen auch den obersten Teil des Achsenorgans beinhaltet. »Den Hals ölen«, »in den Hals gießen«, »den Hals absaufen«, »jemanden den Hals stopfen« gehören ebenso in diese Sparte wie: »die Sache will mir net den Hals nab«, »mir ist etwas in den unrechten Hals gekommen«, oder: »sich in den Hals hinein schämen«. Den Rücken betreffend finden sich nur wenige

Wendungen. Sie stehen stets im Gegensatz zum Bauch und sind bildlich nicht eigenständig, weisen aber dennoch auf den Rücken als etwas Festes und Stabiles hin. Hierzu gehören: »der frißt, wie wenn sein Buckel offen wär«; »wenn nur Buckel auch Bauch wär«. Daneben: »der Wein steigt mir den Buckel nauf«.

4. Rücken im Zusammenhang mit Sauberkeit: Die Wendung »er hat den Buckel nicht rein« bedeutet so viel wie: er trägt eine Schuld. Hierbei klingt natürlich auch die Bedeutung des Tragens an. Der Unbeteiligte »steht da mit reingewaschenem Hals« (= unbescholten), ein Ausdruck, der durchaus auch eine naiv-lächerliche Komponente enthält. Dies gilt ebenso für den Ausdruck »feldgrauer Hals« (= schmutzig).

Überbegriff: »Form«: Aufrichtigkeit, Widerstandsfähigkeit, Selbstbewußtsein

5. Form des Rückens: Ein krummer Rücken – sei er angeboren oder erworben – macht mißtrauisch einem Andersartigen gegenüber: Als »buckelige Hexe« gefürchtet, oder wenn keine Gefahr droht, etwas erleichtert verspottet.
Freiwillig gekrümmt als »Katzbuckeln« drückt sich so eine demütige, unterwürfige, dienstbereite, fast furchtvolle oder sklavische Haltung aus: »Im Kopfe dumm, im Rücken krumm« (Goethe). Wer sich hingegen wehrt, dem wird das »Rückgrat gebrochen« (Hals, Genick, Rücken), d.h. mit dem ist es ein für alle Male aus – wirtschaftlich wie seelisch –, von dem ist kein eigener Wille und Trotz mehr zu erwarten. Wenig robusten Persönlichkeiten wird der »Nacken unter dem Joch gebeugt« oder »der Fuß auf den Nacken gesetzt« – ein Zeichen dafür, daß der Widerstand gebrochen wurde.
Ein »eingezogenes Genick« schützt den Hals, macht ihn weniger verwundbar, und äußert somit eine abwehrende oder eine sich duckende Haltung der Verteidigung. Eine Frau, die »vorne einen Buckel kriegt«, wird schwanger. »Du bist die bucklige Demut« (= geheuchelte Bescheidenheit) ist dagegen blanke Ironie.

6. Rücken als das Körperteil, auf das man sich legt: In der Regel wird das Schlafen ohne zusätzliche Benennung des Körperteils, worauf wir liegen, ausgedrückt. Wird der Rücken dabei speziell genannt, kann man stets eine Übertragung vermuten. So bedeutet »auf dem Rücken liegen« auch Faulenzen.: »He arbeidt geern mit'n lieke Rücken« heißt es entsprechend im Norddeutschen.
Wenn jemand äußert: »ich brech im Kreuz ab«, so legt er sich nach harter Arbeit zum Schlafen hin. »Sich auf den Rücken legen« oder »auf dem Rücken zur Kirche gehen« drückt den Tod als ein Entschlafen aus. Aktiv »jemanden auf den Rücken legen« kann sowohl »ein beim Ringen besiegen«, als auch »ihn einer Tat überführen« bedeuten. Ist jemand sehr erstaunt oder erschreckt, so ist er »auf's Kreuz gefallen«. Doch variiert hier die Bedeutung. Zum einen direkt-bildlich: Wer auf den Rücken fällt kommt nicht mit den Füßen zuerst auf (= hilflos), zum anderen: jemand hat Pech gehabt. Noch stärker deutlich wird die Unpäßlichkeit in der Wendung: »jemanden auf's Kreuz legen«. Hier ist die Komponente der Überraschung mit der Hilflosigkeit kombiniert. »Eine Frau auf's Kreuz legen« bedeutet sie prahlerisch-herablassend zum Beischlaf willig machen. »Geld auf dem Rücken verdienen« ist eine Umschreibung der Prostitution.

Ein liegender Rücken drückt so stets – wie auch jede horizontale Linie eines Gemäldes – Ruhe aus. Dies vor allem im Gegensatz zu den aufrechten, aktiven, »sich im Aufbruch befindlichen« Wendungen der Absätze 1. bis 5.

Überbegriff: »Tragen«: Kraft, Ertragen, Besitz, Standhaftigkeit, Autarkie

7. Rücken zum Tragen von Lasten: Wer schwere Lasten trägt muß »buckeln« und sich »buckelig schaffen«. Legen andere einem die Last auf, so »halsen sie ihm etwas auf«. Im Norddeutschen wird der Nacken häufig auch als Sinnbild des Tragens verwendet: »he sitt mi still weg up de Nacken« (= er bedrängt mich andauernd); »se liggen hum up de Nacken« (= der betreffende muß andere versorgen); auch: »se placken hum't all up de Nacken«. Doppelt übertragen kann man selbst »etwas auf seinen Buckel nehmen« (auch: »das geht über meinen Rücken«) – oder eine Verantwortung z. B. wird jemandem »an's Kreuz gehängt«, so macht man umgekehrt jemanden für etwas verantwortlich.
Besonders schwere Arbeit »drückt einem schier das Kreuz ab« – eine Wendung, die auch im Englischen als »backbreaking« eine Entsprechung hat. Im übertragenen Sinne können Lasten aber auch Jahre sein, z. B. »60 Jahre auf dem Buckel«. Diese Wendung kommt auch eigenständig vor wie in: »das ist ein rechter alter Buckel«; oder: »wenn sie die Lenzen auf dem Buckel sticht«. Eine weitere Wendung: »das hängt ihm am Nacken« meint Makel, die jemandem anhaften. Und wenn Frau Maier »das Fenster immer am Hals hat«, dann schaut sie oft aus dem Fenster. Gegen Ende sei noch die Phrase: »Glück und Unglück tragen einander auf dem Rücken« erwähnt, die ausdrücken will, daß Glück und Unglück eng miteinander verbunden sein können, und daß ein Ereignis eine positive und eine negative Seite hat.
Mit dem Wort »Hucke« verbinden sich die häufigsten Ausdrücke zum Thema Lasten: »die Hucke vollschwindeln, vollügen, vollsaufen, vollhauen, vollschwatzen, vollachen, vollfressen, volljammern« sind uns alle geläufig. Auch »auf der Hucke haben« versinnbildlicht wie die Wendungen um den »Nacken/Genick/Hals« den Zustand, mit etwas belastet zu sein. »Jemandem auf der Hucke sitzen« meint jemanden antreiben. Und wer »den Teufel auf der Hucke hat«, der hat sich über mögliche Folgen einer Handlung Gedanken zu machen. Gescheiter als andere ist der, der seine »Waren am Buckel verkauft« – gleichsam seine Waren verkauft, ohne sie vorher erst auspacken zu müssen. Zusammengefaßt läßt sich »Rücken« hier als Symbol für körperliche und seelische Kraft ableiten.
8. Schläge auf den Rücken: Die Umgangssprache ist in Bezug auf Prügel besonders erfinderisch – alle Wendungen aufzuzählen erscheint kaum möglich. Die Strafandrohung »du kriegst den Buckel voll«, »den Buckel gerben«, »die Hucke vollschlagen«, »du kriegst wat up de Nacken«, oder »Nackenschläge« sind nur einige Beispiele aus einer Vielzahl. Eher scherzhaft gemeint ist dagegen die Wendung: »jemanden den Rücken fegen«. Empfangene Schläge mögen hinterher »brennen, schmerzen oder jucken«. So erklärt sich die Wendung: »dich juckt wohl der Buckel?« – als zarte Anfrage nach provozierendem Verhalten, ob man denn Prü-

gel möchte. Auch die Angst vor Prügel oder Strafe wird mit »jucken« oder »beißen« ausgedrückt, wie in: »da müßte mich der Buckel beißen«.

Die hier aufgeführten Wendungen drücken alle ein Erduldenmüssen aus. Wir leiden also mit dem Rücken. Da wir diese Körperseite nicht einsehen (siehe I. 11.) und nicht direkt verteidigen (siehe I. 12.) können, müssen wir das Ungemach ertragen (siehe I. 7. und I. 8.).

9. Der Rücken in der Rechtssprache: Aus der Situation heraus, etwas auf dem Rücken zu tragen, entwickelte sich sehr früh nicht nur die Vorstellung das auch zu besitzen, was man eben trägt, sondern zudem die eigene Unabhängigkeit. Damit assoziiert sind wiederum die Begriffe »Standhaftigkeit« und »Autarkie«. Seit dem 14. Jahrhundert ist die Wendung belegt: »ein gut mit eigenem rucken mit besitzen«. Dieser Ausdruck ist heute nicht mehr üblich. Nur im Plattdeutschen hat sich eine neusprachliche Wendung erhalten: »de Deer hett'n groot Recht, wenn he't Good man erst up de Nacken hett« (der hat gerade Recht, wenn er sein Gut erst einmal auf dem Rücken hat) – dann nämlich wird angenommen, daß es ihm gehört.

Überbegriff: »Nicht-einsehen«: ohne unser Wissen, kein Interesse, Verletzlichkeit

10. Rücken als die abgekehrte Körperseite: Der Rücken ist die den Bewegungen der Gliedmaßen abgekehrte, hintere Seite des Körpers. Unter diesem Gesichtspunkt erscheint der Rücken in mannigfachen Wendungen. Bei den meisten entwickelt sich aus der eigentlichen Bedeutung eine übertragene, wobei Rücken den allgemeinen Sinn der Rückseite gewinnt, die sich abwendet und abkehrt.

So bedeutet »jemandem oder einer Sache den Rücken kehren« zunächst nur soviel wie abgeneigt zu sein und kein Interesse zu zeigen. Vom Betroffenen aus gesprochen: »he dreiht mi de Rücken to« oder: »er sieht mich mit dem Rücken an« (= absichtlich nicht beachten oder übersehen) wird dies aber auch mit bitterem Unterton als Geringschätzung empfunden. Gleiches gilt, wenn »se krieken hum mit de Puckel an« (= sie achten ihn nicht) aus der Sicht Dritter gesprochen wird. Weiter betont wird diese Haltung mit dem Ausdruck »Person oder Glück z. B., die/das einem den Rücken wendet«. In der Wendung: »der sitzt mit dem Rücken zum Licht« wird hingegen ausgedrückt, daß sich der Betroffene selbst im Weg steht. »Dem Feind den Rücken bieten« umschreibt den Vorgang der Flucht.

Die hier vorgestellten Ausdrücke beziehen sich auf ein aktives Abwenden. Ihre Bedeutungen lassen sich zusammenfassen auf: »kein Interesse haben« an einer Person oder einem Objekt.

11. Rücken als die Körperseite, die man mit eigenen Augen nicht einsieht: Wenn also etwas »hinter jemandes Rücken getan wird«, so um dessen Aufmerksamkeit zu entgehen, und um dessen Reaktion zu vermeiden. Bei der Wendung »he kann blot achter de Rücken proten« (= er kann nur hinter des anderen Rücken reden = üble Nachrede) wird gleichsam doppelt übertragen: vom Körperteil auf eine Körperseite, von dort auf die geistige Haltung.

Die Geringschätzung über jemanden, dem man »nur den Rücken zuwenden braucht«, und der sich dann anders verhält als abgemacht, steckt im Ausdruck selbst. Solchen und anderen Zeitgenossen »sieht man lieber in den Buckel als in das Gesicht« (= man sieht ihn lieber gehen als kommen). In anderem Zusammenhang heißt es aber: »er muß dem Letzten an den Buckel sehen« (= er ist der letzte im Wirtshaus). Ohne die Aufmerksamkeit des anderen auf sich zu ziehen, wird etwas »hinter jemandes Rücken getan oder verabredet«. Daneben soll man niemanden »hinter seinem Rücken verdächtigen«. Umgekehrt kann man etwas »hinter seinen Rücken halten« und so vor anderen verbergen. Jemandem einen – üblen – Vorwurf »in den Rücken brennen«, bedeutet jemanden brandmarken. Bildlich gesprochen heißt das: alle anderen sehen es sofort, nur der Betroffene nicht. Das Wieder-los-werden ist äußerst schwierig – am Rücken besonders.

Die hier beschriebenen Wendungen beziehen sich im Wesen auf Vorgänge um uns herum, die sich, obwohl für uns von Interesse, unserer Aufmerksamkeit entziehen.

12. Rücken als die wehrlose Seite des Körpers: Agieren können wir nur nach vorne. Damit sind wir über die hintere Körperseite leichter angreifbar als von vorne. Zunächst empfiehlt es sich, »den Rücken freizuhalten«. Sich und anderen »deckt man den Rücken«. Um sich den Rücken frei zu halten, wird es gelegentlich notwendig, »mit dem Rücken zur Wand« oder »Rücken an Rücken« zu kämpfen. Auch muß man zusehen, daß man mit dem »Rücken zur Wand kommt«, also von hinten her Deckung gewinnt.

Ambivalent wird es, wenn einem etwas »im Nacken sitzt«: Ist es die Angst oder ein Feind, so befindet man sich auf der Flucht oder man versucht sich der Widerwärtigkeit – d. h. mit der Vorderseite – zu stellen. Andererseits kann es auch der »Schalk« sein, »der einem im Nacken sitzt«. Dies wird eher als freundliches Kompliment verwendet (»he hett Schürkes in de Nack«). Die Wendung »ein Küchlein im Genick backen« (= jemanden als ganz dummen Menschen behandeln oder selbst mit jemandem seine Späße treiben) weist auf Spott hin, dem man sich ja üblicherweise zur Wehr setzt. Wer auf eine Verspottung während der Durchführung nicht reagiert, der ist besonders dumm (mhd. »tumb« = dumpf, unempfindsam).

Gerade aufgrund der Uneinsehbarkeit kann man von hinten her im Rücken leicht überrascht werden und andererseits jemanden »in den Rücken fallen«, womit dieser nicht gerechnet hat. Einige weitere Wendungen beziehen sich auf Sicherheiten, die man »im Rücken« haben kann: Geld, einflußreiche Menschen, Ersparnisse, Wind, etc. Im Norddeutschen ausgedrückt als: »he hett wat achter de Rücken« (= er hat Ersparnisse) und »et hebb ik achter de Rücken« (= das habe ich überstanden).

Übrige Wendungen

13. Rücken und (Temperatur-) Empfindungen: Stellt man sich den Vorgang des »Kreuzbrechens« bildhaft vor, so »läuft es einem eiskalt den Rücken herunter« (auch: »schauderts durch den Rücken«). Hingegen drückt die Wendung »es ist

mir den Buckel nauf ganz heiß geworden« eher das Gefühl der Verlegenheit aus. Anders der Ausdruck »dat sall hum bi de Rücken uplopen!« mit der Bedeutung: er wird sich noch wundern. Hier klingt neben einer taktilen Empfindung auch bevorstehende Strafe an.

14. Rücken als Umschreibung für Fäkales: Weiter unten, »dort, wo die Haut ihr natürliches Loch hat«, wo badisch »Du kannst mir den Buckel nah rutschen ... und kehre unterwegs ein«, dort ist auch das »Kreuz des Südens«. Hier muß das Kreuz als »verlängerter Rücken« seinen »Buckel« für ganz andere Bedeutungen hinhalten. »Dort wo der Rücken seinen anständigen Namen verliert«, sprach Martin Luther kommentierend » als meinte er: leck' mich am Rücken«.
Steht »oberes Kreuz« anatomisch für die Halswirbelsäule, so steht »unteres Kreuz« für Steißbein. Die Mundart hat aber auch physiologische Aspekte berücksichtigt: » den Rücken schneuzen« und »aus dem Kreuz drücken« wird umschreibend für die Defäkation verwendet. Anders: »dem Alten einen Fuffi aus dem Kreuz leiern«, was zu gut deutsch so viel heißt wie: »Der Vater hat sich wohlwollend dazu bereit erklärt, das Vorhaben seines Kindes mit einem Fünfzigmarkschein zu unterstützen«.

15. Spezielle Redewendungen zum Hals als Teil des Rückens: Da der Hals neben dem Achsenorgan auch viele wichtige Verbindungsstrukturen, wie Gefäße, Nerven, Speise- und Luftröhre, enthält, können bei Verletzungen des Halses rasch lebensbedrohliche Schäden entstehen. Dadurch verschieben sich die Bedeutungsinhalte von der Achsenfunktion hin zur Lebensfunktion. Die Übergänge sind fließend.
Da es die Todesstrafe bei uns nicht mehr gibt, kann man sich heute nur übertragen »um Kopf und Kragen reden« oder kann es ihm an »Hals und Kragen« gehen. Wenn eine Sache schief läuft, »kostet's den Hals«. Wer Riskantes tut, der »wagt seinen Hals«, der »muß seinen Hals aus der Schlinge ziehen«, »wenn's an den Hals geht«. Findet er dann einen potenten Helfer, kann er sich diesem »an den Hals werfen«, welcher ersteren wiederum »am Halse hat«. Einerseits fallen wir uns lieben Menschen »um den Hals« und »halsen« (= liebkosen) die Liebste, den Feinden aber »geht's an den Hals« – entweder bildlich-körperlich oder wir »nerven« so lange, bis es dem anderen zum »Halse reicht« und später »zum Halse heraushängt«. Ein »dicker Hals« hingegen bezeichnete früher sowohl eine hochmütige Haltung, als auch den Drang zum Stuhlgang. Einen »dicken Hals schieben« steht heute als Ausdruck der Wut. »Einen langen Hals« macht man in Richtung des Interessanten aus Neugier – »man renkt sich den Hals schier aus« – also zu etwas hin gerichtet. Im Schwäbischen ist »einen langen Hals machen« – von etwas weg – ein Ausdruck des Ekels. Daneben dient der Ausdruck »den Hals strecken« als Umschreibung für »Erbrechen«.
Bei dem Ausdruck »Hals in der Schlinge« wird die germanische Hinrichtungsmethode angesprochen, der Tod durch Erhängen, die in dem obsoleten Ausdruck »Halsgericht« eine eigene Entsprechung gefunden hat. So ist »Hals« sinnbildlich für das Leben überhaupt gebraucht.

DAS WORT »RÜCKEN« AUF OBJEKTE ÜBERTRAGEN

Die hier folgende Überlegung betrifft unser Thema nur am Rande und sei auch nur der Vollständigkeit halber und des besseren Überblicks wegen erwähnt: »Rücken« bei anderen Körperteilen kennen wir u.a. als »Nasenrücken« oder »Handrücken«. Bei Gegenständen finden sich: Buchrücken, Messerrücken oder auch Wasserrücken als ältere Bezeichnung für die Wasseroberfläche.

Technische Bezeichnungen mit Rücken finden sich im Schiffs- und Bergbau (Schiffsrücken; eine mit Erz oder Gestein aufgefüllte, eine ein Flöz durchsetzende Kluft), sowie beispielsweise die Kante eines gefalteten Tuchs.

Abschließend sei noch Erich Maters *Rückläufiges Wörterbuch der deutschen Gegenwartssprache* (III. 26) erwähnt, das mehrere dutzend Wörter auflistet, die auf »-rücken« enden. Auf »-säule« enden weitaus weniger.

ZUSAMMENFASSUNG

In den vorangegangenen Abschnitten wurde versucht, das Wortfeld »Wirbelsäule« zu ordnen und mit entsprechenden Beispielen zu belegen. Mit etwas »Zwang« am Stoff, weil sich die Bedeutungen oft überlappen, lassen sich dem Bereich Beschaffenheit (1. bis 4.) auch die Schutzfunktionen des Rückens, sowie die Bereiche: Essen, Trinken und Sauberkeit zuordnen. Für den »nicht bewußten« Sprachgebrauch ergeben sich somit die Inhalte einer »körperlichen und seelischen Stabilität, eines Schutzes und der Ehrlichkeit«.

Der Form (5. und 6.) läßt sich auch der ruhende Rücken zuordnen. Als Inhalte grenzen sich dann ab: »Aufrichtigkeit, Widerstandsfähigkeit und Selbstbewußtsein«.

Der dritte Überbegriff entsteht unter »Tragen« (7. bis 9.). Hierzu lassen sich weiter gefaßt auch Schläge (ertragen) und Besitz rechnen. Abstrahiert erscheint so: »Kraft, Ertragen, Besitz, Standhaftigkeit, Autarkie«.

Eine vierte Überschreibung läßt sich aus der Uneinsehbarkeit des Rückens ableiten. Dazu gehören die Abschnitte 10. bis 12. mit den Inhalten: »ohne unser Wissen, kein Interesse«, sowie »Verletzlichkeit«.

Die Abschnitte 13. bis 15. lassen sich inhaltlich nur schwer zusammenfassen. An übertragenen und unbewußten Inhalten bieten sie wenig.

Mit den Einteilungen, die sich am Bildhaften orientieren, werden die Bedeutungen des Wortfelds Wirbelsäule eingrenzbar:

Die Wirbelsäule ist das zentrale Achsenorgan nicht nur für den anatomischen Körper, sondern für seelische Belange überhaupt. Damit muß die Wirbelsäule stark genug sein, nicht nur den Menschen selbst zu tragen, sondern auch Lasten anderer Art. Gleichsam ist gerade dieses für uns so zentrale Organ, da für uns selbst nicht unmittelbar an- und einsehbar, besonders verletzlich. Die Beweglichkeit der anatomischen Wirbelsäule und damit deren Anpassungsfähigkeit in jeglicher Hinsicht erhöht diese Wichtigkeit. Ziel der Körper- und Seelenhaltung ist es, nach oben, in die Senkrechte, zu wachsen und zu streben, und nach vorne, mit freiem Rücken, zu agieren. Positiv ausgedrückt impliziert die Wirbelsäule: Kraft, Ausdauer, Standhaftigkeit, Aufrichtigkeit, Ehrlichkeit, Geradlinigkeit – und als Gegenpol: Verletzlichkeit.

M.M.

DIE NONVERBALE KOMMUNIKATION MIT DEM RÜCKEN – EINE ÜBERSICHT

Der aufrechte Gang, ermöglicht durch die Wirbelsäule und die Rückenmuskulatur, ist eines der zentralen Wesensmerkmale des Menschen. Zum Wesentlichen des Menschen gehören – teilweise unmittelbar durch den aufrechten Gang bedingt – die Fortbewegung auf zwei Füßen, die dadurch »frei werdenden« Hände, der opponierbare Daumen, das große und komplexe Gehirn, die stärker als bei Tieren ausgeprägte Hilflosigkeit Neugeborener, die einer langen Fürsorge von Älteren bedürfen, die Sprache mit Metafunktion, das Bewußtsein, die Religiosität und die lebenslange »Spielfähigkeit« (nach I. 9, S. 165).

Der Rücken leistet Schwerarbeit, und doch ist er diejenige Körperregion, über die wir am wenigsten wissen – nach dem Motto, »aus den Augen aus dem Sinn«. Für die Kommunikation kommt hinzu, daß der Rücken kein ausdrucksstarker Körperteil ist, wie zum Beispiel das Gesicht. Trotzdem lassen sich bestimmte Bewegungen mit ihm ausführen, wie beugen, wölben, recken, zusammensacken und schlängeln, die für uns kommunikationsrelevant sind (nach IV. 15, S. 173ff). Es überrascht, daß es kaum wissenschaftliche Untersuchungen gibt, die sich allein mit der nonverbalen Kommunikation des Rückens befassen, während zum Beispiel die Mimik (Ausdruck des Gesichts) und Gestik (Ausdruck der Hände) ausgesprochen fundiert beschrieben wurden. Nur über die Körperhaltung wird der Rücken in Studien berücksichtigt.

Dieser Aufsatz möchte, nach einer kurzen allgemeinen Einführung, das zusammengefaßt anbieten, was zur nonverbalen Kommunikation des Rückens aus heutiger Sicht wissenschaftlich fundiert gesagt werden kann.

NONVERBALE KOMMUNIKATION ALLGEMEIN

Die nonverbale Kommunikation (im Sinne des umgangssprachlich gebrauchten Begriffs »Körpersprache«) beeinflußt in hohem Maß unseren Umgang mit anderen Menschen. Weil sie oft unbewußt abläuft, und wir auf Körpersignale anderer meist nur unbewußt oder gefühlsmäßig reagieren, ist für uns ihre wichtige Rolle nicht offensichtlich. Über verschiedene Körpersignale teilen wir uns anderen Menschen mit: Gesichtsausdruck, Blick, Ausdruck der Hände, Bewegungen mit anderen Körperteilen, Haltung, räumliches Verhalten (z. B. Abstand wahren), aber auch Kleidung und andere »Körperdekoration« (nach IV. 1 und IV. 5). Mit der Erforschung der nonverbalen Kommunikation beschäftigen sich in der Hauptsache Psychologen, Anthropologen, Soziologen, Ethnologen und Biologen. Zentrale Fragen, denen sie nachgehen, sind: Warum und wann werden Körpersignale benutzt? Sind Körperausdrücke angeboren oder erlernt? Sind sie universal gültig, d. h. führen Menschen unterschiedlicher Kulturen die gleichen Bewegungen aus und haben diese Bewegungen die gleiche Bedeutung? (IV. 1 und IV. 18).

Verschiedene Untersuchungsmethoden werden angewendet, wie vergleichende Feldstudien in verschiedenen Kulturen und Befragung von Menschen bezüglich des Ver- und Entschlüsselns von Körpersignalen, indem sie bestimmte Haltungen, Bewegungen darstellen beziehungsweise Bilder mit entsprechenden Haltungen deuten sollen. Weitere Methoden sind die Videoaufnahme mit anschließender Analyse, Beobachtungen von Menschen in einer Laborsituation und im Feld und der Vergleich mit tierischem Verhalten (IV. 1, IV. 4, IV. 8, IV. 9, IV. 10, IV. 12, IV. 16, IV. 18, IV. 20).

Einig sind sich die Forscher im wesentlichen über Folgendes: Zum einen gibt es Körperausdrücke, die angeboren sind. Als Beweismittel werden sowohl auffallend ähnliche Körpersignale bei Mensch und Tier aufgeführt (z. B. Dominanz- und Demutshaltungen, die Entwicklung des Lachens (IV. 1, S. 35 und S. 364)) als auch die Feststellung, daß blind- und taubgeborene Kinder gleiche Gesichtsausdrücke zeigen wie sehende Menschen (z. B. lächeln, weinen, etc.; z. B. IV. 9, S. 586). Zum anderen zeigte Efron (1972) mit seinen Untersuchungen zur Gestik amerikanischer Einwanderer, daß die kulturelle Umgebung des Immigrationslandes ausschlaggebender ist, als die Kultur des Herkunftslandes. Eibl-Eibesfeldt spannt eine Brücke zwischen diesen gegensätzlichen Ansichten, indem er von »einer universellen Grammatik menschlichen Sozialverhaltens« spricht (IV. 9, S. 537), die sich in ihren Details je nach kulturellem Hintergrund unterschiedlich entwickelt hat. Andere Forscher erstellten Karten mit der geographischen Verteilung bestimmter Körperausdrücke, z. B. die Geste »eine lange Nase machen« (IV. 16).

Die nonverbale Kommunikation fließt bei verschiedenen Gelegenheiten mit ein: Sie begleitet das Sprechen oder ersetzt es ganz, sie drückt Gefühle aus und zwischenmenschliche Beziehungen, sie gibt Informationen zur Persönlichkeit und wird in Zeremonien und Ritualen, in der Politik und in der Kunst verwendet (IV. 1, S. 51).

Warum benutzt der Mensch überhaupt Körpersignale, obwohl er doch über eine Sprache zur Kommunikation verfügt?

So lassen sich z. B. manche Umrisse von Gegenständen schneller mit einer entsprechenden Handbewegung vermitteln, als mit der Sprache allein. Auch läßt sich der Mensch durch nonverbale Signale (z. B. eine geballte Faust) stärker beeindrucken und beeinflussen, als durch Worte. Argyle führt dies darauf zurück, daß der Mensch über Teile des nonverbalen Kommunikationssystems der Tierwelt verfügt, ein System, das stammesgeschichtlich älter ist. Die Kontrolle durch das Bewußtsein ist entsprechend geringer und ihr Echtheitsgrad entsprechend höher. In zwischenmenschlichen Beziehungen empfinden wir es oft störend, Dinge direkt und nachdrücklich über die Sprache mitzuteilen statt indirekt und vorsichtig über Körpersignale (z. B. Antipathie). Es wäre oft verwirrend und wenig wirksam, Körperausdrücke in Worte fassen zu wollen (nach IV. 1, S. 361ff).

Ursprung mimischer Gesichtsausdrücke sind häufig Bewegungen, die von körperlichen Bedürfnissen oder Reaktionen herrühren und nun im übertragenen Sinn angewendet werden. Beispielsweise verengt derjenige, der bei greller Sonne etwas (in weiter Ferne) erkennen will, seine Lidspalten ebenso wie der, der mit gleicher Konzentration versucht, sich an ein Ereignis der Vergangenheit zu erinnern (IV. 21, S. 23; weitere Beispiele bei IV. 9, S. 552 und S. 588).

Innere Haltung und körperlicher Ausdruck sind so miteinander verbunden, daß sich das eine nicht vom anderen trennen läßt. Sie beeinflussen sich gegenseitig. Die Fortführung dieser Überlegungen gipfelt in der Aussage der fernöstlichen Sichtweise: »Ich bin mein Körper« statt »Ich habe einen Körper« (IV. 5, S. 72). Dies drückt deutlicher aus, daß körperliche Verkrampfung die Folge von seelischer Verkrampfung sein kann und umgekehrt.

Auch wenn jemand verbal nicht spricht oder antwortet, so »spricht« doch sein Körper – ohne dies unterdrücken zu können. Zutreffend formuliert Watzlawick in seiner ersten Kommunikationsregel: »Man kann nicht nicht-kommunizieren« (IV. 23, S. 49 und S. 51).

Bei der Deutung von Körpersignalen ist zu berücksichtigen, daß ein Körperausdruck in der Regel mehrdeutig ist. Die momentane Situation und Umgebung sind ebenso miteinzubeziehen wie andere Körpersignale und verbal Gesprochenes. (IV. 19, S. 13; IV. 5, S. 62f).

NONVERBALE KOMMUNIKATIONSMÖGLICHKEIT DES RÜCKENS

Wie oben erwähnt, gibt es in der Literatur kaum Arbeiten zur »Körpersprache des Rückens«. Der Rücken wird vor allem unter dem Überbegriff Körperhaltung, bei einigen Autoren auch unter: Bewegungsweisen, Stehen, Gehen, Sitzen ... besprochen. Oft steht dabei die Vorderseite des Menschen im Blickpunkt und damit der Oberkörper, Brustkorb, Schultern, Kopf, Hals, Bauch, denn deren Aufblähen, Einsinken, Neigen, Senken, Strecken ... bestimmt auch die Haltung des Rückens.

Die folgenden Erläuterungen zur Symbolik der »Rückensprache« zeigen, daß vieles davon Eingang in Redewendungen gefunden hat: z.B. »Rückgrat haben«, »den Rücken steif halten«, »etwas den Rücken kehren«, »erhobenen Hauptes«, »sich etwas beugen«, ... (vgl. das Kapitel »Das metaphorische Wortbedeutungsfeld Wirbelsäule«; sowie: IV. 19, S. 168; IV. 21, S. 54). Das macht den Zusammenhang zwischen körperlichem Ausdruck und seelisch-geistigem Hintergrund um so deutlicher.

Laut Argyle drückt die Körperhaltung stärker die Intensität von Gefühlen aus, während die Mimik eher die Art der Gefühle zeigt (IV. 1, S. 111 und S. 279). Im Bereich zwischenmenschlicher Beziehungen spielt die Körperhaltung durch das Ausdrücken von Nähe und Distanz eine wichtige Rolle (s. Punkt 6) sowie Dominanz und Unterwerfung (s. Punkt 2 und 3) (ebenso: IV. 1, S. 123 und S. 276ff).

Mittel des Ausdrucks sind dabei: die zwanglose, gerade Haltung; die Haltung mit aufgewölbtem Brustkorb und Neigen nach hinten; die Haltung mit eingesunkenem Brustkorb und Neigen nach vorne.

1. Zwanglose, gerade Haltung: Laut Stangl (IV. 21, S. 43) handelt es sich um eine »lockere, gelöste, gleichzeitig straff anmutende Körperhaltung«. Birkenbihl (IV. 5, S. 72) und Molcho (IV. 17, S. 75) betonen zusätzlich die Standhaftigkeit und Bodenhaftung, das »mit beiden Beinen auf der Erde stehen«. Eine solche Haltung schließt auch die Übertragung auf die Psyche mit ein, und würde von der äußeren Haltung auf eine innere schließen lassen. Birkenbihl führt dies weiter fort, indem sie sagt: »Je gerader jemand steht, desto aufrechter ist seine innere Haltung« (IV. 5, S. 75). Sie betont hier auch die Offenheit in Bezug auf den Hals- und Brustraum, d.h. der betreffende Mensch fühlt sich sicher und schützt nicht instinktiv aufgrund drohender Gefahr seine Halsschlagader durch Krümmung nach vorne. Für Birkenbihl drückt eine solche Haltung »Offenheit anderen und der Welt gegenüber« aus, ebenso wie »eine Position, aus der heraus man in beiden Richtungen re-agieren kann« (IV. 5, S. 76), also Flexibilität. Stangl (IV. 21, S. 43) schließt aus dieser Haltung »natürliches Selbstvertrauen und Selbstsicherheit«.

2. Haltung mit Neigen nach hinten: Diese Haltung wird durch die Ausdehnung des Oberkörpers in Verbindung mit der Atmung bewirkt. Im positiven Sinne drückt

Neigen nach hinten Kraftgefühl und Unternehmungslust aus. Wird diese Haltung jedoch als »sich brüsten« gedeutet, weist sie auf einen prahlerischen, überheblichen Menschen hin (IV. 19, S. 246; IV. 21, S. 45). Birkenbihl betont zusätzlich das Gefühl der Sicherheit, das dieser Mensch übertrieben zur Schau stellt. Sie weist darauf hin, daß diese Haltung erst dann als überheblich interpretiert werden kann, wenn die Blickrichtung dabei von oben nach unten verläuft. Denn es gilt Menschen zu berücksichtigen, die sich aufgrund ihrer kleinen Körpergröße eine solche nach hinten geneigte Haltung angewöhnt haben (IV. 5, S. 75ff).

Nach Morris (IV. 15, S. 178) wirkt diese Haltung bedrohlich, wenn die Versteifung des Rückens dazukommt, weil dies die körperliche Vorbereitung für gewalttätiges Handeln vermuten läßt. Er führt dies anhand von Soldaten vor, deren disziplinierte, stramme Haltung trainiert wird, um sie aggressiver wirken zu lassen. Zusätzlich wirkt der Mensch durch das Aufrichten größer und demonstriert damit Dominanz.

3. Haltung mit Neigen nach vorne: Diese Haltung weist drei verschiedene Aspekte auf, je nachdem wie ausgeprägt das Neigen nach vorne ist.

Zum einen handelt es sich um eine Demutsbezeugung. Schon vor Jahrhunderten mußten Menschen niedrigeren Standes ihren Körper in dieser Weise vor Menschen höheren Standes beugen. Gebeugt stand die betreffende Person wehrlos und verletzbar da und drückte tiefe Ergebenheit aus. Der Rücken durfte einer ranghöheren Person nur in dieser Weise gezeigt werden, und der Untergebene sich nur rückwärts gehend entfernen (IV. 15, S. 178). Typisch für die Demutshaltung ist der geneigte Kopf und die Blickrichtung von unten nach oben (IV. 5, S. 77).

Zum anderen symbolisiert das In-sich-Zusammensinken, indem Luft abgelassen wird, eine Einbuße an »Kraft und Lebensgefühl« (IV. 19, S. 246). Der Körper wird kleiner und verliert seine Dominanz. Dieses »Sich-hängen-lassen« deutet auf ein »schwaches Selbstgefühl, Passivität, Resignation oder Lebensangst« hin (IV. 21, S. 45).

Schließlich kann der gekrümmte Rücken auch die Bedeutung einer Schutzhaltung, ähnlich der Einrollbewegung des Igels haben. Indem die Schultern hochgezogen werden, der Rücken leicht gekrümmt und der Kopf eingezogen wird, schützt der Mensch fremdreflexartig seine Halsschlagader. Diese Haltung nimmt der Mensch nicht nur bei drohender äußerer Gewalttätigkeit ein, sondern auch in Situationen, die ihm Angst machen (IV. 5, S. 75; IV. 21, S. 44; IV. 19, S. 244).

Birkenbihl weist darauf hin, daß manche Menschen aufgrund ihrer besonders großen Körpergröße eine nach vorn geneigte Haltung einnehmen (IV. 5, S. 75). Vorsicht ist also bei Interpretationen geboten, Einzelbeobachtungen sind nur durch den Zusammenhang zu deuten.

Diese drei Grundhaltungen und ihre Bedeutung werden durch Untersuchungen bestätigt. Bei Tieren ist zu beobachten, daß ein höherer Rang durch eine aufrechte und entspannte Haltung ausgedrückt wird, während rangniedere Artgenossen angespannt sind und den Kopf einziehen (IV. 1, S. 35). Interkulturelle Untersuchungen zeigen, daß diese Haltungen für alle Kulturen Gültigkeit besitzen: das Beeindrucken durch »Sich-aufrecht-geben« und Demütigkeit zeigen durch »Sich-kleiner-machen«. Das Ausmaß der im Verhalten gezeigten Unterwürfigkeit jedoch variiert von Kultur zu Kultur (IV. 9, S. 603f; Firth in: IV. 18, S. 88ff; IV. 1, S. 283f). Schließlich läßt sich auch an psychisch Kranken beobachten, daß sie ihre extremen Gefühle über Körperhaltungen ausdrücken. Depressive Patienten haben eine hängende, lustlose Haltung, manische Patienten sind wachsam und aufrecht (IV. 1, S. 280).

Neben diesen drei Grundhaltungen gibt es noch weitere Bewegungsweisen des Körpers, die den Rücken betreffen:

4. Abstützen des Körpers beim Stehen: Sich anlehnen weist auf das Bedürfnis einer Stütze hin – die betreffende Person ist in diesem Moment offensichtlich »anlehnungsbedürftig«. Diese Suche nach Halt kann auch auf den seelisch-geistigen Bereich übertragen werden (IV. 5, S. 78).

    Eine weitere Art des Stützens ist das Abstützen des Oberkörpers mit den Händen nach unten, beispielsweise auf den Tisch, auf die Stuhllehne oder auf das Rednerpult. Auch hier scheint die Person nach Halt zu suchen. Bei einer Gewohnheitshaltung läßt sich vermuten, daß diese die innere Haltung der Person widerspiegelt (IV. 21, S. 46; IV. 5, S. 78).

5. Auf dem Rücken verschränkte Hände: Je nach Situation sind zwei Deutungen möglich: Zum einen wird mit auf den Rücken gelegten Händen signalisiert, daß man nicht stören will. Die Person zieht sich zurück, wartet ab, ist möglicherweise gerade befangen. Wenn diese Haltung gewohnheitsmäßig eingenommen wird, handelt es sich in der Regel um zurückhaltende, passive und besinnliche Menschen (IV. 19, S. 261; IV. 21, S. 71). Zum anderen können die auf dem Rücken verschränkten Arme auch die Bedeutung von selbstsicherem Abwarten besitzen bis hin zu einer extremen Dominanzhaltung. Die Person vertraut auf ihre eigene Macht und hat keinen frontalen Schutz nötig (IV. 15, S. 179f).

6. Neigen des Oberkörpers in verschiedene Richtungen: Das Vorneigen des Oberkörpers zeigt Annäherung – auch im übertragenen Sinn – und Interesse. In sitzender Position kommt zudem eine Fluchthaltung in Betracht. Bei der letzteren hält die Person den Kopf geneigt und die Füße sind in Schrittstellung, um schnell aufstehen und weggehen zu können (IV. 5, S. 80ff).

    Der zurückgeneigte Oberkörper drückt aus, daß sich die betreffende Person distanzieren möchte, desinteressiert ist oder, daß sie sich entspannt (IV. 19, S. 246f). Diese Bedeutungen des Vor- und Zurückneigens des Oberkörpers lassen sich durch Untersuchungen bestätigen (Mehrabian in: IV. 1, S. 276). Jemand den Rücken zuwenden, drückt ganz eindeutig Ablehnung aus (IV. 15, S. 178). Auch in anderen Kulturen läßt sich beobachten, daß das Zukehren des Rückens Mißachtung und mangelhafte Gesprächsbereitschaft bedeutet (Firth in: IV. 18, S. 88f).

7. Rückenberührungen: Über das Berühren des Rückens hat sich vor allem Morris (IV. 15, S. 179) geäußert. Es gibt nur ganz wenige Möglichkeiten, Kontakt mit dem eigenen Rücken aufzunehmen, z. B. durch die auf dem Rücken verschränkten Arme. Rückenberührungen finden eher durch andere Menschen statt. Diese sind in der Regel eine der wenigen körperlichen Berührungen, die wir von

anderen akzeptieren, ohne das Gefühl zu haben, daß uns jemand zu nahe getreten ist. Rückenberührungen, die Wohlwollen, gute Laune und ähnliches ausdrücken, kennen wir hauptsächlich als Schulterklopfen. Das Legen der Hand auf den Rücken oder über den Rücken streichen, wirkt besonders tröstlich. Auch die Massage des Rückens enthält diese Komponente.
Eine andere Art, die auch als provozierend erlebt werden kann, ist das Lenken eines anderen Menschen, indem dessen Rücken mit leichtem Druck berührt wird. Eher angenehm und hilfreich wird das gegenseitige Führen beim Tanzen empfunden. Zudem gilt die Berührung am Rücken oder der Schulter auch als Zeichen, um jemanden auf sich aufmerksam zu machen (IV. 1, S. 295).

Abschließend läßt sich sagen, daß der Rücken als Ausdrucksmittel in der nonverbalen Kommunikation nicht an erster Stelle steht. Mimik und Gestik sind offensichtlicher, ausdrucksstärker und vielseitiger. Dies läßt sich damit erklären, daß kommunizierende Menschen sich in der Regel einander zuwenden. Bewegung und Ausdruck ist durch den Rücken gestützt, der somit eine wichtige, jedoch nicht auf den ersten Blick erkennbare, Rolle spielt. Es überrascht, daß es hunderte von Redewendungen über den Rücken gibt, daß aber eine direkte körpersprachliche Verbindung zu den Beobachtungen, die diesen zugrunde liegen müßten, oft fehlt. Um fundierte Aussagen über die Bedeutung des Rückens in der nonverbalen Kommunikation machen zu können, stehen die entsprechenden wissenschaftlichen Untersuchungen noch aus.

ELISABETH MEMMERT

»KRÜPPEL« ALS EHRENBEZEICHNUNG – DIE KRÜPPELPÄDAGOGIK DES HANS WÜRTZ: DEM, DER MIT DEM HERZEN DACHTE

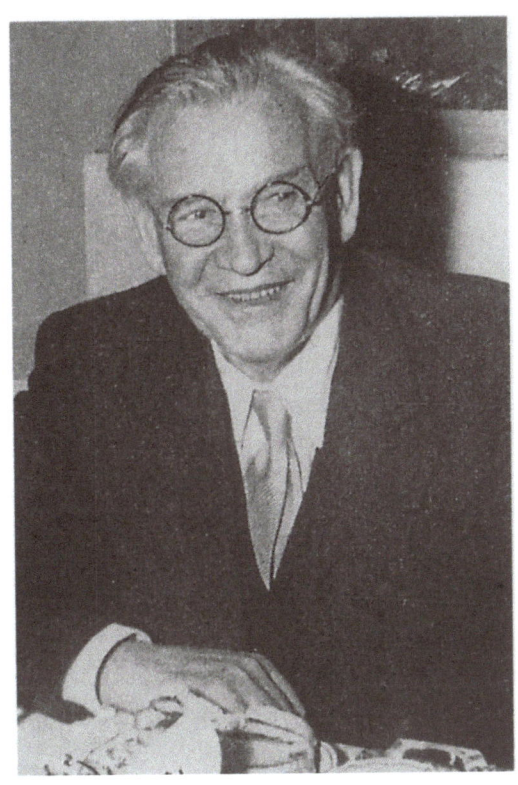

Hans Würtz, um 1950

Für unkonventionelle Unterrichtsmethoden war Hans Würtz (1875–1958) schon bekannt, bevor er 1911 seine Stelle als Erziehungsinspektor an der Berlin-Brandenburgischen Krüppelheil- und Erziehungsanstalt am Urban in Berlin antrat:

1904 kam er zunächst als Lehrer nach Hamburg-Altona. Als er zum ersten Mal seine oberste Klasse, zu der besonders renitente Mädchen aus dem Hafenviertel gehörten, betrat, leuchtete ihm von der Wandtafel eine Karikatur seiner selbst entgegen. Würtz lobte die »Künstlerin«, bat um eine weitere Zeichnung auf Papier als Andenken und hielt einen Vortrag über das Wesen der Karikatur. Erst in den letzten 10 Minuten der Stunde wurde gerechnet. Dabei stellte er fest, daß die Mädchen die Preise von Erbsen, Bohnen und anderen Marktartikeln nicht kannten. Er bat, die Preise für den nächsten Unterricht zu erfragen. Am folgenden Morgen in der Klasse trat der junge Lehrer auf Erbsen und wäre beinahe gestürzt. Hans Würtz heuchelte »Erbsenbegeisterung«, erzählte sein »Lieblingsmärchen« von der »Prinzessin auf der Erbse«, und ließ eine lebhafte Unterhaltung über Märchen im allgemeinen folgen – er und die St. Pauli Mädchen wurden gute Freunde.

In Hamburg engagierte sich Hans Würtz im »Volkserzieherbund« und fand hier viele Freunde und Gleichgesinnte. Durch eine Vermittlung aus diesem Freundeskreis erhielt er 1911 den entscheidenden Ruf nach Berlin.

Auf Veranlassung des Orthopäden Konrad Biesalski war 1905 der »Krüppel- und Fürsorgeverein für Berlin-Brandenburg e.V.« gegründet worden, mit dem Ziel, ein eigenes Krüppelheim auf interkonfessioneller Grundlage zu errichten. 1908 entstand die erste kleine Anstalt mit 8 Kindern im Süden Berlins. Mit einer großzügigen Spende des Fabrikantenehepaares Pintsch, noch dazu in einer Zeit wirtschaftlicher Not, konnte 1912 der Bau eines großangelegten Heimes für 300 Kinder an der Grenze des Grunewaldes in Berlin-Dahlem begonnen und 1914 eingeweiht werden. Es erhielt nach seinen Mäzenen den Namen »Oskar-Helene-Heim«. Hans Würtz stand diesem Heim bis 1934, dem Jahr seiner Amtsenthebung durch die Nazis und seiner Emigration, als Erziehungs- und Verwaltungsdirektor vor.

Konrad Biesalski hatte sich der behinderten Kinder zunächst nur als Orthopäde angenommen, erkannte aber bald, daß »ein Krüppel durch orthopädische Behandlung und seelenkundliche Betreuung zum vollständigen Glied der menschlichen Gesellschaft ertüchtigt werden kann« (V. 56, S. 16). Kurz: »aus einem Almosenempfänger soll ein Steuerzahler gemacht werden« (V. 52, S. 28). 1915 schrieb er im Vorwort seiner »Kriegskrüppelfürsorge«: »Es gibt kein Krüppeltum, wenn der eiserne Wille vorhanden ist, es zu überwinden«.

Das Zusammentreffen von Konrad Biesalski und Hans Würtz war ein Glücksfall: in gegenseitiger Achtung, ja fast Verehrung für einander, arbeiteten sie Hand in Hand und schufen die Grundlage für das, was heute als Körperbehindertenrehabilitation eine so wichtige soziale Aufgabe erfüllt.

Schon 1909 hatte Biesalski zusammen mit Würtz begonnen, die »Zeitschrift für Krüppelfürsorge« herauszugeben. Spätestens zu dieser Zeit setzte sich Hans Würtz mit der Problematik der Körperbehinderung auseinander, bis er sich 1911 dieser Aufgabe dann ganz stellte. Würtz selbst war im Humanismus und deutschen Idealismus verwurzelt. Die Arbeiten von Pestalozzi, Fröbel, Fichte und Herbart kannte er durch seine Ausbildung im Lehrerseminar. Darüber hinaus war er ein großer Verehrer Goethes und in der antiken und in der deutschen klassischen Literatur versiert (Anmerkung: Zwar erwähnt er gerne die Anregungen seines Philosophen-Freundes Willy Schlüter, der Inhalt und die Art der Argumentation erinnern jedoch sehr an den Kieler Soziologen Ferdinand Tönnies, sowie den Wiener Psychologen Alfred Adler; V. 66 und 58). Dieser Wissensschatz, den er ständig zu erweitern suchte, wurde die Quelle seiner bahnbrechenden Arbeiten.

In seinem ersten größeren Werk *Uwes Sendung* (1914) verbarg Würtz seine eigene Meinung noch hinter dem literarischen »Uwe«. Als Erzieher besaß er aber bereits sein eigenes pädagogisches Konzept. Begeistert von den Schätzen im Tiefgrund schöngeistiger Literatur, orientierte er sich an diesem Schreibstil. Nüchterne, kompakte Abhandlungen finden wir bei ihm selten. Seine Texte sind mit Zitaten, Beispielen und Belegen aus der Poesie und Prosa, quasi als »logischer Denkbeweis«, gefüllt, die zwar »mitreißen« und seine eigene Lebens- und Kulturfreude miterleben lassen, in deren Sprache und Argumentation man sich aber doch einlesen muß. Erst wenn man die Kernsätze herausarbeitet, stößt man auf die zwingende Logik seiner Argumentation. Ohne auf systematische Arbeiten zur Behindertenproblematik zurückgreifen zu können, die es damals noch nicht gab, orientierte er sich zunächst an den Krüppelthemen in der Literatur und an Biographien Körperbehinderter, die es zu außerordentlichen Leistungen gebracht hatten. Hans Würtz wich bei seinen Untersuchungen keinen Schwierigkeiten aus. An kritischen Argumenten fehlte es nicht. Dies begann schon bei der Auseinandersetzung um die

Begriffe »Krüppel« oder »Körperbehinderter«. Würtz entschied sich eindeutig für »Krüppel«, auch wenn das Wort selbst schon um die Jahrhundertwende eine Gänsehaut erzeugte. Der Begriff »Krüppel« traf aber seiner Überzeugung nach die gesamte Problematik der Versehrten mit ihrem Umfeld eben konkreter. Gerade in seinem Bestreben, die Dinge beim Namen zu nennen, dort jedoch nicht Halt zu machen, sondern nach Lösungen zu suchen, versuchte er aus diesem Schimpfwort eine Ehrenbezeichnung zu machen (V. 27, S. 149. ebenso: V. 56, S. 11).

Hans Würtz erkannte, daß die Behinderten mit fehlenden oder gelähmten Gliedmaßen, mit Kyphosen und Skoliosen, mit Schmerzen und körpersystemischen Defekten, leichter Ermüdbarkeit und eingeschränktem Aktionsradius nicht nur in ihren Bewegungsmöglichkeiten und »Tatmöglichkeiten« eingeschränkt sind, sondern daß sich ein körperlicher Schaden auf die ganze Persönlichkeit auswirkt (V. 52, S. 2). Im Zusammenhang mit der preußischen Krüppelgesetzgebung sagte er: »Der Krüppel steht nun mit den Besonderheiten seiner Bewegung, Hemmung, Ausgleichssicherung und mit den daran sich knüpfenden Erlebnissen und Erinnerungen stets in einem gewissen Spannungsverhältnis zur Gemeinschaft der Gesunden. Er fühlt sich leichter bedroht, zurückgesetzt, benachteiligt. Sein Lebensrhythmus schmiegt sich dem Bewegungstempo der Gesunden nicht ungezwungen an. Er kann an den Tummelfreuden der nicht in ihrer Bewegung Behinderten nicht unbefangen teilnehmen. Er muß bedächtiger, vorsichtiger sein. Er wird dann auch leicht mißtrauischer und argwöhnischer, eine gewisse Tendenz auf Neid und Mißgunst kann leichter bei ihm hervortreten« (V. 33, S. 77).

»Verletzlichkeit, Verschlossenheit und Verbitterung sind weitere mögliche Folgen« (V. 52, S. 65). Über all dem schwebt die »Spukgestalt des Selbstbedauerns« (V. 52, S.36), die den behinderten Menschen noch weiter lähmt. Damit sieht Hans Würtz in erster Linie nicht die biologische, sondern die soziale Existenz in der gehemmten Gemeinschaftsfähigkeit bedroht (I. 56, S.14). Für ihn steht der Grad der seelischen Beeinträchtigung nicht immer im gleichen Verhältnis zum Grad der Schwere des körperlichen Leidens, sondern »… je mehr das Selbsterlebnis des Leibes im Mittelpunkt des Selbstbewußtseins steht, um so schärfer und stärker wird die krüppelpsychologische Ausprägung der Persönlichkeit sein« (V. 56, S. 5). »Krüppelseelenkrank« nennt Würtz diesen Zustand.

Hans Würtz sah den Menschen, und so auch »seine Krüppel«, nicht nur in den dinglichen Realitäten verwurzelt, sondern als Menschen mit Ideen, Idealen, Phantasien, Träumen und Möglichkeiten und der Fähigkeit zur Anschauung, die sich gerade durch schöne Dinge, wie durch Musik, Theater, Kunst, schöpferischer Tätigkeit, Literatur und durch Geist ihrem Körper entheben können. So beflügelt, über sich und den irdischen Gegebenheiten stehend, wird der Mensch zur eigenen Sinngebung befähigt (Anmerkung: Die Bedeutung der existentialphilosophischen Sinngebung, wie sie Jahrzehnte später Viktor Frankl in seiner Logotherapie entwickelte, hat Würtz schon damals erkannt; V. 56).

Angeregt durch Goethe, der in den *Sprüchen* wiederholt betont, »daß das Besondere, recht aufgefaßt, das Allgemeine am hellsten sichtbar mache« (V. 12, S. 1) schreibt Würtz: »So wurde meine Aufmerksamkeit, als es mir zum Bewußtsein kam, daß alle Entartung im letzten Grunde auf die Verkümmerung der plastischen Kraft des Organismus zurückgeht, auf den Krüppel als den typischen Veranschaulicher einer allgemeinen Not gelenkt. Zu dem Krüppel führte mich aber auch mein pädagogischer Forschungsdrang, da eine Psychologie dieses Abnormen bisher in der wissenschaftlichen Literatur in systematischer Form noch nicht geboten worden ist. Das Krüppeltum beschäftigte mich darum sowohl als Kulturerscheinung – als sittliche, seelische und geistige Verkrüppelung – als auch als Spezialobjekt der Seelenforschung und Erziehung« (V. 12, S. 1). »Das Mißverhältnis zwischen besserer Anlage und den wirklichen Taten, selbst und gerade in körperlich gesunden Menschen, erzeugt ein uns selbst abstoßendes zweites Ich – ›ein Krüppelselbst, das unserer spottet‹« (V. 27, S. 238).

Damit läßt Hans Würtz die Katze aus dem Sack: Wir sind alle auf die eine oder andere Art Krüppel! Nichts haben wir dem von uns so Bezeichneten voraus, ja mehr noch: gerade weil der sogenannte Krüppel behindert ist, schärfen sich seine Sinne. Gerade in der Herausforderung durch ein offensichtliches Handicap hat er eine konkrete Möglichkeit, über sich selbst hinaus zu wachsen. Und das ist seine Aufgabe – und unsere natürlich auch! – »Wär ich schön geboren, nie hätte ich zum Herrn der Schönheit mich gemacht. Die Hemmung ist des Willens bester Freund«, zitiert Würtz den »Häßlichkeitskrüppel« Lorenzo de Medici aus Thomas Mann's *Lorenzo*.

Unsere »Krüppelpädagogik« und eine »Krüppelpsychologie« verdanken wir Hans Würtz. Er selbst betrat damals Neuland. So versteht es sich, daß Würtz nach neuen Begriffen suchte, die die Phänomene ausdrückten, die er überall entdeckte: mehr als 30 Wörter mit der näheren Definition von Krüppeln hat er geprägt. Er beschränkte sich dabei nicht auf die morphologischen Beschreibungen eines Buckel-, Wuchs-, Fuß-, Hand-, Arm-, Bein- oder Häßlichkeitskrüppels: Die vielen kleinen und großen Häßlichkeiten von uns Menschen hat er in seine Krüppel-Begriffe, dem kleinen Unterschied zwischen dem, wie wir sind, und dem, wie wir sein könnten, gepackt: Ich-, Seelen-, Geist-, Gemüts-, Friedens-, Kriegs- oder Kultur-Krüppel gibt es da, genauso wie Profit-, Geiz-, Einsamkeits- oder Resignations-Krüppel. Ein »Schönheitskrüppel« ist eine/r die/der zwar schön an Gestalt ist, aber deshalb nie für etwas Mühe aufbringen mußte und deshalb nur über wenig eigenen Willen und Kraft für eigene Anstrengungen verfügt. Ein »Wort-Krüppel« ist einer, der seine Versprechen nicht hält. Sich selbst hat Hans Würtz einmal vor seinen Zöglingen als »Neid-Krüppel« auf Goethe bezeichnet, dessen Leistungen er bewundert. Die »Krüppel-Reihe« ließe sich – und dies ganz im Sinne von Hans Würtz – beliebig fortführen. Krüppeltum und »Entartung«, ein Begriff, den Würtz vor dem Dritten Reich noch unverdorben und frei gebrauchen konnte, ist also überall (V. 12, S. 10): »ein jeder schaue sich da um und fasse sich fein selbst an der Nase«.

In *Uwes Sendung* (1914) läßt er »Uwe« noch weiter gehen und sagt: »Mein Krüppel ist ein Sinnbild, ein Geheimnis eigener Art. Es macht Gesetze sichtbar, die noch kein Weiser gefunden hat. Kennst du das grauhaarige Kind, das die Etrusker im Erdboden fanden, welches ihnen alle Göttergesetze verriet? Solch ein Wunderkind ist der Krüppel, wie ich ihn schaue. Bedenke, daß wir heute alle mehr oder minder verkrüppelt sind. Du selbst schaust ja überall Entartung ... So kann in dem, was ich Krüppel nenne, eine Genesungskraft verborgen ruhen, die gerade wir Gesunde brauchen« (V. 12, S. 10).

Es ist das »Krüppeltum«, das »Entartete«, wie wir es im Kunstteil kennengelernt haben (z.B. Paul Klee: *Zwei Männer* ..., S. 175), das die eigentliche zarte Brücke schlägt, die es uns in diesem Buch ermöglicht, zu der gelebten Liebe und Lebensfreude des Hans Würtz zu gelangen.

Wir haben im Vorangegangenen wesentliche Inhalte des Würtz'schen Krüppelkonzeptes kennengelernt. Wie aber hat er es umgesetzt? – oder besser: wie war er selbst pädagogisch aktiv, um solche Gedanken äußern zu können? – Zusammen mit Konrad Biesalski formulierte er:

»Wir sind davon überzeugt, daß der Gebrechliche zwar infolge seines Krüppelleidens in der Berufsausbildung und in der wirtschaftlichen Selbstbehauptung mit großen Schwierigkeiten zu kämpfen hat, daß er aber durch eherne Willenskraft im Bunde mit Orthopädie und Krüppelerzieher in die Reihe erfolgreicher Lebenskämpfer treten kann« (V. 33, S. 23), und weiter: »Wir glauben, daß die seelischen Schwächen körperlicher Gebrechlicher zwar tief eingewurzelt und mannigfaltig verzweigt sind, daß aber durch willenskräftige Geduld, durch mitfühlende, feste, zielbewußte Güte alle bedenklichen Sondereigenschaften der Krüppel sittlich ausgeglichen werden können« (V. 33, S.26).

»Der Mensch im Körperbehinderten ist nur seelisch und geistig zu heilen, zu ›entkrüppeln‹« (V. 52, S.3). »Es kommt darauf an, ihn zu befähigen, sein inneres Dasein zu bejahen und zu behaupten. Betonter als bei Gesunden ist das Ziel, den Behinderten zu einer schöpferisch tätigen Persönlichkeit und zum eigenen Schicksalsschöpfer zu erheben« (V. 12, S. 2) »... Man muß es ihnen (Anmerkung: Gesunden und Behinderten) als etwas ganz Neues sagen, was eigentlich etwas Uraltes ist, daß Geist nicht Ohnmacht, sondern vordringender Mut, Waffe und Siegesfahne ihrer eigenen Kraft ist« (V. 52, S. 33). Dieser »Willensmut«, schreibt Würtz an anderer Stelle, »läßt sich nicht suggerieren oder sonst wie übertragen. Ihn muß jeder Gebrechliche zunächst sich selbst geben. Die Erziehung kann nur geneigt machen, dieses Selbstgeschenk sich zu spenden. Stets bleibt er in dieser Hinsicht sein eigener Wohltäter« (V. 33, S. 42).

»Bei der Betreuung Behinderter müssen Arzt, Erzieher und Psychologe, unterstützt von Theologen, Schwestern, Krankengymnasten und Berufsausbildern zusammenarbeiten. Die besten Voraussetzungen hierzu bietet eine entsprechend ausgerüstete Anstalt. Davon waren Hans Würtz und Konrad Biesalski überzeugt (nach V. 33, S. 26). Hier führt der Weg vom abstrakten Selbsterhaltungswillen zur praktischen orthopädisch angeleiteten Bewegung und von der konkreten Bewegung zum konkreten Willen. Von einer mit Hilfe der Orthopädie erwirkten maximalen Bewegungsentfaltung erwartet Hans Würtz den Behinderten zurückversetzt in einen »natürlichen Zustand der Unmittelbarkeit und Unwillkürlichkeit«, welcher ebenso »eine Bedingung ist, die leicht überbetonte Ichbefangenheit des Gebrechlichen« zu lösen (V. 52, S. 30).

Was Hans Würtz anderen Menschen unbedingt ermöglichen wollte, nämlich »völlige Bewegungsfreiheit« (ergänzt: in seinem Fachgebiet Pädagogik), war auch die einzige Bedingung für sich selbst vor Antritt seiner Tätigkeit im Oskar-Helene-Heim 1914. »Gemütsfrische, Pflichteifer und Lebensfreude« stellte er als die drei Grundsäulen gesunder Krüppelerziehung und Krüppelausbildung in den Vordergrund. Unter seiner Leitung bildeten die Körperbehinderten bald eine Reihe von »Wahlgruppen«. Aus Leseabenden wuchsen Lesezirkel, die die Lehrlinge selbst gründeten. Sie wählten ihre eigenen Vorsitzenden, entwarfen Satzungen und waren stolz, sich selbst zu verwalten (Anmerkung: Das Konzept selbst, nämlich Heimkinder Selbstverwaltung üben zu lassen, ja sogar eigene »Gerichtsbarkeit« mit der Möglichkeit Heimbewohner von der Gemeinschaft auszuschließen, war an und für sich nicht neu. Wir kennen Ähnliches von Janusz Korczak aus seinem Waisenhaus in Warschau. Neu war es jedoch, Behinderte als vollwertige Menschen zu behandeln; V. 61). Gerade zusammen mit diesen Wahlgruppen recherchierte er nach Krüppelbeispielen aus allen Zeiten. Bereits in seinem Buch *Zerbrecht die Krücken* (1932; V. 52) listet er 472 berühmte Krüppel mit außerordentlichen Leistungen auf, 2502 künstlerische Darstellungen von Krüppeln, 779 Literaturstellen, in denen Krüppel agieren und 425 Redewendungen zum Thema. Seine persönliche umfangreiche Kunstsammlung zur Kulturgeschichte des Krüppeltums wurde Grundstock des zehnräumigen hauseigenen Krüppelmuseums. Der Umfang der Sammlung wurde 1955 mit 6300 Werken angegeben.

Besonderen Wert legte Hans Würtz auf Märchen, von denen er 133 mit Krüppelbeispielen auflistete (V. 52, S. 349ff). In seinem Buch *Sieghafte Lebenskämpfer* (1919; V. 27, S. 208) erklärt er: »Aber die Helden der Sagen und Märchen und insbesondere der Volksmärchen des deutschen Volks, die am hellsten in alle Seelen strahlen, sind Helden des Durchhaltens und Ausharrens. Sie müssen, bevor sie für große Taten reif befunden werden, zunächst zeigen, daß sie treuer Geduld in ganz besonderem Maße mächtig sind ... Durch diese Tat erlöst das Mädchen im Märchen von den 12 Brüdern ihre Geschwister von der tierischen Unersättlichkeit ihres Rabentums ... Besonders aber sind es Verwachsene, Schwache, Verkannte, Verkrüppelte, die in der Geduld die geheimnisvolle Königskrone der Liebe finden. Arme, Bedrückte, mit Qual Belegte, Verstoßene und Verratene erscheinen im Märchen oft als verzauberte Königskinder. Dadurch bedeutet uns das Märchen: Gebrechlicher, auch dir ist ein Königsschloß goldener Tatfreude zugedacht! Wandle die Straße der zähen Folgerichtigkeit des Wirkens, wenn sie auch eng und beschwerlich ist, pflege in deinem Seelengarten das Kräutchen Geduld. Dann wird der grüne Vogel der Hoffnung freudig singen.«

Im Heim entstanden weiter ein Theaterverein und eine Musikkapelle, an der sich besonders Arm- und Beinbeschädigte mit Begeisterung beteiligten. Diese Kapelle erreichte ein solches Niveau, daß sie später im Rundfunk gastieren durfte.

Besondere Erfolge erzielte Hans Würtz mit Körperbehinderten auf sportlichem Gebiet. Als er einmal gewagt hatte, eine Fußballgruppe gegen gesunde Neuköllner Gymnasiasten zum Wettkampf antreten zu lassen und das Oskar-Helene-Heim siegte, wollte er seinen Siegern ein eigenes Stadion bauen lassen. Zu seiner großen Überraschung und Freude trat die Fußballmannschaft geschlossen an ihn mit der Bitte heran, ihr Stadion selbst, ohne jegliche fremde Hilfe, errichten zu dürfen.

Sofort wurde ein »Polier« gewählt, der die Leitung übernahm. Sechzig Bäume mußten gefällt werden und eine 100-Meter-Bahn wurde angelegt. Eine fieberhafte Arbeit begann in der Freizeit der Handwerkszöglinge. Als die Fertigstellung zum Eröffnungstermin nicht eingehalten werden zu können drohte, wollte Hans Würtz weitere acht Hausangestellte hinzuziehen. Sofort kam der »Polier« in seinem Rollstuhl in sein Dienstzimmer gefahren und bat ihn flehentlich, die Männer zurückzuziehen. Würtz respektierte diesen Wunsch: die Körperbehinderten vollendeten ihr Werk ohne Hilfe und konnten den Termin einhalten.

Tiefergreifend war die pädagogische und auch die selbsterzieherische Aufgabe, die Hans Würtz sich, seinen Mitarbeitern und den ihm anvertrauten Jugendlichen stellte, als er nach gründlicher Vorbereitung und Sicherung zum ersten Male fast 100 körperbehinderte Jugendliche zum Wandern schickte. Er durchbrach damals mit seiner Waffe der Lebensfreude den Panzer, den Trägheit, Schonungsmitleid und Bewegungsscheu um den Begriff »Krüppel« gelegt hatten. Diese erste große Krüppelwanderfahrt wurde zu einem Meisterwerk der Organisation, deren Erinnerung und deren Impuls im Oskar-Helene-Heim lange fortwirkte – und heute für Behinderteneinrichtungen zur Selbstverständlichkeit geworden ist. Die Wanderfahrt wurde für die Jugendlichen nicht nur zu einer Entdeckungsfahrt in die Ferne, sondern auch zu einer Entdeckungsreise in das eigene Innere. So hatte bei einer anderen Fahrt ein Junge mit versteiften Hüften sich die Aufnahme in die Reisegruppe der »Leichtbehinderten« erkämpft, indem er ruhig und hartnäckig das Wort »Der Wille siegt« als Waffe gegen dessen Urheber kehrte. Er bewältigte die Schneekoppe dann in langwährendem Rückwärtsgehen! (aus: V. 60).

Ein weiterer Baustein der praktischen Erziehung waren die Spiel- und Übungsklassen, die aufgrund einer Zufallsbeobachtung entstanden: »Bei einem Rundgang vernahm Hans Würtz einmal aus dem Turnsaal bitterliches Weinen. Ein kleiner Junge, der an einem Gerät zur Kräftigung seiner Handmuskeln bestimmte Übungen zu machen hatte, schrie vor Angst, obwohl die Übungen ihm keine Schmerzen bereiten konnten. Um dem Jungen die Angst zu nehmen, nahm ihn Hans Würtz mit auf sein Zimmer und plauderte mit ihm. Auf dem Schreibtisch lag ein Klümpchen Plastilin. Unwillkürlich griff er danach und drückte es dem Kleinen in die Hand. Als nun das Kind mit dem Plastilin zu spielen begann, bemerkte Hans Würtz erstaunt, wie der Junge beim Kneten genau die Bewegungen machte, die ihm vorher am Übungsgerät große Pein verursacht hatten. Nach weiteren Versuchen mit Plastilin und unter Mitwirkung der Orthopäden wurden »Handübungsklassen« mit spielerischem Charakter entwickelt, zu denen bald darauf auch Baukästen, farbige Spielklötze, Apparate von Berufseignungsuntersuchungen, Steckstifte und ähnliche Dinge mehr kamen. Aus den bescheidenen Anfängen der Handübungsklasse hat sich die moderne Beschäftigungstherapie entwickelt« (V. 61, S. 33).

Im Oskar-Helene-Heim waren nicht nur eine Volksschule und ein Kindergarten integriert, sondern auch 16 Lehrwerkstätten, die eine Ausbildung u.a. für Orthopädiemechaniker, Schreiner, Schneider, Buchbinder und Gärtner anboten. Sieben Meister, teils selbst behindert, waren eigens dafür angestellt.

Die Befähigung zur selbstständigen Arbeit war für Würtz die bedeutendste »Kraftquelle der Entkrüppelung« (V. 33, S. 9): »Bekämpfe das Krüppeltum zuerst an der Arbeit durch Krüppelfürsorge in der Arbeit«, war das Schlagwort, das in seinen

Vorträgen und Veröffentlichungen ganz oben rangierte. Durch die Freude an eigener Arbeit, durch die Gewißheit, daß man etwas erschaffen kann, entsteht eine »Anwartschaft« auf die Achtung der Mitmenschen, von der geistigen Selbstachtung ganz abgesehen.

Hans Würtz wurde zum bahnbrechenden Pädagogen in der Fürsorge für Körperbehinderte. Er hat die leibliche, seelische und geistige Not der Gebrechlichen und Entstellten erkannt, und das Gebiet der Versehrtenpädagogik liebevoll und mit international anerkanntem Erfolg bearbeitet. Das Oskar-Helene-Heim in Berlin Dahlem wurde beispielhaft für die seelische und geistige Erziehung körperbehinderter Jugendlicher, und es erlangte als »Zentrale Forschungs- und Fortbildungsanstalt für die Krüppelfürsorge« Weltgeltung. Hans Würtz war in den maßgebenden Gremien der Krüppelfürsorge nicht nur aktiv tätig, sondern oft deren Vorsitzender. Zusammen mit Konrad Biesalski, dem orthopädischen Direktor des Oskar-Helene-Heims, war er wesentlich an der preußischen Gesetzgebung von 1920 für die Krüppelfürsorge beteiligt, die auch, damals bereits weltführend, 1926 in den Reichsgesetzen in weiten Teilen übernommen wurde.

Wo immer man Würtz begegnete, versprühte er Lebensfreude, Ideen und Zuversicht. Unter den Kindern war er ein großer Junge, seinen Mitarbeitern ein Vorbild und väterlicher Freund.

Seine drei Geheimnisse:

»Erziehung ist Beispiel und Liebe – sonst nichts« (F. Fröbel)

»Mit dem Herzen denken«, und:

»Das ist mein Gebot, daß ihr euch untereinander liebt, gleichwie ich Euch liebe« (Joh. 15, 12).

M. M.

EIN VERSUCH, DIE GESCHICHTE DER WIRBELSÄULENCHIRURGIE ZU UMREISSEN

»*The cutting into a fractured vertebra is a dream*«;
John Bell, 1799

Erst in den 70er Jahren dieses Jahrhunderts konnte sich die Wirbelsäulen-Chirurgie bei Frakturen gegenüber den nicht-operativen Heilmethoden der Wirbelsäule durchsetzen. Gründe für diese späte Entwicklung sind zum einen die hohe Infektrate nach operativen Versuchen in der Zeit vor der Anti- bzw. der Asepsis, die lange Zeit fehlende bzw. ungenügende Diagnosemöglichkeit und fehlendes intensivmedizinisches und operationstechnisches Know how. Zum anderen darf man nicht vergessen, welche immense psychologische Hürde für die Chirurgen zu überwinden war, um sich überhaupt daran zu wagen, in den »heiligen Rücken« zu schneiden.

Der Bruch des Rückgrats wurde früher in der Regel, und von Malgaine noch vor 150 Jahren (nach Böhler 1951; VI. 36, S. 340), für eine Verletzung gehalten, die unweigerlich mit einer Querschnittslähmung einhergeht. In seinem 1896 erschienenen Buch über *Verletzungen der Wirbelkörper* schreibt er, daß 90 % seiner Patienten Lähmungen hatten. Dies ist darauf zurückzuführen, daß es früher nicht möglich war, alle Wirbelbrüche, sondern nur diejenigen mit starker Gibbusbildung und solche mit neurologischen Ausfällen zu erkennen. 1914 wurde das erste diagnostisch verwertbare Seitenbild der Lendenwirbelsäule gefertigt und ab 1925 kann man mit Röntgenapparaten fast jede Wirbelsäulenverletzung erkennen (VI. 36, S. 324). Seither weiß man, daß nur etwa 10–15 % aller Wirbelbrüche mit (Teil-) Lähmungen einhergehen (VI. 36, S. 340). Nur etwa 3 % davon sind komplette Querschnittslähmungen (VI. 200).

Über die Rolle der Geschichte für die Chirurgie hat sich Charles Bell (1824; VI. 26, S. iv-vi) u.a. wie folgt geäußert:

»*The history of surgery must indeed be humbling to those, who spoiled by success, conceive that they are themselves the great authorities in the profession: for in that history we learn that art improves slowly, and by degrees scarcely perceptible in an age; and that what one man is able in his day to accomplish, is as nothing when compared with that accumulated knowledge which has descended from our predecessors ... We hear a great deal of the improvement of surgery in modern times; but it appears to me that we lose, of what is old and good, fully as much, as we gain by our search after novelty; and those who are ignorant of the history of the art, and not aware of the observations and discoveries of the great men who have preceded them, are in continual danger, in straining after new inventions, of only restoring what has beeen discovered, tried, and rejected before their time ... The consequence has been a severe struggle to do imperfectly in after years what I ought to have commenced with and continued. This influence, however, has not so far prevailed as to make me boast of defects, which is, nevertheless, done daily in our professional circles.*«

Diesem Zitat über die Rolle der Geschichte der Chirurgie kann inhaltlich wenig hinzugefügt werden, denn nur allzu oft wurden Therapien, Wirbelfrakturen betreffend, eingeführt und verworfen, um dann wieder erneut aufgegriffen zu werden.

247

Der nun folgende Abschnitt der Geschichte der Wirbelsäulenfrakturbehandlung möchte zum einen die Entwicklungsschritte bis zur heutigen Operationstechnik darstellen, zum anderen die hitzigen Debatten erahnen lassen, in denen sich Mediziner um die »richtige Behandlung« bemühten und bemühen. Bewußt wurde der konservative, »orthopädische« Aspekt der Wirbelsäulenbehandlung nur am Rande gestreift. Dieser wurde von Edgar Bick (1968; VI. 29), Bruno Valentin (1991; IV. 279) und anderen bereits weitgehend dargestellt. Die Ausgaben für die Behandlung von Wirbelsäulenleiden gehören heute zu den großen Posten unserer Krankenversicherungsbeiträge. Wie sich der Rückenschmerz als eigene Krankheit in unserem Bewußtsein etablierte, ist in der hervorragenden Abhandlung von David B. Allen und Gordon Waddell beschrieben und wird zur Lektüre empfohlen (VI. 6). Die Masse an historischem Material bezüglich der operativen Seite der Wirbelsäule ist bei weitem noch nicht umfassend gesichtet. Historische Arbeiten zu diesem Thema liegen nicht vor, und auch dieser Aufsatz stellt nur einen ersten Versuch dar.

Die ältesten Beschreibungen von Wirbelfrakturen, HWS-Frakturen mit Lähmungserscheinungen, finden wir im Papyrus Smith (um 1550 v. Chr.; VI. 74, Fall 29 bis 33 und 48; Sm 10,3 bis 11,17 und Sm 17, 15-19). Die Behandlung der Frakturen erfolgte durch Verbände, Wundauflagen sowie durch Flachlagerung und Ruhe. Die »Priester-Ärzte« der Hochkulturen waren bereits hoch spezialisiert (im antiken Ägypten gab es Augen-, Nasen-, Rektum-Spezialisten, um nur einige der chirurgischen Disziplinen zu nennen). Wichtig: diese Priester sammelten und dokumentierten die alten medizinischen Erfahrungen aus der Zeit vor der Schrift. In der Diagnose und in der Prognose sahen sie eine ihrer Hauptaufgaben. Medizin war weitgehend religiöse Geheimlehre. Dies änderte sich mit dem Auftreten der Griechen, die – trotz aller religiösen Verbundenheit – den Arzt als einen Diener der Naturheilkraft verstanden, und ihm nicht mehr zumuteten, als die Natur zu leisten in der Lage war. Bei den Griechen liegen damit auch die Wurzeln der wissenschaftlichen Chirurgie.

Hippokrates (460-377 v. Chr.; VI. 106, S. 121-133; Kapitel 41-48) beschrieb Wirbelbrüche mit und ohne Lähmungserscheinungen, teilweise auch den Verletzungsmechanismus (z.B. Überstreckung). Bei Brüchen mit Lähmungserscheinungen kannte er kein Verfahren, mit dem man eine derart verschobene Wirbelsäule einrichten könne und meinte, daß der Verletzte sterben müsse (VI. 106, S. 132). Hippokrates unterschied zwischen Buckelbildungen traumatischer Genese und solchen aufgrund von Erkrankungen und Alter (VI. 106, S. 128). Inwieweit auch akute Ischialgien und lokale Rückenschmerzen als Luxationen, beziehungsweise als Frakturen, fehlgedeutet wurden, ist bisher nicht wissenschaftlich untersucht worden. Der offensichtliche therapeutische Erfolg, der bei Hippokrates beschriebenen Methoden, legt jedoch die Überlegung nahe, daß damals meist nur vermeintliche Brüche und eher Wirbel-Blockierungssyndrome erfolgreich behandelt wurden (zu diesem Thema seien auch die Beschreibungen im Kunstteil, S. 212-217, zum Lesen empfohlen). Gedanklich setzte sich Hippokrates (Anmerkung: zum gegenwärtigen Stand der Forschung wird angenommen, daß das Kapitel *Peri arthron embolās* auf Hippokrates direkt zurückzuführen ist, anders, als z.B. seine Schriften über die Ernährung) bereits mit der operativen Behandlung auseinander und war der Ansicht, daß die Einrichtung nur möglich wäre, wenn man die verschobenen Wirbelkörper von vorne freilegen könnte (VI. 106, S. 132). Die Behandlung bestand in aktiver Streckung und flacher Rückenlagerung. Bei Brüchen ohne Lähmungserscheinungen empfahl er eine Streck- und manuelle Einrenkbehandlung. Dabei verwendete er u. a. eine Vorrichtung, die dem Streckbett des Scultetus (*Scamnum Hippokratis*, 1666) wohl sehr ähnlich gesehen haben muß (bzw. das Johannes Scultetus nach Angaben in hippokratischen Schriften entsprechend entworfen und wohl auch verwendet hat). Böhler (1951) spricht dieser Behandlungsmethode wenig Aussicht auf Erfolg zu. Mit Hippokrates' Überlegungen, Versuchen und schließlich der Ablehnung des Verfahrens, bei Rückenlage des Verletzten einen Ziegenschlauch, wie er im Altertum zum Transport von Wasser und Wein verwendet wurde, unter den Rücken des Verletzten zu legen und den Schlauch aufzublasen (VI. 106, S. 131), hat er jedoch eine erste Lagerung in Lordose und die Rauchfußsche Schwebe vorweggenommen (s. a. VI. 36, S. 343). Ausführlicher noch als bei Scultetus wurde das Einrenkbett durch Celsus (25 v. Chr. bis 50 n Chr.) als »Scamnum« beschrieben und durch Apollonius, Avicenna, Abulcasis, Vidus Vidius und viele andere illustriert.

Etwas schmunzelnd sei hier bemerkt, daß Lorenz Böhler 1930 und 1951 (VI. 36, S. 343, Zeile 11) wiederholt schrieb, Hippokrates habe sich auf den Patienten fallen lassen. Hippokrates war aber weitaus »zärtlicher« mit seinen Patienten und »stützte« (VI. 106, S. 130, Zeile 13) sich – nicht »stürzen« – auf seine Patienten. Böhlers kleiner Lesefehler hat dadurch die Methode des Hippokrates eher in Mißkredit gebracht, begründete aber auch Böhlers Ablehnung antiker Methoden.

Paulus von Aeginata hat im 7. Jh. vorgeschlagen, bei Wirbelbrüchen mit Lähmungen das drückende Bruchstück zu entfernen (nach VI. 36, S. 340; und VI. 280, S. 115). Ob er es selbst tat, wissen wir nicht, aber es ist anzunehmen, daß er es zumindest versuchte. Die Methoden der großen Drei: Hippokrates, Celsus und Galen wichen praktisch nicht von einander ab und wurden bis weit in das 16. Jh. gelehrt.

Ambroise Paré und Mercatus führten dann im 16. Jhrt. »die Einrichtung« der Wirbelsäule wieder in vertikaler Suspension durch, wie sie schon von Hippokrates oder dann auch von Appolonius von Kitium im 1. Jahrhundert vor Christus beschrieben worden war. Der Patient wird dabei an Armen und Schultergürtel in einer speziellen Vorrichtung aufgehängt. Unterkörper und untere Extremitäten hängen frei nach unten. Ähnliche Darstellungen in Suspension finden wir im arabischen und im chinesischen Schrifttum (s. Abbildungen im Kunstteil, S. 208–217).

Johannes Scultetus (1595–1645; VI. 262, Tabula 46, S. 182), erster studierter Arzt nördlich der Alpen und Stadtarzt von Ulm, beschrieb die Hippokratische Streckbank (*Scamnum Hippokratis*) für die Anwendung in seinem 1666 posthum erschienen Buch *Wundtarzneyisches Zeughaus*. Leider berichtet er nicht über die Indikation und Ergebnisse der Behandlung. Auch im zweiten Teil seines Buches, den *Observationes*, sind keine Fallbeispiele zur Wirbelsäulenbehandlung enthalten. Dennoch besteht aufgrund der genauen Beschreibung zur Abbildung kein Zweifel, daß er diese Wirbelsäulentherapien auch selbst durchführte.

1697 berichtet Salmon (in: VI. 223, S. 547) von Frakturen durch Schußverletzungen, Entfernung kleiner Splitter und die Notwendigkeit der Reposition großer Fragmente. (Für die eigene Geschichte von Knochenspantransplantationen möchten wir auf den ausführlichen Artikel von H. Winnett Orr verweisen: *The history of bone transplantation and other orthopedic surgery* [VI. 223]). Gorter setzte sich 1742 in seiner *Chirurgia repurgata* bereits für die Operation an der Wirbelsäule bei richtiger Indikation ein (aus: Bedbrook, G.M.: 1975. Bei Drucklegung lag das Original von Gorter noch nicht vor, so daß wir leider keine weiteren Angaben machen können und uns mit dem Verweis Bedbrooks begnügen müssen).

Belegt sind Eingriffe an der Wirbelsäule für Sir Astley P. Cooper (1822), der, ungeachtet seiner katastrophalen Ergebnisse, die Operation befürwortete (VI. 58, S. 499). John Bell (1799) meinte – vor allem wegen des hohen Infektionsrisikos: »The cutting into a fractured vertebra is a dream« (VI. 26, S. 3).

Die mangelnde Hygiene, belegt durch die Geschichte der Chirurgie, ist ein Phänomen. Erst mit Ignaz Semmelweis (1847) und Lord Joseph Lister (1867) wurde die Reinigung der Hände und die Antisepsis standardmäßig eingeführt. Die eigentlichen chirurgischen Instrumente (Skalpell, Schere, Pinzette, Sonde, Haken, Säge etc.) – die sich in ihrer Form und ihrem Gebrauch übrigens prinzipiell nicht von prähistorischen Instrumenten unterscheiden (VI. 312) – waren für die Reichen verziert und poliert – für die Armen einfach und robust. Das Ergebnis war das gleiche: verheerende Infektionen. Bemerkenswert ist weiterhin, daß einige antike Chirurgen – darunter auch Hippokrates – den Wert der Reinlichkeit sehr wohl erkannt hatten und ihre Hände und Instrumente in Wein wuschen, während im Mittelalter die Nadeln zum Starstich durch den Filzhut gezogen wurden oder die Kopfhaut vor der Trepanation mit den Fingernägeln beiseite geschoben wurde, wie von Hans von Gerstdorff berichtet (VI. 108).

Charles Bell, ein Bruder von John Bell, beschrieb bei Wirbelfrakturen differenziert die entstandenen neurologischen Ausfälle. Er beschrieb die Blasendistension, Erschlaffung abdominaler Muskeln, gastrointestinale und respiratorische Folgestörungen und den passageren spinalen Schock. Er bedauerte, nicht in den menschlichen Körper ohne chirurgische Eröffnung hineinsehen zu können, und lehnte die chirurgische Intervention wie sein Bruder ab. Bei der Therapie beschränkt sich die Bell-Familie auf eine flache Lagerung und Ruhe (VI. 26).

Zwischenzeitlich, 1778, eröffnete Percival Pott paraspinale Abszesse und injizierte desinfizierende Lösungen. Die Ergebnisse waren bei mehrmonatiger Liegezeit erstaunlich gut (VI. 279; VI. 280, S. 115).

Anfang des 19. Jahrhunderts werden die ersten biomechanischen Messungen an Leichen und Knochenteilen durchgeführt: Ernst Heinrich Weber veröffentlichte 1827 Bewegungsmessungen der Wirbelsäule sowohl an Lebenden, als auch an Wirbelsäulenpräparaten (*Anatomisch-physiologische Untersuchungen über einige Einrichtungen im Mechanismus der menschlichen Wirbelsäule* (in: VI. 286). Rauber schnitt 1876 kleine Würfel und Stäbchen aus Compacta und Spongiosa und prüfte deren Festigkeit und Elastizität (in: VI. 201). Otto Messerer untersuchte insgesamt 500 ganze Knochen, darunter Wirbelkörper von 90 frischen Leichen mit der »Werderschen Festigkeitsmaschine« (VI. 201).

1883/84 berichtete Macerer über Laminektomien bei intraspinalen Tumoren (VI. 280, S. 115; VI. 36, S. 341). Auch ihm war mit der Laminektomie alleine kein langfristiger Erfolg beschieden, doch machten es die ohnehin todkranken Patienten möglich, die Operation vor sich und vor anderen zu rechtfertigen.

Der erfolgreiche Anfang der Wirbelsäulen-Chirurgie begann mit Berthold Hadra 1891, der unter aseptischen Bedingungen eine ein Jahr alte HWK 6/7-Luxationsfraktur mit einer Silberdraht-Zuggurtung dorsal stabilisierte (VI. 130; VI. 131). Albee (1911; VI. 4; VI. 5) erreichte die Fusion zwischen zwei Wirbeln, indem er die Intervertebralgelenke entknorpelte. Zudem verwendete er als einer der Ersten erfolgreich Knochentransplantate, die er aus dem Schienbein gewann und als Wirbelkörperteilersatz bei der Spondylitits Tuberculosa einsetzte. Knochenspäne fügte er auch subperiostal bei den Processi spinosi ein, sowie an der Lamina.

Praktisch zeitgleich mit den ersten erfolgreichen Operationen an der Wirbelsäule wurde die konservative Therapie verbessert: Wagner und Stolper (1898; VI. 281; s. a. VI. 282) führten den ventralen Durchhang mit Zug (wieder) ein. Bei Frakturen ohne neurologische Ausfälle ließen sie den Verletzten durch zwei Gehilfen in Bauchlage schwebend halten, wobei einer unter den Armen, der andere an den Beinen anpackte. Darauf wurde ein gleichmäßiger Zug ausgeübt. Gleichzeitig drückte der Chirurg mit beiden flachaufgelegten Händen den Buckel weg. Bei Nichtgelähmten bestand die Weiterbehandlung in energischer Dauerextension mit der Glisson-Schlinge am Kopf und Gegenzug an den Beinen. Die Glisson-Schlinge war aus der Orthopädie seit 1650 bekannt und verwendet. Insgesamt betrachtet ist auch diese Methode lediglich von den historischen »großen Dreien« übernommen.

Die Entdeckung der »X-Strahlen« durch Wilhelm Conrad Röntgen (1845–1923) gehört zu den Erfindungen, die sich am schnellsten über die Welt verbreiteten: Bereits zwei Monate nach seiner bedeutenden Veröffentlichung vom 8.11.1895 lagen bereits die ersten Ergebnisse anderer Forscher vor. Noch war aber die Strahlenhärte nicht ausreichend. Die erste Aufnahme der Wirbelsäule entstand wahrscheinlich 1914 in Röntgens Labor. 1929 konnte A. G. Davis die ersten brauchbaren seitlichen Röntgenbilder (ab 1925 erstellt) von Wirbelbrüchen veröffentlichen (VI. 73 und VI. 36, S. 340).

Zahlreiche Entdeckungen seit der Mitte des letzten Jahrhunderts haben die Entwicklung der Chirurgie ermöglicht. Bei den meisten Entwicklungen haben Chirurgen zwar maßgeblich mitgearbeitet, doch war die zugrunde liegende Wissenschaft meist eine andere. Die Höhepunkte waren: Lachgasnarkose (Horace Wells 1844), Äthernarkose (William Morton 1848), Handdesinfektion mit Chlorkalk (Ignaz P. Semmelweis 1847), Wunddrainage (Eduard P. M. Chassaignac 1856), kontinuierliche Desinfektion der Operationswunde (Carbolspray, Lord Joseph Lister 1867), Sterilisation von Instrumenten, OP-Tüchern etc. (Asepsis; Ernst von Bergmann und Curt Schimmelbusch 1873), Latexhandschuhe (William Halsted 1890; Handschuhe waren in der Chirurgie seit 1758 bekannt – allerdings um den Chirurgen zu schützen – nicht den Patienten), Wundausschneidung (Paul Leopold Friedrich 1898), Spinalanästhesie (August von Bier 1898) und ebenso: Impfung, Infusionstherapie, Antibiotika und Transfusionsmedizin, um nur die wichtigsten Errungenschaften zu nennen.

Schneck (1930), ein Assistent L. Böhlers, führte die örtliche Betäubung für die Einrichtung der Wirbelbrüche ein (VI. 36, S. 346). Davor wurden Tropfnarkosen versucht, ein Verfahren, das sich bei einer Reposition in Bauchlage natürlich wenig eignete. Die Blockade peripherer Nerven (mit Kokain) geht auf John R. Conway im Jahre 1885 zurück – die Infiltrationsanästhesie auf Carl Ludwig Schleich (1859–1922), der seine Entdeckung auf dem Berliner Chirurgenkongress 1892 vorgestellt hatte.

Ein großes Diskussionsthema um 1930 war die Frage: Laminektomie oder nicht (Zusammenfassung bei: VI. 36, S. 341). Bei direktem Druck auf das Rückenmark stand die Notwendigkeit der Entlastung außer Frage. Aufgrund der so entstandenen und damals noch nicht ausgleichbaren Instabilität, waren die Patienten jedoch an das Bett gefesselt.

Magnus hat von 1929 bis 1931 in verschiedenen Arbeiten die Laminektomie gänzlich abgelehnt: »Die Lähmungen sind entweder durch ein Hämatom bedingt, dann gehen sie spontan zurück und die Operation ist unnötig. Oder das Rückenmark ist durchgequetscht. Dann bleiben die Lähmungen bestehen und die Operation ist zwecklos«. 1930 bemerkte V. Schmieden (VI. 256), daß die Frühlaminektomie viel schlechtere Ergebnisse erbrachte, als die Spätoperation, daß aber auch bei dieser die Erfolge recht gering seien. Der wohl heftigste Gegner der Laminektomie wurde L. Guttmann (1930).

Um 1930 begannen sich die konservativen Behandlungen zu konsolidieren: G. Magnus vertrat bei Wirbelfrakturen ohne Lähmungen die funktionelle Behandlung unter Belassung der traumatischen Wirbelsäulendeformität. L. Böhler (1931) behandelte im Gegensatz zu G. Magnus mit möglichst anatomischer Wiederherstellung der Wirbelform durch Reklination und äußere Retention durch Gipskorsett. Auch die bis heute gültigen Richtlinien der konservativen Therapie: 1. Einrichten, 2. Ruhigstellen, 3. Üben bis zur Schmerzgrenze, gehen auf Lorenz Böhler zurück (VI. 36, S. 349f).

1931 gab Stefan Bakke (VI. 13) zwar nicht die ersten, doch bis heute gültigen radiologischen und physikalischen Daten über die Bewegungen (Flexion, Extension, Seitneigung, Rotation) der Wirbelsäule heraus. Seine Studien beruhten auf umfangreichem Material. Im Gegensatz zu seinen Vorgängern arbeitete er mit Leichen, deren Brustkorb belassen wurde. Auch injizierte er kein Formalin, das die Beweglichkeit der so versteifenden Muskulatur verringerte. Vorherige Forscher (J. F. Meckel 1827; E. H. Weber 1927) hatten die Rippen entfernt und erhielten dadurch für die BWS viel größere Bewegungsausschläge als *in vivo* möglich.

In der operativen Behandlung ging es in den Jahren von 1930 bis 1950 mit großen Schritten voran: W. G. Crutchfield stellte die Traktionszange für die Halswirbelsäule vor, die aber bereits früher als »Edmontons Ice-tongs« oder »Edmontons Extension-tongs« verwendet wurde (VI. 60, S. 157). 1942 führte Bosworth den tischlermäßig eingebrachten H-Span ein (VI. 42). A. Dott (VI. 89) und N. Capener (VI. 50) entwickelten 1946 antero-laterale und laterale Zugangswege zur Wirbelsäule.

Der entscheidende Durchbruch der Wirbelsäulenchirurgie gelang Holdsworth und Hardy 1953 (VI. 147): bei instabilen Wirbelbrüchen führten sie eine innere Fixation mit Doppelplatten durch. Ihre Ergebnisse waren gut. Die Methode der Plattenfixation selbst geht auf Verfahren von M. Schede und C. Hansmann (1886) an langen Röhrenknochen zurück, und wurde 1956 durch den Amerikaner G. W. Bagby (VI. 233), durch konische Schrauben und konische und ovale Plattenlöcher, bis zur – im wesentlichen – heutigen Form verbessert.

A. Gruca (VI. 117) versuchte die dorsale Kompression mit Stahlfedern, die später als »Weißsche Federn« (VI. 288) bekannt wurden. 1958 folgt Harrington (VI. 137) mit sogenannten Skoliosestäben, die nach wie vor bei Skolioseoperationen Verwendung finden. 1960 stellen E. D. Hall und E. Luque (VI. 179; VI. 180) je eigene Stabsysteme zur Stabilisierung vor.

Auch an Wirbelkörperersatz wurde in diesen Jahren bereits gedacht: Sannig und Mitarbeiter präsentierten 1962 eine Teleskopschraube, die mit Knochenspänen für die permanente Fusion implantiert wurde. Gegenwärtig wird das Titankörbchen nach J. Harms, bei Trauma meist in Verbindung mit Knochenspänen, bei Tumoren meist in Verbindung mit Knochenzement, verwendet. An anderen Materialien wie Glasfaser, Collagen etc. wird noch gearbeitet, so daß weder ein abschließendes noch ein vorläufiges Urteil derzeit möglich erscheint.

Meurig Williams verbesserte 1963 (VI. 300) technisch die Holdsworthsche Platte durch Schlitzlochplatten und gerieffelte Unterlagscheiben. Sein OP-Verfahren, die Stabilisierung der Wirbelsäule über die Dornfortsätze, setzte sich jedoch nicht durch.

Roy Camille stabilisierte 1963 ebenfalls mit dorsalen Platten. Die Schrauben wurden jetzt jedoch durch die Bogenwurzeln in den Wirbelkörper eingebracht und verankert, was einen deutlich besseren Halt garantierte (VI. 246). D. Orozco und R. Llovet (VI. 222) führten 1970 die ventrale Plattenfixation zur Sicherung eines ventralen Knochenspanes ein. Es ist ein bis heute bewährtes Standardverfahren. F. Magerl wendete 1977 das ausgereifte und erprobte Prinzip des Fixateur-Externe auf die Wirbelfrakturen an und entwickelte zusammen mit Schläpfer einen äußeren Rahmenspanner (VI. 186). Dieses Verfahren war den Patienten trotz guter chirurgischer Erfolge jedoch so lästig, daß es heute nur noch in speziellen Fällen angewandt wird.

Zielke setzt 1978 als erster winkelstabile Implantate ein (VI. 304), deren Prinzip durch P. Kluger, H. Daniaux, W. Dick und D. Wolter weiterentwickelt wurde.

Eine weitere Neuerung der Wirbelsäulenchirurgie ist die transpedunkuläre Spongiosaplastik von H. Daniaux 1982 (VI. 63 bis VI. 68): durch die Pedikel wird die Deckplatte zunächst wieder aufgerichtet. Anschließend wird zerkleinerte Spongiosa in den entstandenen Hohlraum gestößelt. Auch eine verletzte Bandscheibe kann über diesen Zugangsweg entfernt werden. Bei richtiger Technik kann der Korrekturverlust, das postoperative Sintern des Wirbelkörpers, auf etwa 4-6° minimiert werden. Die in letzter Zeit berichteten Komplikationen, austretendes Spongiosamaterial, das auf das Rückenmark drückte, führen aber zu einem Überdenken der Methode.

Unabhängig von Daniauxs Technik wurden – als letzte größere Neuerung in der Wirbelsäulenchirurgie – transthorakale, endoskopische Eingriffe seit Ende der 80er Jahre, vor allem an der Brustwirbelsäule, durchgeführt. Mit der Endoskopie gelangen Tumorresektion, Wirbelkörperersatz und Verplattung. Die Ansätze der endoskopischen Chirurgie lassen sich nicht auf eine einzelne Forschergruppe zurückführen. Sowohl in Amerika als auch in Japan und Europa wurden schon Anfang der 70er Jahre die Zugangswege erarbeitet und Neurolysen durchgeführt. Eine weitere Vorläufertechnik – die Myeloskopie – wurde bereits in den 30er Jahren entwickelt (VI. 306). Die klinischen Ergebnisse der endoskopischen Techniken sind erfolgversprechend, doch reichen die Fallzahlen und fehlende Langzeitergebnisse für eine fundierte Beurteilung gegenwärtig nicht aus. Eine endoskopische Technik scheint sich aber eher für Tumoroperationen als für Traumen zu eignen.

Der heutige Stand der Operationstechnik erlaubt es zu behaupten, daß man die Wirbelsäule vom Knochen her »im Griff« hat. Die ventralen, dorsalen und anterolateralen Zugangswege gestatten es, die Wirbelsäule – meist unter Wirbelblockbildung, und damit unter Verlust von primär vorhandener Beweglichkeit – ausreichend zu stabilisieren. Etwa ein Drittel aller Patienten sind mit diesen Verfahren nahezu beschwerdefrei, voll zufrieden und gehen nach abgeschlossener Rehabilitation ihrer gewohnten Tätigkeit nach (VI. 200). Die übrigen Patienten leiden mehr oder weniger an Schmerzen und sind in ihren täglichen Verrichtungen entsprechend eingeschränkt (VI. 200). Die Ursache der Beschwerden ist nur selten, wie im Falle von relativ sicher zu diagnostizierendem Infekt, Pseudoarthrose, Instabilität, Implantatlockerung bzw. -bruch und Druck auf Nerven, klar zu lokalisieren. Ein großer Teil der Patienten berichtet aber über Schmerzen – *obwohl sie diese, unserer Meinung nach, überhaupt nicht haben dürften*: ratlos, und in unserer Berufsehre angegriffen – »weil die Operation ja so gut verlief« – stehen wir dem meist schon psychosomatisch überlagerten Patienten gegenüber. Gerade bei Patienten mit Entschädigungsansprüchen scheint keine Therapie die Beschwerden zu lindern.

Fest steht, daß vor allem der dorsale Zugangsweg als sehr grob zu bezeichnen ist: die autochtone Muskulatur wird hierbei ohne Rücksicht auf die Verläufe der kleineren Muskulatur und anderer feiner Strukturen mit breiten Meißeln abgelöst. Gerade bei der Rolle der kleinen Muskulatur für das Schmerzgeschehen bestehen in unserem Wissen noch deutliche Lücken. Das gleiche gilt für die kleinen Gefäße und die kleinen Nerven. Auch die präoperative Diagnostik der Bandscheiben bereitet Schwierigkeiten: grobe Verletzungen erkennen wir, aber die feinen radiären Risse z. B. lassen sich nicht von harmloseren Alterserscheinungen abgrenzen. Wie sehr wir in vieler Hinsicht noch am Anfang unseres Wissens stehen, wird auch in unseren Klassifikationen der Wirbelsäulenbrüche deutlich: Alleine seit 1950 entstanden mehr als fünfzig verschiedene Klassifikationssysteme. Die heute wissenschaftlich meist gebrauchte Klassifikation von Gertzbein, Harms und Magerl (VI. 40) ist nicht nur kompliziert, sie beschränkt sich auch im Wesentlichen auf die knöchernen Strukturen. Querfortsätze, kleine Gefäße und kleine Nerven werden nicht berücksichtigt. So bleibt das funktionelle Dreisäulenkonzept von Francis Denis die gegenwärtig praktisch wichtigste Klassifikation.

Die große Herausforderung für die Zukunft wird – wie bisher – die operative Versorgung des Rückenmarkes sein:

Denn was am Rückenmark einmal durchtrennt wurde, das kann auch heute noch nicht zur Heilung gebracht werden.

M. M.

ANHANG

LITERATURVERZEICHNIS

I EINFÜHRUNG UND KUNST

1. Andry de Boisregard, Nicolas: L'orthopedie ou L'art de prevenir et corriger dans les enfants les difformites du corpS. Paris, 1741
2. Antall, J. und G. Szebelledy: Aus den Jahrhunderten der Heilkunde. Corvina, Budapest, 1973
3. Antall, J.: Bilder aus der Geschichte der europäischen Heilkunde und Pharmazie. Corvina, Budapest, 1981
4. Baissette, Gaston: La Médecine grecque, histoire générale de la médecine, Albin Michel, Paris, 1936
5. Bandmann, Günther: Bemerkungen zu einer Ikonologie des Materials. Städel-Jahrbuch, München, 1969
6. Bargmann, Wolfgang: Anatomie und bildende Kunst. Verlag Alber, Freiburg im Breisgau, 1947
7. Baumeister, Willi: Das Unbekannte in der Kunst. DuMont - Dokumente, Köln, 1960
8. Bayl, Friedrich: Der nackte Mensch in der Kunst. DuMont, Köln, 1964
9. Beals, Ralph Leon, Harry Hoijer und Alan R. Beals: An introduction to anthropology. Macmillan, New York, 1971
10. Bishop, W.J.: The early history of surgery. Oldburne, London, 1962
11. Brandt, Michael: Malerei, Lexikon von A–Z. Corvus Verlag, Köln, 1986
12. Braunfels-Esche, Susanne: Leonardo da Vinci. Das anatomische Werk. Schattauer-Verlag, Stuttgart, 1991
13. Breasted, James Henry: Geschichte Ägyptens. Phaidon-Verlag, Zürich, 1936 und 1954
14. Bredekamp, Horst: Kunst als Medium sozialer Konflikte - Bilderkämpfe von der Spätantike bis zur Hussitenrevolution. Suhrkamp Verlag, Frankfurt am Main, 1975
15. Breicha, Otto (Hrsg.): Alfred Kubin - Weltgeflecht. Edition Spangenberg im Ellermann Verlag, München, 1978
16. Burkhardt, Berthold: Frei Otto - Schriften und Reden. Friedrich Vieweg und Sohn, Braunschweig/Wiesbaden, 1984
17. Busch, Günter: Hinweis zur Kunst - Aufsätze und Reden. Ernst Hauswedell Verlag, Hamburg, 1977
18. Calatrava, Santiago und Bernhard Klein: Santiago Calatrava - Bahnhof Stadelhofen, Zürich. Ernst-Wasmuth-Verlag, Zürich, 1993
19. Carmichael, Ann G. und Richard M. Ratzan (Hrsg.): Medizin in Literatur und Kunst. Könemann Verlag, Köln, 1994
20. Carstensen, Gert, Hans Schadewaldt, Paul Vogt: Die Chirurgie in der Kunst. ECON Verlag, Düsseldorf, 1983
21. Chipp, Herschel Browning: Theories of Modern Art. University of California Press, Berkeley and Los Angeles, 1968
22. Corvus Malerei Lexikon, Köln, 1986
23. Déjerine, Jules Joseph: Sémiologie des affections du système nerveux. Masson, Paris, 1926
24. Descharnes, Robert: Salvador Dali. DuMont, Köln, 1974
25. Descharnes, Robert und Gilles Néret: Salvador Dali - Das malerische Werk 1904–1946. Benedikt Taschen Verlag, Köln, 1993
26. Dix - Ausstellungskatalog. Galerie der Stadt Stuttgart. Verlag Gerd Hatje, Stuttgart, 1991
27. Drixelius, Wilhelm: Formen der Kunst. Verlag Martin Lurz, München, 1974
28. Dudley, Louise und Austin Faricy: The Humanities. McGraw-Hill Book Company, New York, 1984

29 Étienne, Robert: Pompeji, die eingeäscherte Stadt. Ravensburg, 1991
30 Faerna, José Maria (Hrsg.): Salvador Dalí. Basel, 1995
31 Fick, Rudolf: Anatomie und Mechanik der Gelenke. 3 Bd., Fischer Verlag, Jena, 1904-1911
32 Francis Bacon – Ausstellungskatalog. Staatsgalerie Stuttgart, Nationalgalerie Berlin, Thames and Hudson, London 1985
33 Fuchs, Ernst: Im Zeichen der Sphinx – Schriften und Bilder. Herausgegeben von Walter Schurian. Deutscher Taschenbuch Verlag, München, 1978
34 Gimpferer, Pere: Giorgio De Chirico. Verlag Aurel Bongers, Recklinghausen, 1989
35 Gohr, Siegfried: Symbolische Grundlagen der Kunst Paul Klees. In: Klee, Paul: Das Werk der Jahre 1919-1933. Köln, 1979
36 Großmann, Fritz: Bruegel – Die Gemälde. Phaidon Verlag, Köln, 1955
37 Guderjahn, Ruth, Sigrid Hinz und Helene Schierhorn: Medizin und Kunst. Kunsthistorisches Museum der Stadt Magdeburg, Magdeburg, 1964
38 Guttuso, Renato: Das graphische Werk von Bruno Bruni. Dortmund, 1983
39 Haaf, Ernst und Jürgen Zwernemann: Geburt, Krankheit, Tod in der afrikanischen Kunst. Schattauer-Verlag, Stuttgart, 1975
40 Haftmann, Wolfgang: Das Ding und seine Verwandlung. In: Metamorphose des Dinges. Kunst und Antikunst 1910-1970. Palais des Beaux-Arts, Brüssel, 1971
41 Harrer, Heinrich: Ich komme aus der Steinzeit. Fischer Taschenbuch Verlag, Frankfurt am Main, 1938
42 Heidegger, Martin: Der Ursprung des Kunstwerks. Reclam-Verlag, Stuttgart, 1960
43 Herrlinger, Robert: Geschichte der medizinischen Abbildung – Von der Antike bis um 1600. Heinz Moos Verlag, München, 1967
44 Hess, Walter: Dokumente zum Verständnis der modernen Malerei. Rowohlt, Hamburg, 1956
45 Holländer, Eugen: Die Karikatur und Satire in der Medizin. Ferdinand Enke Verlag, Stuttgart, 1921
46 Holländer, Eugen: Die Medizin in der Klassischen Malerei. Ferdinand Enke Verlag, Stuttgart, 1923
47 Holländer, Eugen: Plastik und Medizin. Ferdinand Enke Verlag, Stuttgart, 1912
48 Jaeger, Wolfgang: Die Heilung des Blinden in der Kunst. Thorbecke, Konstanz, 1960
49 Jaspers, Karl: Die geistige Situation der Zeit. Walter de Gruyter, Sammlung Göschen Bd. 1000, Berlin, 1931
50 Jensen, Jens Christian: Paul Wunderlich. Edition Volker Huber, Offenbach am Main, 1980
51 Jung, Carl Gustav: Grundwerk C. G. Jung. 9 Bd. Walter-Verlag, Olten und Freiburg im Breisgau, 1984
52 Kästner, Erich: Gesammelte Werke. 7 Bd. Verlag Kiepenheuer und Witsch, Köln, 1959
53 Kant, Immanuel: Kritik der reinen Vernunft. Philipp Reclam, Stuttgart, 1985
54 Karcher, Eva: Otto Dix. Benedikt Taschen Verlag, Köln, 1992
55 Karger, Ruth: Psychopathologie und bildnerischer Ausdruck. 12 Bd. Sandoz AG, Basel, 1969
56 Kiell, Norman: Medicine and art 1934-1964. A bibliography. In: Journal of History of Medicine, Bd. 21, 1966, S. 147-172.
57 Kiell, Norman: Psychiatry and psychology in the visual art and aesthetics. A bibliography. Madison University of Wisconsin Press, Wisconsin, 1965
58 Kindlers Malereilexikon. München, 1976
59 Klein, Heijo: Sachwörterbuch der Drucktechnik und grafischen Kunst. DuMont TB, Köln, 1975
60 Knipping, Hugo Wilhelm und Helmut Kentner: Heilkunst und Kunstwerk. 3 Bd. Schattauer-Verlag, Stuttgart, 1961-1967
61 Koch-Hillebrecht, Manfred: Die Moderne Kunst. Psychologie einer revolutionären Bewegung. DuMont-Verlag, Köln, 1983
62 Koeniger, Ernst: Aus der Geschichte der Heilkunst. Prestel-Verlag, München, 1966
63 Krichbaum, Jörg: Edgar Ende – Ausstellungskatalog. Edition Weitbrecht, Stuttgart, 1988
64 Kriss-Rettenbeck, Lenz: Das Votivbild. Verlag Hermann Rinn, München, 1958
65 Kunert, Werner: Wirbelsäule und innere Medizin. Ferdinand Enke Verlag, Stuttgart, 1975
66 Lain, Entralgo Pedro: Historia universal de la medicina. 7 Bd. Salvat, Barcelona, 1972-1978
67 Langholz, Ernst: Die Darstellung des Menschen in der griechischen Kunst. Verlag Scheuer, Bonn, 1941
68 Legrand, Gerard: Giorgio De Chirico. Rembrandt Verlag, Berlin, 1976
69 Leonhard, Kurt: Pablo Picasso – Das graphische Werk 1955-1965. Verlag Gerd Hatje, Stuttgart, 1966
70 Lesky, Erna: Meilensteine der Wiener Medizin. Maudrich, Wien, 1981
71 Lyons, Albert S. und Joseph R. Petrucelli: Die Geschichte der Medizin im Spiegel der Kunst. DuMont, Köln, 1980
72 MacKinney, Loren: Medical Illustrations in medieval manuscripts. Wellcome Historical Medical Library, London, 1965
73 Mäckler, Andreas und F. Feierabend: Helnwein. Benedikt Taschen Verlag, Köln, 1982
74 Man Ray: Photographien, Gemälde, Objekte. Mit einem Text von Janus. Schirmer/Mosel Verlag, München, 1991
75 Marshall Cavendish Kunstsammlung. Maler. Hamburg, 1994
76 Maur, Karin von: Oskar Schlemmer. Prestel-Verlag, München, 1982
77 Maur, Karin von: Oskar Schlemmer. Der Folkwang-Zyklus – Malerei um 1930. Stuttgart, 1993
78 Maur, Karin von: Salvador Dalí. Verlag Gerd Hatje, Stuttgart, 1989
79 Max Beckmann – Retrospektive. Ausstellungskatalog. Prestel-Verlag, München, 1984
80 Max Ernst – Das Rendevouz der Freunde. Ausstellungskatalog. Museum Ludwig, Köln, 1991
81 Memmert, Wolfgang: Die Geschichte des Wortes »Anschauung« in pädagogischer Hinsicht von Platon bis Pestalozzi. Inaugural-Dissertation der Philosophischen Fakultät der Friedrich-Alexander-Universität Erlangen-Nürnberg. 23. Februar 1968.
82 Murken, Axel Heinrich: Wenn ich nicht Maler wäre, möchte ich Arzt sein. In: Waage, Grünenthal, Stolberg, Bd. 16, 1977 S. 113-119
83 Natürliche Konstruktionen. Vorstand des Sonderforschungsbereiches 230 der Universität Stuttgart und Tübingen. Stuttgart, 1983
84 Negru, Octave: Paul Wunderlich. Rembrandt Verlag, Berlin, 1980
85 Otto, Frei: Architecture et Bionique – Constructions Naturelles. Editions Delta & Spes, Denges, Schweiz, 1982
86 Otto, Frei: Gestaltwerdung. Rudolf Müller Verlag, Köln, 1988

87 Otto, Frei: Natürliche Konstruktionen. Deutsche Verlagsanstalt, Stuttgart, 1982
88 Otto, Frei: Pneu und Knochen. Institut für leichte Flächentragwerke (IL) Nr. 35, Stuttgart, 1995
89 Paul, Fritz: Die frühe Ikonographie der Wirbelsäule in gedruckten medizinischen Schriften vor Vesal. Dissertation, Universität Hamburg, 1983
90 Pentz, Sibylle: Die traumatisierte Nase in der Kunst. Dissertation. Universität Ulm, 1989
91 Peters, Hermann: Der Arzt und die Heilkunst in der deutschen Vergangenheit. Eugen Diederichs Verlag, Jena, 1924
92 Popper, K. R.: Naturgesetze und theoretische Systeme. In: Theorie und Realität. Ausgewählte Aufsätze zur Wissenschaftslehre der Sozialwissenschaften. H. Albert (Hrsg.), Tübingen, 1964
93 Pravaz, Charles G. und Jules Guerin: Institut orthopedique de Paris. Paris, 1835
94 Propyläen Kunstgeschichte. Berlin, 1990
95 Putscher, Marielene: Geschichte der medizinischen Abbildung – Von 1600 bis zur Gegenwart. Heinrich Moos Verlag, München, 1972
96 Redka-Swoboda, Wolfgang: Das Rhinophym in der Kunst. Dissertation. Universität Ulm, 1985
97 Reinhardt, Georg (Hrsg.): Anton Paul Weber – Das Graphische Werk 1930-1978. Schirmer/Mosel, München, 1980
98 Reinoss, Herbert: Anton Paul Weber – Kritische Graphik. Hoffmann und Campe, Hamburg, 1973
99 Rennert, Jack (Hrsg.): The poster art of Tomi Ungerer. Diogenes Verlag, Zürich, 1971
100 Roh, Juliane und Claus Hansmann: Ich hab' wunderbare Heilung erlangt – Votivbilder aus bayerischen Wallfahrtsorten. Bruckmann-Verlag, München, 1982
101 Rotzler, Willy: Konstruktive Konzepte – Eine Geschichte der konstruktiven Kunst vom Kubismus bis heute. ABC Verlag, Zürich, 1977
102 Rubin, William, Wieland Schmied und Jean Clair: Giorgio de Chirico – der Metaphysiker. Prestel-Verlag, München, 1982
103 Salber, Wilhelm: Kunst, Psychologie, Behandlung. Bouvier Verlag Herbert Grundmann, Bonn, 1977
104 Schadewaldt, Hans: Betrachtungen zur Medizin in der bildenden Kunst. Westdeutsche Verlagsgesellschaft, Opladen, 1990
105 Schadewaldt, Hans, L. Binet, C. Maillant, I. Veith: Kunst und Medizin. DuMont, Köln, 1967
106 Scheps, Marc (Hrsg.): Kunst des 20. Jahrhunderts – Museum Ludwig, Köln, 1996
107 Schmidt – Voigt, Jörgen: Russische Ikonenmalerei und Medizin. Verlag Karl Thiemig, München, 1980
108 Schroll, Anton (Hrsg.): Das Bruegel – Buch. Wien, 1936
109 Schuster, Martin: Wodurch Bilder wirken – Psychologie der Kunst. DuMont Taschenbuch, München, 1992
110 Schwarz, Arturo: Man Ray. Rogner und Bernhard Verlag, München, 1977
111 Serna, Ramón Gómez de la: Dali. ARGO, Baden-Baden, 1978
112 Sigerist, Henry Ernest: Civilization and disease. Cornell University Press, New York, 1945
113 Sigerist, Henry Ernest: Anfänge der Heilkunde. Europa-Verlag, Zürich, 1963
114 Singer, Hans Wolfgang: Arzneibereitung und Heilkunde in der Kunst. Gehe-Verlag, Dresden, 1923
115 Spies, Werner: Max Ernst, 1950 - 1970. Die Rückkehr der schönen Gärtnerin. DuMont TB, Köln, 1979
116 Spiess, Werner: Max Ernst – Collagen – Inventar und Widerspruch. DuMont-Verlag, Köln, 1988
117 Spies, Werner: Picasso – Das plastische Werk. Verlag Gerd Hatje, Stuttgart, 1983
118 Sudhoff, Karl: Beiträge zur Geschichte der Anatomie im Mittelalter, Archiv für Geschichte der Medizin, 1908
119 Theopold, Wilhelm: Votivmalerei und Medizin. Verlag Karl Thiemig, München, 1978
120 Thieme/Becker. Allgemeines Lexikon der bildenden Künstler von der Antike bis zur Gegenwart, 37 Bd. München, 1992
121 Töteberg, Michael: John Heartfield. Rowohlt, Reinbek bei Hamburg, 1978
122 Tolnay, Charles de: Hieronymus Bosch. Rheingauer Verlagsgesellschaft, Eltville, 1984
123 Torczyner, Harry: Magritte: Zeichen und Bilder. DuMont, Köln, 1988
124 Tuchman, Phyllis: George Segal. Verlag Bucher, München, 1984
125 Uexküll, Thure von: Psychosomatische Medizin. Urban und Schwarzenberg, München, 1990
126 Ungerer, Tomi: Adam und Eva. Diogenes, Zürich, 1974
127 Ungerer, Tomi: Tomi Ungerer's Schwarzbuch. Verlag Gruner und Jahr, Hamburg, 1984
128 Valette, Guillaume: Die Pharmakologie bei den Griechen und Römern
129 Vogt, Helmut: Das Bild des Kranken. J.F. Lehmanns, München, 1969
130 Vogt, Helmut: Medizinische Karikaturen von 1800 bis zur Gegenwart. J.F. Lehmanns, München, 1962
131 Vollmer, Hans: Allgemeines Lexikon der bildenden Künstler des 20. Jahrhunderts. 6 Bd., Deutscher Tachenbuch Verlag, München, 1992
132 Warncke, Carsten-Peter: Pablo Picasso, 2 Bd. Benedikt Taschen Verlag, Köln, 1991
133 Wegner, Richard N.: Das Anatomenbildnis. Schwabe-Verlag, Basel, 1939
134 Wilhelm, Karin: Architekten Heute, Portrait Frei Otto. Quadriga Verlag J. Severin, Berlin, 1985
135 Zaloscer, Hans: Versuch einer Phänomenologie des Rahmens. Zeitschrift für Ästhetik und allgemeine Kunstwissenschaft Bd. 19/2, Bonn, 1974 (Literaturangabe nach: I.61; Artikel dort jedoch nicht vorhanden)
136 Zigrosser, Carl: Ars medica – A collection of medical prints presented to the Philadelphia Museum of Art by Smith Kline-Corporation. The Philadelphia Museum of Art, Philadelphia (USA), 1976

II FRIDA KAHLO

1 Brenner, Anita: Idols behind altars. New York, 1929
2 Frida Kahlo und Tina Modotti – Ausstellungskatalog. Haus am Waldsee, Berlin, Kunstverein Hamburg, 1982
3 Garcia, Ruppert: Frida Kahlo. Dallas, The Meadows Museum/Southern Methodist University, 1989

4 Herrera, Hayden: Frida Kahlo. Fischer Taschenbuch Verlag, Frankfurt am Main, 1987
5 Kettenmann, Andrea: Frida Kahlo. Benedikt Taschen Verlag, Köln, 1992
6 Museum od Contemporary Art, Frida Kahlo, Ausstellungskatalog, Chicago, 1978
7 Prgnitz-Poda, Helga, Salmon Grimberg und Andrea Kettenmann (Hrsg.): Frida Kahlo: Das Gesamtwerk. Verlag Neue Kritik, 1988
8 Randa, Jamis: Frida Kahlo – Malerin wider das Leiden. Goldmann-Verlag, 1991
9 Rivera, Diego: My Art, My Life – An autobiography. New York, 1960
10 Tibol, Raquel: Frida Kahlo – Über ihr Leben und Werk, nebst Aufzeichnungen und Briefen. Frankfurt, 1980
11 Wolfe, Bertram D.: Diego Rivera: His life and times. New York and London, 1939
12 Wolfe, Bertram D.: The fabulous Life of Diego Rivera. London, 1939
13 Wolfe, Bertram D. and Diego Rivera: Portrait of Mexico. New York, 1937
14 Zamora, Martha: Frida Kahlo – Aufschrei der Seele. Wiese Verlag, Basel, 1991

III DAS METAPHORISCHE WORTBEDEUTUNGSFELD »WIRBELSÄULE«

WÖRTERBÜCHER

1 Agricola, Erhard (Hrsg.): Lexikon der Wörter und Wendungen. Wilhelm Heyne Verlag, München, 1976
2 Beale, Paul: A concise dictionary of slang and unconventional English. Langenscheidt, Berlin, 1989
3 Braun, Hermann (Hrsg.): Kleines nordbairisch-egerländisches Wörterbuch. Schriftenreihe der Volkshochschule der Stadt Marktredwitz, Marktredwitz, o. J.
4 Bremer Biblische Handkonkordanz. Alphabetisches Wortregister der Heiligen Schrift. Christliches Verlagshaus, Stuttgart, 1987
5 Bulitta, Erich und Hildegard Burlitta: Wörterbuch der Synonyme und Antonyme. Fischer Taschenbuch Verlag, Frankfurt am Main, 1991
6 Bundesministerium für Unterricht (Hrsg.): Österreichisches Wörterbuch. Mittlere Ausgabe. Österreichischer Bundesverlag, Verlag für Jugend und Volk, Wien, 1954
7 Buurman, Otto: Hochdeutsch-plattdeutsches Wörterbuch. 12 Bd. Karl Wachholtz Verlag, Neumünster, 1970
8 Compact Edition of the Oxford English Dictionary. Oxford University Press, 1971
9 Diefenbach, Lorenz und Ernst Wülcker: Hoch- und niederdeutsches Wörterbuch der mittleren und neueren Zeit. Georg Olms Verlagsbuchhandlung, Hildesheim, 1965
10 Drosdowski, Günther (wiss. Leitung): Duden. Deutsches Universalwörterbuch. 7 Bd. Dudenverlag, Mannheim, 1993
11 Fischer, Hermann (Bearb.): Schwäbisches Wörterbuch. Auf Grund der von Adelbert von Keller begonnenen Sammlungen. 7 Bd. Verlag der H. Laupp'schen Buchhandlung, Tübingen, 1904

12 Fischer, Hermann und Hermann Taigel (Hrsg.): Schwäbisches Handwörterbuch. H. Laupp'sche Buchhandlung und Verlag J.C.B Mohr (Paul Siebeck), Tübingen, 1991
13 Gluski, Jerzy: Proverbs. Elsevier Publishing Company, Amsterdam, 1971
14 Götze, Alfred: (Hrsg.): Trübners Deutsches Wörterbuch. Walter de Gruyter, Berlin, 1939
15 Grebe, Paul (Hrsg.): Der große Duden. 7 Bd. Bibliographisches Institut, Mannheim, 1963
16 Grimm, Jacob und Wilhelm Grimm: Deutsches Wörterbuch. 30 Bd. Verlag S. Hirzel, Leipzig, 1854
17 Kirmann, Arvo: Zur Problematik der Metasprache als Ausdruck der Bedeutungsstreuung des Sprichwortes. In: Proverbium 17, S. 624-626. Burlington, 1971
18 Klappenbach, Ruth und Wolfgang Steinitz (Hrsg.): Wörterbuch der deutschen Gegenwartssprache. 6 Bd. Akademie-Verlag, Berlin, 1964
19 Kluge, Friedrich: Etymologisches Wörterbuch. Walter de Gruyter, Berlin, 1975
20 Kluge, Friedrich: Etymologisches Wörterbuch der deutschen Sprache. Neu bearbeitet von Elmar Seebold. Walter de Gruyter, Berlin, 1989
21 Knaur-Verlag: Das deutsche Wörterbuch. Lexikographisches Institut, München, 1985
22 Krüger-Lorenzen, Kurt: Das geht auf keine Kuhhaut. Deutsche Redensarten – und was dahinter steckt. ECON Verlag, Düsseldorf, 1971
23 Krüger-Lorenzen, Kurt: Der lachende Dritte. ECON Verlag, Düsseldorf, 1973
24 Küpper, Heinz: Illustriertes Lexikon der deutschen Umgangssprache. 8 Bd. Ernst Klett Verlag, Stuttgart, 1982
25 Mackensen, Lutz: Deutsches Wörterbuch. Südwest Verlag, München, 1986
26 Mater, Erich: Rückläufiges Wörterbuch der deutschen Gegenwartssprache. VEB Bibliographisches Institut, Leipzig, 1965
27 Ochs, Ernst (Hrsg.) unter Vorbereitung von Friedrich Kluge, Alfred Götze, Ludwig Sütterlin, Friedrich Wilhelm und Ernst Ochs: Badisches Wörterbuch. Verlag Moritz Schauenburg, Lahr, 1925-1940
28 Pfeifer, Wolfgang (Hrsg.): Etymologisches Wörterbuch des Deutschen. Akademie-Verlag, Berlin, 1989
29 Ries, Hubert: Leben und Tod – Ärztliche Sprichwörter. J.F. Lehmanns Verlag, München, 1964
30 Röhrich, Lutz: Das große Lexikon der sprichwörtlichen Redensarten. Herder Verlag, Freiburg, 1973
31 Schade, Oskar: Altdeutsches Wörterbuch. Verlag der Buchhandlung des Waisenhauses, Halle a. S., 1872-1882
32 Schatz, Josef: Wörterbuch der Tiroler Mundarten. Universitätsverlag Wagner, Innsbruck, 1956
33 Schemann, Hans: Deutsche Idiomatik. Ernst Klett Verlag, Stuttgart, o. J.
34 Schmeller, Johann Andreas: Bayerisches Wörterbuch. 2 Bd. Neudruck der Ausgabe von 1827-1837. Scientia-Verlag, Aalen, 1961
35 Slang. Lexikon der Englischen Umgangssprache. Bechtermünz Verlag, Eltville am Rhein, 1984
36 Suter, Rudolf: Baseldeutsch-Wörterbuch. Christoph Merian Verlag, Basel, o. J.

37 Wahrig, Gerhard, Hildegard Krämer und Harald Zimmermann (Hrsg.): Deutsches Wörterbuch. 6 Bd. F.A. Brockhaus, Wiesbaden und Deutsche Verlags-Anstalt, Stuttgart, 1984
38 Wanderer, Karl Friedrich Wilhelm: Deutsches Sprichwörter-Lexikon. Scientia Verlag, Aalen, 1963
39 Weber, Albert und Lacques M. Bächtold: Zürichdeutsches Wörterbuch. Verlag Hans Rohr, Zürich, 1983
40 Widmann, Gerhard: Schwäbisch vom Blatt. Konrad Theis Verlag, Stuttgart, 1983
41 Wolf, Siegmund A.: Wörterbuch des Rotwelsch. Bibliographisches Institut, Mannheim, 1956
42 Wolf, Siegmund A.: Großes Wörterbuch der Zigeunersprache. Bibliographisches Institut, Mannheim, 1960
43 Zwerch, Sepp (Autor) und Franziska Zwerch (Hrsg.): Allgäuerisch von A bis Z. Verlag Tobias Dannheimer, Kempten, 1988

WEITERFÜHRENDE LITERATUR

44 Beitl, Richard: Deutsche Volkskunde. Deutsche Buchgemeinschaft, Berlin, 1933
45 Bernstein, Basil: Soziale Struktur. Sozialisation und Sprachverhalten. Schwarze Reihe Nr. 8. Verlag de Munter, Amsterdam N.V., 1970
46 Bibel. Die heilige Schrift des alten und des neuen Testaments. Verlag der Zwingli-Bibel, Zürich, 1967
47 Brooks, Cleanth, John Thibaut Purser und Robert Penn Warren: An approach to literature. Prentice-Hall, Englewood Cliff/New Jersey, 1975
48 Buchmann, Michael: Über den Beitrag der Kategorien »Scham« und »Schuld« zur computerunterstützten Vokabularuntersuchung psychotherapeutischer Transkripte. Dissertation, Universität Ulm, 1993
49 Bünting, Karl-Dieter: Einführung in die Linguistik. Athenäum, Frankfurt am Main, 1987
50 Deutsche Sprichwörter und Redensarten mit ihren englischen und französischen Gegenstücken. Unser-Geld-Verlag, Stuttgart, 1974
51 Eggers, Hans: Deutsche Sprachgeschichte. 2 Bd. Rowohlt-Verlag, Hamburg, 1986
52 Gipper, Helmut: Denken ohne Sprache? Pädagogischer Verlag Schwann, Düsseldorf, 1971
53 Gottschalk, Walter: Die Bildhaften Sprichwörter der Romanen. 3 Bd. Carl Winters Universitätsbuchhandlung, Heidelberg, 1935–1938
54 Hörmann, Hans: Psychologie der Sprache. Springer-Verlag, Berlin, 1977
55 Jolles, André: Einfache Formen. Wissenschaftliche Buchgesellschaft, Darmstadt, 1958
56 Kainz, Friedrich: Psychologie der Sprache. 6 Bd. Ferdinand Enke Verlag, Stuttgart, 1969
57 König, Werner: dtv-Atlas zur deutschen Sprache. Deutscher Taschenbuch Verlag, München, 1985
58 Moll, Otto Ernst Eugen: Sprichwörter-Bibliographie. Vittorio Klostermann, Frankfurt am Main, 1958
59 Pelz, Heidrun: Linguistik für Anfänger. Hoffmann und Campe, Hamburg, 1984
60 Ries, Hubert: Leben und Tod. Ärztliche Sprichwörter. Schattauer, Stuttgart, 1964

61 Porzig, Walter: Das Wunder der Sprache. A. Francke Verlag, Tübingen, 1986
62 Sailer, Johann Michael: Die Weisheit auf der Gasse – oder: Sinn und Geist deutscher Sprichwörter. Martin Veith und Michael Rieger'sche Buchhandlung, Augsburg, 1810
63 Seiler, Friedrich: Deutsche Sprichwörterkunde. In: Adolf Matthias: Handbuch des deutschen Unterrichts an höheren Schulen. Bd. 4, 3. Auflage, Verlag Beck, München, 1922
64 Simon, Josef: Sprachphilosophie. Verlag Karl Alber, Freiburg, 1981
65 Störig, Hans Joachim: Kleine Weltgeschichte der Philosophie. Fischer Taschenbuchverlag, Frankfurt am Main, 1987
66 Wayland, D. Hand: Folk beliefs in proverbial form. S. 48–51. In: Proverbium 15, Burlington, 1970
67 Whorf, Benjamin Lee: Sprache – Denken – Wirklichkeit. Rowohlt-Verlag, Hamburg, 1986
68 Weisgerber, Johann Leo: Das Gesetz der Sprache – als Grundlage des Sprachstudiums. Quelle und Meyer Verlag, Heidelberg, 1951

IV DIE NONVERBALE KOMMUNIKATION MIT DEM RÜCKEN

(Zu diesem Thema wurden über tausend Literaturstellen gesichtet. Das Ergebnis ist bescheiden.)

1 Argyle, Michael: Bodily Communication. Methuenn Coltd, London, 1975
2 Argyle, Michael: The Psychology of interpersonal Behavior. Harmonsworth, Middle Essex, 1967
3 Bäuml, Betty J. und Franz H. Bäuml: A dictionary of gestures. Scarecrow Press, Metuchen (USA), 1975
4 Birdswhistell, R.L.: Kinesics and context. Essays on body motion communication. University of Pennsylvania Press, Philadelphia, 1970
5 Birkenbihl, Vera F.: Signale des Körpers. Körpersprache verstehen und Körpersprache einsetzen. Weltbildverlag, Augsburg, 1995
6 Chetwynd, Tom: A dictionary of Symbols. Granada-Press, London, 1993
7 Critchley, MacDonald: Silent language. Butterworth, London, 1975
8 Efron, Don: Gesture, Race and Culture. Monton, Den Hag, 1972
9 Eibl-Eibesfeld, Irenäus: Die Biologie des menschlichen Verhaltens. Grundriß der Humanethologie. Piper-Verlag, München/Zürich, 1986
10 Ekman, P., W.V. Friesen: The repertoir of nonverbal behavior: Categories, Origin, Usage and Coding. In: Semiotica, 1 (1), 1969
11 Feldenkrais, Misché: Der aufrechte Gang. Insel-Verlag, Frankfurt am Main, 1966
12 Hall, Edward T.: The silent language. Doubleday, Garden City/New York, 1959
13 Horländer, Markus: Nonverbale Kommunikation als Determinante erfolgreicher Verkaufsprozesse. Diplomarbeit, Fachhochschule für Wirtschaftswissenschaften, Ludwigshafen am Rhein, 1985
14 Inglis, B.: The book of the back. Ebury Press, London, 1978. (Anm.: Das Buch hätte uns vom Titel her sehr interessiert, war jedoch weder

15 Morris, Desmond: Körpersignale. Heyne, München, 1986
16 Morris, Desmond, Peter Collett, Peter Marsh, Marie O'Shaughnessy: Gestures, their origins and distribution. Stein and Dry Publishers / Scarborrow House, USA, 1979
17 Molcho, Samy: Körpersprache. Mosaik Verlag, München, 1983
18 Polhemus, Ted (Hrsg.): Social aspects of the human Body. Penguin Books, Harmondsworth, 1978
19 Rückle, Horst: Körpersprache für Manager. Signale des Körpers erkennen und erfolgreich einsetzen. Verlag Moderne Industrie, Landsberg am Lech, 1986
20 Scheflen, Alice und Albert E. Scheflen: Body language and the social order. Prentice-Hall, Englewood Cliff, N.J., 1972
21 Stangl, Anton: Die Sprache des Körpers. Menschenkenntnis für den Alltag. Knaur, München, 1977
22 Thompson, Philipp and Peter Davenport: The dictionary of visual language. Bergstrom and Boyler, London, 1982
23 Watzlawick, Paul, Janet Helmick Beavin, Don D. Jackson: Pragmatics of Human Communication. Faber, London, 1968

V HANS WÜRTZ: CHRONOLOGISCHE BIBLIOGRAPHIE

1 Würtz, Hans: Künstlerisches Moment im Unterricht und in der Ausbildung der Krüppel. In: Zeitschrift für Krüppelfürsorge, Leipzig, Bd. 5, 1912, S. 167–174
2 Würtz, Hans: Alkoholfreie Krüppelerziehung. In: Zeitschrift für Krüppelfürsorge, Bd. 6, 1913, S. 273 ff
3 Würtz, Hans: Zum 1. deutschen Kongress für alkoholfreie Jugenderziehung. In: Zeitschrift für Krüppelfürsorge, Bd. 6, 1913, S. 273 ff
4 Würtz, Hans: Krüppeltum und Lebensfreude. In: Zeitschrift für Krüppelfürsorge, Bd. 6, 1913, S. 83 ff
5 Würtz, Hans: Selbsttätigkeit als Prinzip in der Krüppelerziehung. In: Zeitschrift für Krüppelfürsorge, Bd. 6, 1913
6 Würtz, Hans: Schulabteilung der Berlin-Brandenburgischen Krüppelheil- und Erziehungsanstalt. In: Zeitschrift für Krüppelfürsorge, Bd. 6, 1913, S. 139 ff
7 Würtz, Hans: Ein Beitrag zur Begründung der Krüppelpsychologie. In: Zeitschrift für Krüppelfürsorge, Bd. 7, 1914, S. 16–46
8 Würtz, Hans: Moderne Krüppelerziehung. In: Berliner Tageblatt, Zeitgeist, vom 4. Mai 1914, S. 1/2
9 Würtz, Hans: Moderne Krüppelerziehung. In: Zeitschrift für Krankenpflege und klinische Therapie, Jahrgang 36, 1914, S. 225 ff
10 Würtz, Hans: Krüppelerziehungspsychologie. In: Zeitschrift für Krüppelfürsorge, Bd. 7, 1914
11 Würtz, Hans: Die moderne Krüppelfürsorge. In: Berliner Tagblatt vom 4. Mai 1914, S. 1/2
12 Würtz, Hans: Uwes Sendung. Ein deutsches Erziehungsbuch mit besonderer Berücksichtigung der Krüppel. Unter Mitwirkung von Willy Schlüter. Verlag Vogel, Leipzig, 1914, S. 1, 2 u. 10
13 Würtz, Hans: Der Wille siegt. Ein pädagogisch-kultureller Beitrag zur Kriegskrüppelfürsorge. Verlag Hermann Kalkoff, Berlin, 1915
14 Würtz, Hans: Der Wille als Heilfaktor. In: Berliner Tageblatt vom 1. Dezember 1915 (Anmerkung: Dieser Artikel wird in der Festschrift von 1955 erwähnt, konnte jedoch nicht lokalisiert werden; vermutlich falsch zitiert)
15 Würtz, Hans: Zur Arbeitsgemeinschaft im Krüppelheim. In: Das Alumnat, Jahrgang 3, 1915, S. 292–296
16 Würtz, Hans: Erwerbsschule. In: Monatsblatt der Invaliden- und Krüppelhilfe, Heft 1 (Zeitschrift für Krüppelfürsorge, Bd. 8, 1915, Beilage)
17 Würtz, Hans: Die Krüppelfürsorge im Lichte der Kultur. In: Zeitschrift für Krüppelfürsorge, Bd. 9, 1916
18 Würtz, Hans: Wie ein Einhänder sich selbst ein Behelfsglied schuf und wie er wieder voll arbeitsfähig wurde. In: Zeitschrift für Krüppelfürsorge, Bd. 9, 1916, S. 365–372
19 Würtz, Hans: Das deutsche Krüppelbilderbuch. Verlag Oestergaard, Berlin, 1916
20 Würtz, Hans: Lebensschicksale neuertüchtiger Kriegsinvaliden. Kalkhoff-Verlag, Berlin, 1916
21 Würtz, Hans: Rückblick und Ausblick. In: Zeitschrift für Krüppelfürsorge, Bd. 10, 1917, S. 2–6
22 Würtz, Hans: Lachende Krüppelweisheit. In: Zeitschrift für Krüppelfürsorge, Bd. 11, 1918, S. 121–125
23 Würtz, Hans: Sozialisierende Krüppelerziehung. In: Zeitschrift für Krüppelfürsorge, Bd. 12, 1919, S. 16–19
24 Würtz, Hans: Siedlungserfolge eines Einbeiners. In: Zeitschrift für Krüppelfürsorge, Bd. 12, 1919, S. 94–98
25 Würtz, Hans: Krüppeltum in der Politik. In: Zeitschrift für Krüppelfürsorge, Bd. 12, 1919, S. 51–68
26 Würtz, Hans: Krüppelseelenkundliche Erziehung. In: Zeitschrift für Krüppelfürsorge, Bd. 12 und 13, 1919/1920, S. 28–38, 53–59, 61–73, 81–93, 105–119, 181–189
27 Würtz, Hans: Sieghafte Lebenskämpfer. Mit einem Geleitwort von Adolf von Harnack und bildlichen Darstellungen von Alexander von Volbarth. Verlag Seybold, München, 1919, S. 149, 208, 238
28 Würtz, Hans: Das Krüppelfürsorgegesetz in pädagogischer Beleuchtung. In: Volkswohlfahrt, Jahrgang 1, 1920
29 Würtz, Hans: Das Krüppelfürsorgegesetz und seine Durchführung in Kleinstadt und Land. In: Das Land, Jahrgang 1, 1921, S. 167–169
30 Würtz, Hans: Sondererziehungszwang oder Sondererziehungspflicht? In: Zeitschrift für Krüppelfürsorge, Bd. 14, 1921, S. 19/20
31 Würtz, Hans: Krüppelvirtuosen – der Wille siegt. In: Gartenlaube, Jahrgang 1921
32 Würtz, Hans: Die Bedingungen der seelischen Entkrüppelung Gebrechlicher. In: Zeitschrift für Krüppelfürsorge, Bd. 14, 1921, S. 29–37
33 Würtz, Hans: Das Seelenleben des Krüppels. Verlag Leopold Voss, Leipzig, 1921, S. 9, 23, 26, 42 u. 77
34 Würtz, Hans: Rückblick und Ausblick. In: Zeitschrift für Krüppelfürsorge, Bd. 14, 1921, S. 1–7
35 Würtz, Hans: Glück im Unglück (Krüppelpflege). In: Die Woche, Jahrgang 1922, S. 910/911
36 Würtz, Hans: Das Schicksal der Entstellten. In: Berliner Tageblatt vom 5. November 1922
37 Würtz, Hans: Das Schicksal der Entstellten. In: Zeitschrift für Krüppelfürsorge, Bd. 16, 1923, S. 8–10
38 Würtz, Hans: Das Oskar-Helene-Heim in Berlin-Dahlem. In: Die neuen Schulen in Deutschland. Herausgegeben von Fritz Karsen, Beltz, Langensalza, 1924, S. 148–160

39 Würtz, Hans: Seelenkundliche Bedingungen für die erzieherische Arbeit in den verschiedenen Arten der Krüppelschulen, insbesondere im Kindergarten. In: Zeitschrift für Krüppelfürsorge, Bd. 17, 1924, S. 140-144

40 Würtz, Hans: Übersichtstafel für die Kennzeichnung der seelischen Besonderheiten des Krüppels. In: Zeitschrift für Krüppelfürsorge, Bd. 17, 1924, S. 72-75

41 Würtz, Hans: Krüppelpsychologische Fragebogen. In: Nachrichtendienst des Selbsthilfebundes, Jahrgang 5, Nr.6, 1925

42 Würtz, Hans: Die Idee der krüppelpädagogischen Bewegung. In: Zeitschrift für Kinderforschung, Berlin, Bd. 30, 1925, S. 92-102

43 Würtz, Hans: Fragebogen an die Lehrer zur Ermittlung der schulpflichtigen Krüppelkinder und -jugend. In: Zeitschrift für Krüppelfürsorge, Bd. 18, 1925

44 Würtz, Hans: Aufgaben der Krüppelfürsorge. In: Zeitschrift für Krüppelfürsorge, Bd. 18, 1925, S. 7-10

45 Würtz, Hans (Hrsg.): Schleswig-Holsteinische Sagen. Mit Zeichnungen von Alexander von Volbarth. Verlag Peter J. Oestergaard, Berlin-Schöneberg, 1926

46 Würtz, Hans (Hrsg.): Füchse. Geschichten von Reineke Fuchs. Kube-Verlag, Berlin, 1926

47 Würtz, Hans: Biesalski's Bedeutung für die Deutsche Vereinigung für Krüppelfürsorge und das Oskar-Helene-Heim. In: Zeitschrift für Krüppelfürsorge, Leipzig, 1928, Sonderheft: Konrad Biesalski zum 60. Geburtstage, S. 354-365

48 Würtz, Hans: Der Lehrer in den Krüppelheimen. In: Zeitschrift für Krüppelfürsorge, Sonderheft: Konrad Biesalski zum 60. Geburtstage. 1928, S. 423-428

49 Würtz, Hans: Der Krüppel in der Literatur. In: Die Wohlfahrtspflege. Sonderdruck. Berlin, 5. Jahrgang, Heft 1. April 1930, S. 21-37, 52-72

50 Würtz, Hans: Wir lehren Krüppel lachen und glücklichsein. In: Mutter und Kind, Osterceseck, Berlin, 1932, S. 111

51 Würtz, Hans: Die Bedeutung der Verkrüppelung für die Charakterentwicklung. In: Fortschritte der Medizin, Medizin. Verlag Hans Pusch, Berlin, 1931, Jahrgang 49, Nr. 45, o.J., S. 141-146

52 Würtz, Hans: Zerbrecht die Krücken. Krüppel-Probleme der Menschheit. Schicksalsstiefkinder aller Zeiten und Völker in Wort und Bild. Verlag Leopold Voss, Leipzig, 1932, S. 2, 3, 28, 30, 33, 36, 65 u. 349 ff

53 Würtz, Hans: Goethes Wesen und Umwelt im Spiegel der Krüppelpsychologie. Verlag Leopold Voss, Leipzig, 1932

54 Würtz, Hans: Hans Christian Andersen: Wunderwelt. Märchen von Hans Christian Andersen. Ausgewählt und eingeleitet von Hans Würtz. Mit Bildern von Sigmund Dallinger. Verlag Seybold, München, 1922

LITERATUR ZU HANS WÜRTZ

55 Biesalski, Konrad: Grundriß der Krüppelfürsorge. Verlag Leopold Voß, Leipzig, 1926, S. 5, 11, 14 u. 16

56 Frankl, Viktor E.: Man's search for meaning. Pocket Books, New York, 1963

57 Friedebold, Günter: Hans Würtz. Auszug aus der Festschrift anläßlich des 75jährigen Bestehens des Vereins Oskar-Helene-Heim. S. 25 und 26. o. J.

58 Hall, Calvin Springer and Gardener Lindzey: Theories of Personality. John Wiley and sons, New York, 1978

59 Kliemke, Ewald: Festschrift zum 80. Geburtstag von Hans Würtz, dem Pädagogen der Lebensfreude. Herausgegeben vom Senator für Jugend und Sport, Berlin, 18. Mai 1955

60 Kliemke, Ewald: Hans Würtz. Auszug aus der Festschrift anläßlich der Fünfzig-Jahrfeier des Oskar-Helene-Heimes. 1964, S. 24 und 33

61 Korczak, Janusz: Wie man ein Kind lieben soll. Vandenhoeck und Ruprecht, Göttingen, 1989

62 Pätzold, Erich: Hans Würtz. Auszug aus der Festschrift anläßlich des 75jährigen Bestehens des Vereins Oskar-Helene-Heim. S. 14. o. J.

63 Schmeichel, Manfred: Zum 25. Todestag: Hans Würtz begründete die Krüppel-Psychologie. Parität aktuell, Nr. 2/83 vom 15. Juni 1983

64 Schmeichel, Manfred: Auszüge aus Briefen an das Oskar-Helene-Heim vom 23. 11. 1981, 14. 4. 1982 und 29. 8. 1983, freundlich in Kopie überlassen von Herrn Oberarzt Dr. Joachim Gehrmann, Oskar-Helene-Heim/ Berlin, mit Schreiben vom 27. Juni 1996

65 Schmitz, Rainer: Die groß waren durch ihr Herz – Pioniere der Sozialarbeit für Behinderte. S. 152-163. Evangelische Verlagsanstalt, Berlin, 1983

66 Tönnies, Ferdinand: Gemeinschaft und Gesellschaft. Grundbegriffe der reinen Soziologie. Wissenschaftliche Buchgesellschaft, Darmstadt, 1979. (Anmerkung: dieser Ausgabe liegt die achte Auflage von 1935 zugrunde; die erste Auflage erfolgte 1887)

67 Wehlitz, Kurt: Hans Würtz. Auszug aus der Festschrift anläßlich des 75jährigen Bestehens des Vereins Oskar-Helene-Heim. Anhang S. 52-54. o. J.

68 Witt, A. N.: Hans Würtz. Auszug aus der Festschrift anläßlich der Fünfzig-Jahrfeier des Oskar-Helene-Heimes. 1964. S. 16 und 17

VI GESCHICHTE DER WIRBELSÄULENCHIRURGIE

1 Adamkiewicz: Über Knochentransplantation. Wien. med. Bl., 12, S. 3-7, 1889

2 Arderne, John of: De arte phisicali et de cirurgia, 1412. Translated by Sir D'Arcy Power. Wellcome Historical Medical Museum (Research studies in medical history no. 1), London, 1922

3 Aebi, M. und Nazarian S.: Klassifikation der Halswirbelsäulenverletzungen. Der Orthopäde, 16, S. 27-36, 1987

4 Albee, Fred Hudlett: Transplantation of a portion of the tibia into the spine for Pott's disease. J. Am. Med. Assoc., 57, S. 885-886, 1911

5 Albee, Fred Hudlett: Bone graft surgery in disease, injury and deformity. Appleton, New York, 1940

6 Allan, David B. und Gordon Waddell: An historical perspective on low back pain and disability. In: Acta Orthopaedica Scandinavica. Supplementum Nr. 234, Vol. 60, S. 1-23. Munksgaard, Copenhagen, 1989

7 Amon, K.: Wirbelkörperaufrichtung mit Fixaten interne. Akt. Traumatol. 20, S. 62-63, 1990

8 Anderson, P.A., Henley M.B., Rivara F.P., Maler R.V.: Flexion distraction and chance injuries to the thoracolumbar spine. J. Orthop. Trauma 5, S. 153, 1991

9 Andrew, T.A., Brooks S., Piggott H.: Long-term follow-up evaluation of screw-and-graft fusion of the lumbar spine. Clin. Orthop. No. 203, S. 113-119, 1986

10 Andry, Nicolas: L'Orthopédie ou L'Art de prévenir et de corriger dans les enfans, les difformités du corps. Le tout par des moyens à la porte'e des Peres et des Meres, et des Perfonnes qui ont des Enfans à élever. Tome Premier, Paris, 1741. (Anmerkung: Der Name des Autors ist – fälschlicherweise (?) – mit: M. Andry angegeben)

11 Antall, J. und G. Szebelledy: Aus den Jahrhunderten der Heilkunde. Corvina, Budapest, 1973

12 Apollonius von Kitium: Peri Arthron. 9. Jahrhundert n. Chr. Herausgegeben von Hermann Schöne, Teubner Verlag, Leipzig, 1896

13 Bakke, Stefan: Röntgenologische Beobachtungen über Bewegungen der Wirbelsäule. In: Acta Radiologica. Bd. 13, 1913

14 Bampfield, Robert William: An Essay on Curvatures and Diseases of the Spine, including all the Forms of Spinal Distortion. Barrington & Haswell, Philadelphia, 1824

15 Bardeleben, Adolf: Lehrbuch der Chirurgie und Operationslehre. 2 Bd. Verlag Georg Reimer, Berlin, 1867

16 Bardeleben, Adolf: Rückblick auf die Fortschritte der Chirurgie in der zweiten Hälfte dieses Jahrhunderts. Verlag August Hirschwald, Berlin 1876

17 Bailey, R.W. and C.E. Badgley: Stabilization of the cervical spine by anterior fusion. In: Journal of Bone and Joint Surgery. 42A, 1960, S. 565

18 Beck Ernst: Röntgenologische Meßmethoden bei Wirbelbrüchen. Hefte Unfallheilkunde 108, S. 36–39, 1971

19 Bedbroock, George M.: Stability of spinal fractions and future dislocation. Paraplegia 9, S. 23, 1971

20 Bedbrook, George M., Edibam R.C.: The study of spinal deformity in traumatic spinal paralysis. Paraplegia 10, S. 321, 1973

21 Bedbrook, George M.: Pathological principles in the management of spinal cord trauma. Paraplegia 4, S. 43, 1966

22 Bedbrook, George M.: The use and disuse of surgery. Journal of the Western Pacific Orthopaedic Association 6, S. 3, 1969

23 Bedbrook, George M.: Spinal injuries with tetraplegia and paraplegia. In: Journal of Bone and Joint Surgery, 61B, 1979, S. 267

24 Bedbrook, George M.: Treatment of thoracolombar dislocation and fracture with para-plegia. Clin. Orthop. 112, S. 27, 1975

25 Been, H. D.: Anterior decompression and stabilization of thoracolumbar burst fractures using the Slot-Zielke-device. Acta Orthop. Belg. 57, Suppl. 1, S. 144–161, 1991

26 Bell, Charles: Observations on injuries of the spine and of the thigh bone in two lectures. With nine plates. Thomas Tegg Publishing. London, 1824

27 Bettmann, Otto L. und P. S. Hench: A pictorial history of medicine. Thomas, Springfield (USA), 1962

28 Bhishagratna, Kaviraj Kunjalal: An english Translation of the Sushruta Samhita. Bd. I und II. The Chowkhamba Sanskrit Series office, Gopal Mandir Lane, Varanasi (Indien), 1963

29 Bick, Edgar Milton: Source book of orthoprdics. Hafner Publishing, New York, 1968

30 Billings, J. S.: History and Literature of Surgery. Argosy, New York, 1970

31 Bishop, William J.: The early history of surgery. Oldburne, London, 1960

32 Böhler, J.: Verletzungen der Wirbelsäule – Operative Behandlung. Z. Orthop. 112, S. 894–900, 1974

33 Böhler, J. and T. Gaudernak: Anterior plate stabilization for fracture-dislocations of the lower cervical spine. In: J. Trauma, 20, 1980, S. 203

34 Böhler, Lorenz: Die Behandlung der Wirbelbrüche. Arch. klin. Chir. 173, S. 842–848, 1932

35 Böhler, Lorenz: Der derzeitige Stand der Behandlung von Wirbelbrüchen. Zentr. Org. Ges. Chir. 89, S. 21–25, 1938

36 Böhler, Lorenz: Die Technik der Knochenbruchbehandlung. Verlag Wilhelm Maudrich, Wien, 1951

37 Böhler, Lorenz: Wandlungen in der Begutachtung von Wirbelbrüchen. Arch. klin. Chir. 200, S. 281 ff, 1940

38 Bötel, Uwe: Die Behandlung der Verrenkungsbrüche der Brust- und Lendenwirbelsäule mit der Weissfeder und ihre Modifikation. Hefte Unfallheilkunde 149, S. 182–184, 1980

39 Bötel, Uwe: Indikation und Technik des operativen Vorgehens bei der traumatischen Querschnittlähmung. Unfallheilkunde 85, S. 51–58, 1982

40 Bötel, Uwe: Zur Klassifikation von Wirbelsäulenverletzungen. In: Zäch, G.A.: Rehabilitation,. Springer-Verlag, Berlin, 1992

41 Bohlman, H. H. and F. J. Eismont: Surgical techniques of anterior decompression and fusion for spinal injuries. Clin.Orthop. 154, 1981, S. 57

42 Bosworth, David M.: Clothespin or inclusion graft for spondylolisthesis or laminal defects of the lumbar spine. Surgery, Gynecology and Obstetrics 75, S. 593–605, 1942

43 Brandner, M. E.: Normal values of the vertebral body and intervertebral disk index in adults. AJR 114, S. 411–444, 1972

44 Brant-Zawadzki, M., Miller E. M., Federle M. P.: CT in the evaluation of spine trauma. Am. J. Roentgenol. 136, S. 369–375, 1981

45 Brockbank, William: Three Manuscript precursors of Vidius's Chirurgia. In: Medical History, Bd. 2, 1958

46 Brunn, Walter von (Hrsg.): Die Handschrift des Schnitt- und Augenarztes Caspar Stromayr in Lindau am Bodensee. Faksimileausgabe. Lindauer Handschrift (P.I. 46) vom 4. Juli 1559. Idra-Verlagsanstalt, Berlin, 1925

47 Brunschwig, Hieronymus: Das Buch der Chirurgia. Johann Grüninger, Strassburg, 1497. Faksimileausgabe von Gustav Klein, Carl Kuhn Verlag, München, 1911

48 Bürkle de la Camp, H.: Funktionelle Wirbelbruchbehandlung oder Böhlersche Wirbelbruchaufrichtung. Arch. Klin. Chir. 200, S. 321–339, 1940

49 Byron, C.: Spondylolisthesis or lumbosacral dislocation? Am. J. of Roentgenology and Radiumtherapy 5, S. 16–48, 1918

50 Capener, Norman: The evolution of lateral rhachotomy. J. Bone and Joint Surg. 36B, S. 173–179, 1954

51 Carstensen, Gert, Hans Schadewaldt, Paul Vogt: Die Chirurgie in der Kunst. ECON Verlag, Düsseldorf, 1983

52 Caspar, W.: A new metal plate for stabilization of unstable fractures and fracture dislocations of the cervical spine. In: International college of surgeons, austrian section, I. Viennese workshop, Vienna, October 1982, S. 88

53 Chance, G. Q.: Note on a type of flexion fracture of the spine. Brit. J. Radiol. 21, S. 452–453, 1948

54 Cloward, R. B.: Treatment of acute fractures and fracture-dislocations of the cervical spine by vertebral body fusion. J. Neurosurg. 18, 1961, S. 201

55 Cobb, J. R.: Fortschritte der orthopädischen Chirurgie 1945. Arch. Surg. 55, S. 76–100, 1947
56 Cobb, J. R.: Outline for the study of scoliosis. In: American Academy of Ortho-paedic Surgeons, Instructional Course Lectures 5. Ann Arbor, 1948
57 Contugno, Domenico C.: De ischiade nervosa commentarius novis curis auctior. Simoniana, Viennae, 1770
58 Cooper, Astley Paston: A treatise on dislocations and on fractures of the joints. Longman, London, 1824
59 Cooper, Astley Paston: Lectures on the principles and practice of surgery. 2 Bd. Underwood, London, 1824/1825
60 Crutchfield, Gayle W.: Skeletal traction for dislocation of the cervical spine. Report of a case. Southern Surg. 2, S. 156–259, 1933
61 Cyriax, Edgar F.: Bibliographia gymnastica medica. Wörishofen, 1909
62 Cyriax, Richard J.: A short history of mechano-therapeutics in Europe until the time of Ling. Janus, Bd. 19, 1914
63 Daniaux, H.: Technik und erste Ergebnisse der transpedunkulären Spongiosa-plastik bei Kompressionsbrüchen im Lendenwirbelsäulenbereich. Acta Chir. Austr. 43, S. 79–88, 1982
64 Daniaux, H.: Die transpedikuläre Spongiosaplastik bei Kompressionsbrüchen im Lendenwirbelsäulenbereich. Z. Orthop. 121, S. 522–524, 1983
65 Daniaux, H.: Technik und Ergebnisse der transpedunkulären Spongiosaplastik bei Brüchen im thorakolumbalen Übergangs- und Lendenwirbelsäulenbereich. Hefte zur Unfallheilkunde 165, S. 182–197, 1983
66 Daniaux, H., Lang T.: Die Auswahl der geeigneten Operationstechnik zur Stabilisierung von Verletzungen der unteren Brust- und Lendenwirbelsäule. In: Hakenbroch, M. H. und H. J. Retier (Hrsg.): Biomechanik der Wirbelsäule. Georg Thieme Verlag, Stuttgart, 1983
67 Daniaux, H.: Transpedikuläre Reposition und Spongiosaplastik bei Wirbelkörperbrüchen der unteren Brust- und Lendenwirbelsäule. Unfallchirurgie 89, S. 197–213, 1986
68 Daniaux, H., Seykora P., Genelin A. et al.: Application of posterior plating and modifications in thoracolumbar spine injuries. Indication, techniques, and results. Spine 16, S. 125–133, 1991
69 Daremberg, C.: Aurelus Cornelii Celsi - De Medicina, Libri Octo. In aedibus B.G. Teubneri, Lipsiae, 1859
70 Davies, J. E., Gibson R., Tester L.: The value of exercises in the treatment of low-back pain. Rheumatol. Rehabil. 18, S. 243–253, 1979
71 Davies, W. E., J. H. Morris, V. Hill: An analysis of conservative (non-surgical) management of thoracolumbar fractures and fracture-dislocations with neural damage. J. Bone Joint Surg. 62A, 1980, S. 1324
72 Davies, W. E.: Reply to the letter to the editor of R. R. Jacobs and M. A. Asher. J. Bone Joint Surg. 63A, 1981, S. 1033
73 Davis, Arthur G.: Fractures of the spine. J. Bone Joint Surg. 11, S. 133–191, 1929
74 Deines, Hildegard von, Hermann Grapow und Wolfhart Westendorf: Grundriss der Medizin der alten Ägypter. 5 Bd. Akademie-Verlag, Berlin, 1958
75 Déjerine, Jules Joseph D. und Augusta D. Déjerine-Klumpke: Anatomie des centres berveux. 2 Bd., Paris, 1985 und 1901
76 Déjerine, Jules Joseph D.: Sémiologie des affections du système nerveux. Masson, Paris, 1926
77 Delclos, Orozco Rafael und Jose Llovet Tapies: Osteosintesis en las fracturas de raquis cervical. Nota de tecnica.Revista Ortopedia y traumatologia. Edicion iberica, Madrid, Jg. 14, 1970
78 Delpech, Jürgen: Die Orthomorphie in Beziehung auf den menschlichen Körper. Großherzöglicher sächsischer privater Landes-Industrie-Comptoir, Weimar, 1830
79 De Oliviera, J. C.: A new type of fracture dislocation of the thoracolumbar spine. J. Bone Joint Surg. 60A, S. 481–488, 1978
80 Denis, Francis: Updated classification of thoracolumbar fracture. Orthop. Trans. 6, S. 8–9, 1982
81 Denis, Francis: The three column spine and its significance in the classification of acute thoracolumbar spine injuries. Spine 8, S. 817–847, 1983
82 Denis, Francis, Armstrong G. W. D., Searls K., Malta L.: Acute thoracoumbar bust fractures in the absence of neurologic deficit. Clin. Orthop. 189, S. 142–158, 1984
83 Denis, Francis, Burkus J. K.: Lateral distraction injuries to the thoracic and lumbar spine. A report of three cases. J. Bone Joint Surg. 73, S. 1049–1053, 1991
84 Dick, Walter, E. Morscher, G. Zäch: Differential-Indikation zur operativen Frühbehandlung von Wirbelsäulenverletzungen. Acta Chir. Austriaca, Supplement 43, 1982, S. 67
85 Dick, Walter: Die Indikation zur Osteosynthese von Wirbelfrakturen. In: Entwicklungen in der Chirurgie. Hrsg. von E. Morscher, F. Harder, G. Rutishauser, F. E. Friede. Schwabe, Basel, 1983
86 Dick, Walter, Morscher E.: Interdisziplinäres Management der schweren Wirbelsäulenverletzungen. Basler Modellvortrag, 70. Tagung der DGOT, Essen. Z. Orthop. 122, S. 517–519, 1984
87 Dick, Walter: Innere Fixation von Brust- und Lendenwirbelfrakturen. In: Aktuelle Probleme in Chirurgie und Orthopädie, Bd. 28. Verlag Hans Huber, Bern, 1984
88 Dick, Walter, Kluger P. Magerl F. et al.: A new device for internal fixation of thora-columbar and lumbarspine fracture: the »Fixateur interne«. Paraplegia 23, S. 320–336, 1985
89 Dott, Norman: Skeletal traction and anterior decompression in the management of Pott's paraplegia. Edinb. Med. J. 54, S. 620–626, 1947
90 Ebbell, Bendix (Hrsg.): Die altägyptische Chirurgie. Verlag Dybwad, Oslo, 1939
91 Eder, Manfred und Hans Tilscher: Schmerzsyndrome der Wirbelsäule. Die Wirbelsäule in Forschung und Praxis, hrsg. von Herbert Junghanns, Bd. 81, Hippokrates Verlag, Stuttgart, 1988
92 Eggers, C.: Zielsetzung der operativen Wirbelbruchbehandlung und Indikation unter funktionell anatomischen Gesichtspunkten. Schriftenreihe Unfallmed. Tagungen der BG, Heft 68, 1988
93 Ehlert, H.: Zur Behandlung der Wirbelbrüche. Unfallheilkunde 69, S. 109–112, 1966
94 Etter, C., Kinzl Lothar: Operationsindikation, Technik und Ergebnisse bei Metastasen der WS. Therapeutische Umschau, 44–50, 1987
95 Eysel, P., Meinig G.: Comparative study of different dorsal stabilization techniques in recent thoraco-lumbar spine fractures. Acta Neurochir. 109, S. 12–19, 1991
96 Fajersztain, J.: Über das gekreuzte Ischiasphänomen. Klin. Wschr. (Wien) 2, S. 41–47, 1901
97 Falconer, M. A., McGeorge M., Begg A. C.: Obervations on the cause

and mechanism of symptom-production in sciatica and low-back pain. J. Neurol. Neurosurg. Psychiat. 11, S. 13-26, 1948

98 Farfan, H. F., Cossette J. W., Robertson G. H. et al.: The effects of torsion on the lumbar intervertebral joints: the role of torsion in the production of disc degeneration. J. Bone Joint Surg. 52A, S. 468-498, 1970

99 Farfan, H.: Biomechanik der Lendenwirbelsäule. In: Die Wirbelsäule in Forschung und Praxis. Hippokrates, Stuttgart, 1979

100 Ferguson, R. L., Allen B. L.: A mechanistic classification of thoraculombar spine fractures. CORR 198, S. 77-88, 1984

101 Fick, Rudolf: Handbuch der Anatomie und Mechanik der Gelenke. 3 Bd. Verlag Gustav Fischer, Jena, 1904-1911

102 Fischer, Ernst: Geschichte und Behandlung der seitlichen Rückgratsverkrümmung. C. F. Schmidt's Universitätsbuchhandlung, Friedrich Bull, Strassburg, 1885

103 Flashar, Helmut: Antike Medizin. Wissenschaftliche Buchgesellschaft, Darmstadt, 1971

104 Frankel, H. L., Hancock D. O., Hyslop G. et al.: The value of postural reduction in the initial management of closed injuries of the spine with paraplegia and tetraplegia. Paraplegia 7, S. 179-193, 1969

105 Forst, J.-J.: Contribution a l'etude clinique de la sciatique. Thèse pour le doctorat en médecine, Faculté de médecine de Paris, Paris, 1881

106 Fuchs, Robert (Übers. u. Hrsg.): Hippokrates - Sämtliche Werke. 3 Bd. Dr. Lüneburg Verlag, München, 1895-1900

107 Fuchs, Robert: Geschichte der Heilkunde bei den Griechen. In: Neuburger, Max und Julius Pagel (Hrsg.): Handbuch der Geschichte der Medizin. Jena, 1902

108 Gerstdorff, Hans von: Feldtbuch der Wundartzney. Strassburg, 1517. Faksimileausgabe. Antiqua-Verlag, Lindau, 1976

109 Gertzbein, S.D., Offierski C.: Complete fracture dislocation of the thoracic spine without spinal cord injury. J. Bone Joint Surg. 61A, S. 449-451, 1979

110 Gertzbein, S. D., Macmichael D., Tile M.: Harrington instrumentation as a method of fixation in fractures of the spine. J. Bone Joint Surg. 46, S. 526-530, 1982

111 Gertzbein, S. D., Court-Brown C.M.: Flexion-distraction injuries of the lumbar spine. Mechanisms of injury and classification. Clin. Orthop. 227, S. 52-60, 1988

112 Gertzbein, S. D., Court-Brown C. M., Marks P. et al.: The neurological outcome following surgery for spinal fractures. Spine 13, S. 641-649, 1988

113 Gertzbein, S. D., Court-Brown C. M.: The rationale for management of flexion/distraction injuries of the thoracolumbar spine based on a new classification. Journal of Spinal Disorders 2, S. 176-183, 1989

114 Gertzbein, S. D., Jacobs R. R., Stoll J.: Results of a locking-hook spinal rod for fractures of the thoracic and lumbar spine. Spine 1, S. 275-281, 1990

115 Granturco, C.: A Roentgen analysis of the motion of the lower lumbar vertebrae in normal individuals and in patients with low back pain. Amer. J. Roentgen. 52, S. 261-269, 1944

116 Grote, W., C. Roosen: Indikation und Technik der zervikalen ventralen Wirbelkörperfusion mit Knochenzement. Z. Orthop. 119, 1981, S. 728

117 Gruca, A.: Protocol for the 4th Congress of Indian Orthopaedics and Traumatology. Bologna, 1956

118 Gruca, A.: Muscle alloplasty in scoliosis. Chirurg. Narz. Ruchi i Ortoped 2, 1960, S. 167

119 Gumppenberg, Stephan von, Vieweg J., Claudi B., Harms J.: Die primäre Versorgung der frischen Verletzungen von Brust- und Lendenwirbelsäule. Akt. Traumatol. 2, S. 265-273, 1991

120 Gurlt, Ernst Julius: Geschichte der Chirurgie und ihre Ausübung. 3 Bd., Georg Olms Verlagsbuchhandlung, Hildesheim, 1964

121 Guthrie, Douglas: A history of medicine. Lippincott, Philadelphia, 1946

122 Guttmann, Ludwig Sir: Surgical aspects of the treatment of traumatic paraplegia. J. Bone Joint Surg. 31B, S. 399-404, 1949

123 Guttmann, Ludwig Sir: Statistical survey on 1000 paraplegias. Proceed. Roy. Soc. Med. 47, S. 12-17, 1954

124 Guttmann, Ludwig Sir: Principles of initial treatment of traumatic paraplegics and tetra-plegics. In: Jubilee Book for Sir Henry Platt's 80th Birthday. Publication of National Fund for Research into Crippling Diseases. Aspects of Rehabilitation. London, S. 18-28, 1968

125 Guttmann, Ludwig Sir: Die initiale Behandlung von Querschnittslähmungen des Rückenmarkes nach Frakturen der Wirbelsäule. In: Die Wirbelsäule in Forschung und Praxis 42, 1969, S. 58

126 Guttmann, Ludwig Sir: Spinal cord injuries. Blackwell Scientific Publications, Oxford/London/Edingurgh, 1973

127 Guttmann, Ludwig Sir: Spinal deformities in traumatic paraplegics and tetraplegics following surgical procedures. Paraplegia 7, S. 38-50, 1969

128 Haas, N., Blauth M., Tscherne H.: Anterior plating in thoracolumbar spine injuries. Indication, technique, and results. Spine 16, S. 100-111, 1991

129 Hackenbroch, W., Hipp E., Karpf M. P. et al.: Die Behandlung der Wirbelfrakturen nach Böhler und die Fixation im Fiberglasverband. Unfallheilkunde 82, S. 101-112, 1979

130 Hadra, Berthold Ernst: Wiring of the vertebrae as a means of immobilization in fracture and Pott's disease (reprint). Clin. Med. Times and Register 112, S. 4-9, 1975

131 Hadra, Berthold Ernst: Wiring of the spinous processes in Pott's disease. Trans. Am. Orthop. Assoc. 4, 206-211, 1891

132 Hagen, Cornelia von, Hierholzer G.: Rückenschule bei Patienten mit Wirbelfrakturen. Akt. Traumatol. 19, S. 294-296, 1989

133 Hardaway, Richard: An introduction to the History of general surgery. Saunders, Philadelphia, 1968

134 Hardy, A.G.: The treatment of paraplegia due to fracture dislocations of the dorsolumbar spine. Paraplegia 2, S. 112-124, 1965

135 Harms, Jürgen, Magerl F.: Einteilung der Frakturen im BWS- und LWS-Bereich. Vortrag 1. Tagung der Konferenz deutschsprachiger WS-Chirurgen. Bad Wildungen, 1986

136 Harms, Jürgen: Klassifikation der BWS- und LWS-Frakturen. Fortschr. Med. 105, S. 545-548, 1987

137 Harrington, Paul R.: Treatment of scoliosis. Correction and internal fixation by spine instrumentation. J. Bone Joint Surg. 44A, S. 591-602, 1962

138 Harrington, Paul R.: Instrumentation in spine instability other than scoliosis. S. Afr. J. Surg. 5, S. 7-16, 1967

139 Harrington, Paul R.: Technical details in relationship to the successful use of instrumentation in scoliosis. Orthop. Clin. North Am. 3, S. 49-61, 1972

140 Herrlinger, Robert: Geschichte der medizinischen Abbildung – Von der Antike bis um 1600. Heinz Moos Verlag, München, 1967
141 Hibbs, Russell A.: An operation for progressive spinal deformities. The New York Medical Journal. Vol. 93, Nr. 21. New York, May 27. 1911
142 Hinz, P.: Normen der Tragfähigkeit, Belastungsfähigkeit und Beweglichkeit der Brust- und Lendenwirbelsäule. Hefte zur Unfallheilkunde 129, S. 287–301, 1977
143 Hipp, E.: Morphologie der Wirbelfrakturen. Hefte zur Unfallheilkunde 108, S. 3 1971
144 Hirsch, Arie. Krankengymnast, Ehingen. Persönliche Mitteilung vom 19. Juni 1996
145 Hodgson, A. R., Fang H. S. Y., Ong G. B.: Anterior spinal fusion – the operative approaches. Clin. Orthop. 35, S. 16–34, 1964
146 Hoeman, S. P., Winters D. M.: Theory-based case management: high cervical spinal cord injury. Home Health Nurse 8, S. 25–33 1990
147 Holdsworth, F. W., Hardy Alan I.: Early treatment of paraplegia from fractures of the thoracolumbar spine. J. Bone Joint Surg. 35B, S. 540–551, 1953
148 Holdsworth, F. W.: Fractures, dislocations and fracture dislocations of the spine. J. Bone Joint Surg. 45B, S. 6–21, 1963
149 Holdsworth, F. W.: Fractures, dislocations, and fracture-dislocations of the spine. J. Bone Joint Surg. 52A, S. 1534–1539, 1970
150 Hopf, A.: Die Verletzungen der Wirbelsäule. In: Handbuch der Orthopädie. Hrsg. von G. Hohmann, M. Hackenbroch, K. Lindemann, Bd. 2. Thieme, Stuttgart, 1958, S. 458–536
151 Howorth, B. M.: Fractures of the spine. Am. J. Surg. 92, S. 573–594, 1956
152 Huard, Pierre und Ming Wong: Chinesische Medizin. Kindler Verlag, München, 1968
153 Jacobs, R. R., F. Schlaepfer, R. Mathys, A. Nachemson, S. M. Perren: A locking hook spinal rod system for fracture-dislocation of the dorso-lumbar spine: a biomechanical evaluation. Vortrag European Society of Biomechanics. Strasbourg, France, September 14. 1979
154 Jacobs, R. R., F. Schlaepfer, R. Mathys, S. M. Perren: An experimental spinal instrumentation system for traumatic instability of the dorso-lumbar spine. J. Biomech. 13, 1980, S. 801
155 Jefferson, Geoffrey: Concerning injuries of the spinal cord. Br. Med. J. 2, S. 1125–1128, 1936
156 Junghans, Herbert (Hrsg.): Wirbelsäule und Rheumatismus. Die Wirbelsäule in Forschung und Praxis, Bd. 34, Hippokrates Verlag, Stuttgart, 1966
157 Junghans, Herbert: Metallfixation von Knochenblocks an der Halswirbelsäule. Chirurg 44, 1973, S. 87
158 Karpf, P. M., Hipp E., Hackenbroch W.: Böhler-Behandlung mit Kunststoffgips. In: Burri C., Hefte zur Unfallheilkunde, Band 149, S. 147, 1980
159 Katthagen, B. D. und J. Müller-Färber: Langzeitergebnisse der funktionellen Wirbelbruchbehandlung. Zbl. Chir. 106, S. 1480–1491, 1981
160 Kaufer, Herbert und Hayes J. T.: Lumbar fracture-dislocations. J. Bone Joint Surg. 48A, S. 712–730, 1966
161 Kinzl, Lothar: Operative Therapie der thorakalen Wirbelfraktur. In: Burri C., Rüter A. (Hrsg.), Verletzungen der Wirbelsäule. Springer-Verlag, 1980
162 Klein, Gustav (Hrsg.): Das Buch der Cirurgia des Hieronymus Brunschwig. Faksimileausgabe. Aus der Reihe: Alte Meister der Medizin und Naturheilkunde, Bd. 3. München, 1911
163 Kluger, Patrik: Ein neues Zielprinzip zur axialen Ausrichtung im Röntgenstrahlengang. Chirurg 54, S. 427–429, 1983
164 Kluger, Patrik und H. J. Gerner: Die transkutane Plazierung einer Schanzschen Schraube in die Bogenwurzeln – Ein Schrit zu einem neuen Therapiekonzept von Wirbelsäulenverletzungen. Vortrag auf der 70. Tagung der DGOT, Essen. Z. Orthop. 122, S. 521–522, 1984
165 Kluger, Patrik, Kaczor P.: Rumpforthesen bei Querschnittlähmung und deren technische Verwirklichung. Vortrag auf der Orthop. & Reha-Technik '85, Essen. Verlag Orthopädie und Reha-Technik, 1985
166 Kluger, Patrik und H. J. Gerner: Das mechanische Prinzip des Fixateur externe zur dorsalen Stabilisierung der Brustwirbel- und Lendenwirbelsäule. Unfallchirurgie 12, S. 68–80, 1986
167 Kocher, Theodor: Die Verletzungen der Wirbelsäule zugleich als Beitrag zur Physiologie des menschlichen Rückenmarkes. In: Mitteilungen aus den Grenzgebieten der Medizin und Chirurgie. Gustav-Fischer-Verlag, Jena, 1896
168 Kostuik, J.: Anterior spinal cord decompression for lesions of the thoracic and lumbar spine techniques. Spine 8, S. 512–531, 1983
169 Kostuik, J. P.: Anterior fixation for fractures of the thoracic and lumbar spine with or without neurologic involvement. Clin. Orthop. 189, S. 103–116, 1984
170 Kunert, Werner: Wirbelsäule und innere Medizin. Ferdinand Enke Verlag, Stuttgart, 1975
171 Labitzke, R.: Von der »Knochennaht« zu zeitgenössischen Osteosynthesen – eine Chronologie. In: Der Chirurg, Bd. 66, 1995, S. 452–458. Springer Verlag, Hamburg
172 Lain, Entralgo Pedro: Historia universal de la medicina. 7 Bd. Salvat, Barcelona, 1972–1978
173 Lane, Arbuthnot W.: Fracture (dislocation) of spine; reduction; temporary recovery. The Lancet, September 17. 1892
174 Lewek, Werner R.: Die Bank des Hippokrates. Janus, Jg. 40, 1965
175 Licht, Didney: History of therapeutic exercise. New Haven (Connect.), 1957
176 Lob, A.: Die Wirbelsäulenverletzungen und ihre Ausheilung. Thieme, Stuttgart, 1954
177 Louis, René: Fusion of the lumbar and sacral spine by internal fixation with screw plates. Clin. Orthop. No. 203, S. 18–33, 1986
178 Louis, René: Die Chirurgie der Wirbelsäule. Springer-Verlag, Berlin, 1985
179 Luque, Eduardo R., Cassis N., Ramirez W.G.: Segmental spinal instrumentation in the treatment of fractures of the thoracolumbar spine. Spine 7, S. 312–317, 1982
180 Luque, Eduardo R.: Segmental spinal instrumentation in the treatment of fractures of the spine. Orthop. Trans. 6, S. 22–27, 1982
181 Lyons, Albert S. und Joseph R. Petrucelli: Die Geschichte der Medizin im Spiegel der Kunst. DuMont, Köln, 1980
182 Macewen, W.: An address on the surgery of the brain and spinal cord. Brit. Med. J., Bd. 2, 1888
183 MacKinney, Loren C.: Medical Illustrations in medieval manuscripts. Wellcome Historical Medical Library, London, 1965
184 Magerl, F.: Operative Frühbehandlung bei traumatischer Querschnittslähmung. Orthopädie 9, S. 34–44, 1980
185 Magerl, F.: Verletzungen der Brust- und Lendenwirbelsäule. Langenbecks Arch. Chir. 352, S. 427–439, 1980
186 Magerl, F.: Clinical application on the thoraco-lumbar junction and

the lumbar spine with a fixateur externe. In: External skeletal fixation. Hrsg. von D. C. Mears. Williams and Wilkins, Baltimore, 1981
187 Magerl, F.: Die Hakenplatte. In: Brunner C. et al.: Besondere Osteosynthesetechniken. Springer-Verlag, Berlin, 1981
188 Magerl, F.: External skeletal fixation of the lower thoracic and the lumbar spine. In: Current concepts of external fixation of fractures. Hrsg. von Uhthoff, H. K.. Springer, Berlin, 1982
189 Magerl, F.: Stabilisierung der unteren Brust- und Lendenwirbelsäule mit dem Fixateur externe. Acta Chir. Austriaca, Supplement 43, 1982, S. 78
190 Magerl, F., Coscia M. F.: Total posterior vertebrectomy of the thoracic or lumbar spine. Clin. Orthop. No. 232, S. 62–69, 1988
191 Magerl, F., Harms J., Gertzbein S. D., Aebi M., Nazarian S.: A New Classification of Thoracic and Lumbar Injuries. Manuskript (1989, 1991)
192 Magnus, Georg: Zur Behandlung der Wirbelbrüche. Arch. Klin. Chir. 191, S. 547–553, 1938
193 Magnus, Georg: Die Behandlung und Begutachtung des Wirbelbruchs. Arch. Orthop. Unfall-Chir. 29, S. 277–284, 1931
194 Margotta, R.: The story of medicine. Golden Press, New York, 1968
195 Matzner, M.: Die Funktionsdiagnostik der Brust- und Lendenwirbelsäule. RÖFO 96, S. 93–102, 1962
196 McAfee, P. C., Yuan H. A., Lasda N. A.: The unstable burst fracture. Spine 7, S. 365–373, 1982
197 McAfee, P. C., Bohlmann H. H., Yuan H. A.: Anterior decompression of traumatic thoracolumbar fractures with incomplete neurological deficit using a retroperitoneal approach. J. Bone Joint Surg. 67, S. 89–105, 1985
198 Meinecke, F. W.: Geschichte der Behandlung Querschnittgelähmter in der Bundesrepublik Deutschland. In: Unfallchirurgie, Bd. 14 (2), S. 64–73, April 1988
199 Meinecke, F. W.: The Spinal Cord Injuries Center Hamburg. Paraplegia 28, S. 371–379, 1990
200 Memmert, Martin Wolfgang: Klinische, funktionelle und radiologische Ergebnisse nach operativer Stabilisierung von Frakturen der Brust- und Lendenwirbelsäule unter besonderer Berücksichtigung eines neu entwickelten Index zur Beurteilung des Zwischenwirbelraumes – eine retrospektive Untersuchung. Dissertation, 3 Bd., Ulm, 1993
201 Messerer, Otto: Über Elasticität und Festigkeit der menschlichen Knochen. Verlag Cotta'sche Buchhandlung, Stuttgart, 1880
202 Moody, Charles Stuart: Backwoods surgery and medicine. MacMillan Company, New York, 1943
203 Morris, J. M.: Biomechanics of the spine. Arch. Surg. 107, S. 418–424, 1973
204 Morscher, E.: Operative Aufrichtung fixierter Hyperkyphosen durch vordere Wirbelsäulenosteotomie. Z. Orthop. 108, S. 516, 1970
205 Morscher, E.: Beurteilung und Behandlung von Wirbelfrakturen. Therap. Umschau 28, S. 329–332, 1971
206 Morscher, E.: Operative Aufrichtung von Wirbelfrakturen. Z. Unfallmed. 65, S. 118, 1972
207 Morscher, E.: Zweizeitige Reposition und Stabilisation der Spondyloptose mit dem Harrington-Instrumentarium und vorderer intercorporeller Spondylodese. Arch. Orthop. Unfall-Chir. 83, S. 323, 1975
208 Morscher, E.: Operationen an den Wirbelkörpern der Brustwirbelsäule. Arch. Orthop. Unfall-Chir. 87, S. 185, 1977
209 Morscher, E., Dick W.: Wirbelkörpereingriffe mit vorderem Zugang. Zbl. Chirurgie 103, S. 1105, 1978
210 Morscher, E.: Klassifikation von Wirbelsäulenverletzungen. Orthopädie 9, S. 2 1980
211 Morscher, E., Gerber B.: Internal fixation of the istmic defect of the neural arch in spondylolisthesis. Vortrag 1. European Congress on Scoliosis and Kyphosis. Dubrovnik (September 1983)
212 Muhr, G., Tscherne H.: Die dorsale Plattenosteosynthex bei Wirbelfrakturen. Acta Chir. Austriaca, Supplement 43, S. 77, 1982
213 Muhr, G., Tscherne H.: Fusionseingriffe an der Wirbelsäule. Unfallheilkunde 85, S. 310–318, 1982
214 Muhr, G., Bötel U., Russe O.: Operative Standardtechnik bei frischen Frakturen der Brust- und Lendenwirbelsäule. Aktuelle Traumatol. 15, S. 232–241, 1985
215 Müller M. E., Allgöwer M, Schneider R. et al.: Manual of Internal Fixation. Springer-Verlag, Berlin, 1991
216 Neumayer: Über die Entwicklung des spondylolisthen Beckens. Verlag Max Niemayer, Halle, 1882
217 Neustätter: Zur Geschichte der orthopädischen Technik. In: Verhandlungen der deutschen orthopädischen Gesellschaft, 15. Kongress, Stuttgart, 1921
218 Nicoll, E. A.: Fractures of the dorso-lumbar spine. J. Bone Joint Surg. 31B, S. 376–395, 1949
219 Niethard, F. U.: Das Sinterungsverhalten von Wirbelkörperfrakturen bei Behandlung mit dem Drei-Punkte-Korsett. Aktuelle Traumatol. 15, S. 159–164, 1985
220 Oppel, F., M. Brock: Operative stabilization of the vertebral column with laminated plastic material. International college of surgeons. Austrian section. I. Viennese workshop, Vienna, October 3.–6. 1982. Abstract S. 72
221 Oppel, F. und H. D. Kunft: Akutversorgung von Wirbelfrakturen durch laminierte Endoprothesen: Indikation, Technik, bisherige Erfahrungen. Hefte zur Unfallheilkunde 132, 1977, S. 343
222 Orozco Delclos, R. and J. Llovet Tapies: Osteosintesis en las fracture de raquis cervical. Revista Ortop. Traumatol. 14, 1970, S. 285
223 Orr, Winnett H.: History of bone transplantation in general and orthopedic surgery. Amer. J. Surg. 43, S. 547–553, 1939
224 Osebold W. R., Weinstein S. L., Sprague B. L.: Thoracolumbar spine fractures. Results of treatment. Spine 6, S. 13–34, 1981
225 Pagel, Julius Leopold: Die Chirurgie des Heinrich von Mondeville. Leben, Lehre und Leistungen des Heinrich von Mondeville. Ein Beitrag zur Geschichte der Anatomie und Chirurgie. A. Nirschwald, Berlin, 1892
226 Panjabi, Manohar M., White Augustus A., Johnson R.M.: Cervical spine mechanisms as a function of transection of components. J. Biomech. 10, S. 327–336, 1975
227 Panjabi, Manohar M., Brand R. A., White A. A.: Mechanical properties of the human thoracic spine as shown by three-dimensional load-displacement curves. J. Bone Joint Surg. 58A, S. 642–653, 1976
228 Panjabi, Manohar M.: Experimental spinal cord trauma. A biomechanical viewpoint. Paraplegia 25, S. 217–220, 1987
229 Panjabi, Manohar M. and Augustus A. White: Biomechanics of nonacute cervical spinal cord trauma. Spine 13, S. 838–842, 1988
230 Panjabi, Manohar M.: Biomechanics of the spine. Springer-Verlag, Berlin, 1994

231 Paul, Fritz: Die frühe Ikonographie der Wirbelsäule in gedruckten medizinischen Schriften vor Vesal. Dissertation. Universität Hamburg, 1983

232 Paul, R. L.; R. H. Michael; J. E. Dunn; J. P. Williams: Anterior transthoracic surgical decompression of acute spinal cord injuries. J. Neurosurg. 43, 1975, S. 299

233 Peltier, Leonard F.: Fractures – A history and iconography of their treatment. Norman Publishing, San Francisco, 1990

234 Penning, L.: Normal movements of the cervical spine. Am. J. Roentgenol. 130, S. 317–326, 1978

235 Pfeiffer, R.: Fusion der Wirbelsäule mit dem Autopolymerisat Palacos. Arch. orthop. Unfall-Chir. 62, 1967, S. 240

236 Pfolsprundt, Heinrich von: Buch der Bündth-Ertznei. 1460. Faksimileausgabe von H. Haeser und A. Middeldorpf. Georg Reimer Verlag, Berlin, 1868

237 Pollak, Kurt: Wissen und Weisheit der alten Ärzte – Die Heilkunst der Antike. Bechtermünz Verlag, Eltville am Rhein, 1993

238 Pollak, Kurt: Wissen und Weisheit der alten Ärzte – Die Heilkunst der frühen Hochkulturen. Bechtermünz Verlag, Eltville am Rhein, 1993

239 Pravaz, Charles Gabriel und Jules Guerin: Institut Orthopédique de Paris. Paris, 1835

240 Putscher, Marielene: Geschichte der medizinischen Abbildung – Von 1600 bis zur Gegenwart. Heinrich Moos Verlag, München, 1972

241 Rettig, Hans, Otto Oest und Joachim Eichler: Wirbelsäulen-Fibel. Verlag Georg Thieme, Stuttgart, 1974

242 Richter, Adolph Leopold: 40 lithographirte Tafeln nebst Erklärungen derselben, zu dem theoretisch-praktischen Handbuche der Lehre von den Brüchen und Verrenkungen der Knochen. Theodor Christian Friedrich Enslin, Berlin, 1828

243 Roberts, P. H.: Internal metallic splintage in the treatment of traumatic paraplegia. Injury I, 1969, S. 4

244 Robinson, R. A.: Fusions of the cervical spine. J. Bone Joint Surg. 41A, 1959

245 Robinson, R. A.: Anterior and posterior cervical spine fusions. Clin. Orthop. 35, 1964, S. 34

246 Roy-Camille, René, Saillant G., Berteaux D., Salgado V.: Osteosynthesis of thoraco-lumbar spine fractures with metal plates screwed through the vertebral spedicles. Reconstr. Surg. Traumat. 15, S. 2–17, 1976

247 Roy-Camille, René, Saillant G., Berteaux D. et al.: Early management of spinal injuries. Recent Advances in Orthopaedics 3, S. 28–34, 1979

248 Roy-Camille, R., G. Saillant S. Marie-Anne, P. Mamoudy: Behandlung von Wirbelfrakturen und -luxationen am thorako-lumbalen Übergang. Orthopäde 9, 1980, S. 63

249 Roy-Camille, René, Salliant G., Mazel C.: Internal fixation of the lumbar spine with pedicle screw plating. Clin. Orthop. No. 203, S. 7–17, 1986

250 Russe, Otto, Neumann K.: Verletzungsmechanismus-Unterschiede. In: Hierholzer G., Ludolph E., Hamacher E. 4. Gutachten-Kolloquium, Duisburg 1988, Springer-Verlag, Berlin, 1988

251 Sangsari, Ghassem: Die Geschichte der Metall-Osteosynthese. Dissertation. Universität Köln, 1972

252 Sayre, Lewis A.: Spinal disease and spinal curvature. Their treatment by suspension and the use of plaster of Paris bandage. Smith Publishing, London, 1877

253 Schiötz, E. H.: Manipulation of the spine in the history of medicine. In: International Congress on occupational health. 12. Helsinki, 1.–6. Juli 1957 (1958)

254 Schläpfer, F., O. Wörsdörfer, F. Magerl, S. M. Perren: Stabilization of the lower thoracic and lumbar spine: comparative in vitro investigation of an external skeletal and various internal fixation device. In: Current concepts of external fixation of fractures. Hrsg. von H. K. Uhthoff. Springer, Berlin, 1982

255 Schlag, G., Schwager H.: Lendenwirbelfrakturen: Behandlung mit Reposition und Gipsverband und deren Ergebnisse. Hefte zur Unfallheilkunde 108, S. 87–95, 1971

256 Schmieden, Viktor: Die operative Chirurgie der Wirbelsäule. Arch. klin. Chir. 162, S. 388, 1930

257 Schmorl, G.: Die gesunde und die kranke Wirbelsäule in Röntgenbild und Klinik. Thieme-Verlag, Stuttgart, 1968

258 Schober, P.: Lendenwirbelsäule und Kreuzschmerzen. Münch. med. Wschr. 84, S. 336–339, 1937

259 Schricker, Hans: Die hippokratischen Geräte zur Einrichtung von Frakturen und Luxationen. Dissertation, Jena, 1911

260 Schürmann, K. und G. Busch: Die Behandlung der cervicalen Luxationsfrakturen durch die ventrale Fusion. Chirurg 41, 1970, S. 225

261 Schweiberer, L., Eitel F., Betz A.: Spongiosatransplantation. Chirurg 53, S. 195–221, 1982

262 Sculteti, Joannis D.: Wund-Arzneyisches Zeug-Haus. Faksimile-Druck der Scultetus-Ausgabe von 1666. Forschungen zur Geschichte der Stadt Ulm, Bd. 14., Ulm, 1988

263 Senegas, J. und J. M. Gauzere: Plaidoyer pour la chirurgie anteérieure dans le traitement des traumatismes graves des cinq dernières vertèbres cervicales. Rev. Chir. Orthop. 62, 1976, S. 123

264 Skuginna, A., Hierholzer G., Ludolph E.: Funktionelle Behandlung bei Frakturen der Brust- und Lendenwirbelsäule. Hefte zur Unfallheilkunde 49, S. 222–243, 1980

265 Snyder, Geerto: Instrumentum Medici – Der Arzt und sein Gerät im Spiegel der Zeiten. Boehringer, Ingelheim, 1972

266 Sömmering, J. Th.: J. Th. Sömmering's Bemerkungen über Verrenkungen und Bruch des Rückgraths. Vossische Buchhandlung, Berlin, 1793

267 Sohn, A.: Über ein neues einfaches Modell der Rauchfußschen Schwebe und seine Verwendung, nebst Bemerkungen über die Behandlung der Wirbelbrüche. Chirurg 20, S. 468, 1949

268 Soranus von Ephesus: Gynaeciorum Libri IV. De Signis Fracturarum. De Fasciis. Vita Hippocratis Secundum Soranum. Herausgegeben von Ioannes Ilberg, Teubner Verlag, Berlin, 1926

269 Spence, W. T.: Internal plastic splint and fusion for stabilization of the spine. Clin. Orthop. 92, 1973, S. 325

270 Stauffer, E. S. and E. G. Kelly: Fracture-dislocations of the cervical spine. J. Bone Joint Surg. 59A, 1977, S. 45

271 Tabanelli, Mario: Lo instrumento chirurgico e la sua storia. Romagna medica Forli, Milano, 1958

272 Tscherne, H., W. Hiebler, G. Muhr: Zur operativen Behandlung von Frakturen und Luxationen der Halswirbelsäule. Hefte zur Unfallheilkunde 108, 1971, S. 142

273 Tscherne, H. und G. Muhr: Technik und Ergebnisse posttraumati-

273 scher Fusionseingriffe an der Halswirbelsäule. Z. Orthop. 119, 1981, S. 715
274 Teschner, W., Holzweissig M.U.: Verankerungsversuche an menschlichen Leichenwirbelkörpern mit Hilfe von verschiedenen Schraubentypen. Z. Orthop. 121, S. 206-209, 1983
275 Theodotou, B.C., Powers S.K.: Use of intraoperative ultrasound in decision making during spinal operations. Neurosurgery 19, S. 205-211, 1986
276 Thorburn: A contribution to the surgery of the spinal cord. London, 1889
277 Thorwald, Jürgen: Das Jahrhundert der Chirurgen. Knaur-Verlag, Stuttgart, 1972
278 Toellner, Richard: Illustrierte Geschichte der Medizin. 6 Bd. Andreas und Andreas Verlag, Salzburg, 1986
279 Valentin, Bruno: Geschichte der Orthopädie. Georg Thieme Verlag, Stuttgart, 1991
280 Verbiest, H.: Anterolateral operations for fractures and dislocations in the middle and lower parts of the cervical spine. J. Bone Joint Surg. 51A, 1969, S. 1489
281 Wagner und Stolper: Die Verletzungen der Wirbelsäule und des Rückenmarkes. Deutsche Chirurgie 40. Verlag Ferdinand Enke, Stuttgart, 1898
282 Watson-Jones, R.: Manipulative reduction of crush fractures of the spine. Brit. J. Med. 1, S. 300-307, 1931
283 Watson-Jones, R.: The treatment of fractures and fracture dislocations of the spine. J. Bone Joint Surg. 16, S. 30-38, 1934
284 Watson-Jones, R.: Fractures and other bone and joint injuries. Williams and Wilkins, Baltimore, 1940
285 Weber, B. G.: Operative Frühbehandlung bei traumatischer Paraplegie. In: Rehabilitation der Para- und Tetraplegiker. Fortbildungskurs Schweiz. Rehabilitationskommission, Bern, 1966
286 Weber, H. E.: Anatomisch-physiologische Untersuchungen über einige Einrichtungen im Mechanismus der menschlichen Wirbelsäule. Archiv für Anatomie und Physiologie von Johann Fr. Meckel, S. 240-271, 1827
287 Weimann, Georg und Hans-Georg Willert (Hrsg.): Physikalische Therapie bei Erkrankungen der Lendenwirbelsäule. Die Wirbelsäule in Forschung und Praxis, hrsg. von Klaus-Peter Schulitz, Bd. 97, Hippokrates Verlag, Stuttgart, 984
288 Weiss, M.: Dynamic spine alloplasty (spring-loading corrective devices) after fracture and spinal cord injury. Clin. Orthop.112, 1975, S. 150
289 Weiss, M. and Z. Bentkowski.: Biomechanical study in dynamic spondylodesis of the spine. Clin. Orthop. 103, 1974, S. 199
290 White, Augustus A.: Analysis of the mechanisms of the thoracic spine in man. Acta Orthop. Scand. 127, S. 8-88, 1969
291 White, Augusuts A., Panjabi M. M., Thomas C. L.: The clinical biomechanics of kyphotic deformities. Clin. Orthop. 128, S. 8-13, 1977
292 White, Augustus A. und Manohar M. Panjabi: The basic kinematics of the human spine. Spine 3, S. 12-20, 1978
293 White, Augustus A. und Manohar M. Panjabi: Clinical Biomechanics of the Spine. Lippincott, Philadelphia, 1990
294 White, Augustus A., Zuckerman J. F., Hsu K.: Lumbosacral fusions with Harrington rods and intersegmental wiring. Clin. Orthop. No. 203, S. 185-190, 1986
295 Whitesides, T. E., Shah S. G. A.: On the management of unstable fractures of the thoracolumbar spine: rationale for use of anterior decompression and fusion and posterior stabilization. Spine 1, S. 39-62, 1976
296 Whitesides, T. E.: Traumatic kyphosis of the thoracolumbar spine. Clin. Orthop. 128, S. 78-92, 1977
297 Whitley, J. E., Forsyth H. F.: The classification of cervical spine injuries. Am. J. Roentgenol. 83, S. 633-644, 1960
298 Willén, J., Dahlöf A. G., Nordwall A.: Paraplegia in unstable thoracolumbar injuries. A study of conservative and operative treatment regarding neurological improvement and rehabilitation. Scand. J. Rehab. Med. 9 (Supplement), S. 195-205, 1983
299 Willén, J., Lindahl S., Irstam L. et al.: The thoraco-lumbar crush fracture. An experimental study on instant axial dynamic loading: the resulting fracture type and its stability. Spine 9, S. 629-631, 1984
300 Williams, Meurig E. W.: Traumatic Paraplegia. In: Matthew, David Napier (Hrsg.): Recent advances in the surgery of trauma. Churchill, London, 1963
301 Wolter, D.: Vorschlag für eine Einteilung von Wirbelsäulenverletzungen. Unfallchirurg 88, S. 481-495, 1985
302 Wolter, D., Reimann B.: Möglichkeiten und Grenzen des Halo-Fixateur. Unfallchirurgie 15, S. 82-94, 1989
303 Young, B., W.H. Brooks, P.A. Tibbs: Anterior decompression and fusion for thoracolumbar fractures with neurological deficits. Acta Neurochir. 57, 1981, S. 187
304 Zielke, K.: Ventrale Derotationsspondylodese. Behandlungsergebnisse bei idiopathischen Lumbalskoliosen. Z. Orthop. 120, 1982, S. 320
305 Zimmermann, L. M. und I. Veith: Great ideas in the history of surgery. Dover, New York, 1967
306 Burman, M. S.: Myeloscopy or the direct visualization of the spinal canal and its contents. Bone and Joint Surg. [Am] 1913; 13
307 Kambin, P.: History of disc surgery. In: Kambin, P. (ed.) Arthroscopic Microdiscectomy: Minimal Intervention in Spinal Surgery. Urban and Schwarzenberg, Baltimore, Munich, pp. 3-8, 1991
308 Kambin, P., Linqiu Z.: History and current status of percutaneous arthroscopic disc surgery. SPINE, 21 (245): 57S-61S
309 Leu, H. F., Hauser R. K., Schreiber A.: Lumbar percutaneous endoscopic interbody fusion. Clin. Orthop. Rel. Res., 337: 58-63
310 Mayer, H. M.: A new microsurgical technique for minimally invasive anterior Lumbar interbody fusion. SPINE 22 (6) 691-700
311 Memmert, G., Memmert, M.: Die Wirbelsäule in der Kunst. Ein Manuskript zur Ausstellung zum 25jährigen Jubiläum der Abteilung für Unfallchirurgie der Universität Ulm im Ulmer Stadthaus, 4.-9. September 1995. Vervielfältigt und verteilt an die Besucher durch Herrn Prof. Dr. L. Kinzl
312 Memmert, M.: Der Arzt und sein Gerät. Aus der Geschichte der chirurgischen Instrumente von der Vorzeit bis in die Neuzeit. Ausblick in zukünftige Forschung. Vortrag, gehalten am 21. November 1996 vor der Belegschaft der Aeskulap AG, Tuttlingen
313 Memmert, M.: About the history of surgical instruments. Vortrag im Maidstone Hospital. Maidstone, Kent, 15. Juli 1997
314 Pool, H.: Direct visualization of dorsal nerve roots of the cauda equina by means of a myeloscope. Arch. Neurol. Psychiatr. 1938; 38. s. 1308
315 Uexküll, Th. von: Psychosomatische Medizin. Urban und Schwarzenberg, München 1990

KÜNSTLER-REGISTER

d'Agoty, Jacques Gautier 193, 195
Albucasis 213 o.
Andry, Nicolas 203
Antes, Horst 83
Apollonius von Kitium 209, 211
Arnold, Jonas 217
Avicenna 214
Bacon, Francis 161
Beckmann, Max 45
Bergmann-Michel, Ella 119
Borgognoni, Teoderico 213 u.
Bosch, Hieronymus 109
Bracelli, Giovanni Battista 111
Bruegl, Pieter der Ältere 177
Bruni, Bruno 153
Büttner-Marinelli (Artist) 51
Calatrava, Santiago 63
Charaf ed-Din 216
Chinesische Wirbelsäulenbehandlung 215
de Chirico, Giorgio 129, 143
Dalí, Salvador 93, 95, 97, 99, 101, 103, 107, 115, 117, 163
Déjerine, Joseph Jules 201
Dix, Otto 165
Ende, Edgar 85, 87
Ernst, Max 121, 125, 127, 167, 169, 207
Fuchs, Ernst 91
Gersdorff, Hans von 199 u. r.
Grüninger, Johann 199 u. l.
Guido Guidi (Vidus Vidius) 197, 214
Hausner, Rudolph 89
Heartfield, John (Herzfeld, Helmut) 73
Helain, Ricardus 199 o. r.
Helnwein, Gottfried 29, 31
Herzfeld, Helmut: siehe Heartfield, John
Kahlo, Frida 33, 35, 133
Klee, Paul 175
Kubin, Alfred 113
Kürten, Claudio 27
Magritte, René 145, 185
Martini, Rainer 49
Mostar, Helmut 77
Ogrizko, J. (Kunstturnerin) 49
Otto, Frei 55, 57
Picasso, Pablo 43, 105, 123, 149
Pohl, Göran 59, 61
Pravaz, Charles Gabriel 205 o.
Ray, Man 187
Regnault, Jean Baptiste 183
Schlemmer, Oskar 147, 189
Székessy, Karin 47 o.
Tanguy, Yves 141
Tomaschoff, Jan 67, 69
Unbekannter Künstler, ägyptisch:
    Zeichnung auf Scherbe 39
Unbekannter Künstler, deutsch:
    Skelett, 14. Jh. 199 o. l.
Unbekannter Künstler, französisch:
    Karikatur 79
Unbekannter Künstler, Frau Welt, Nürnberg
    Innenseite vorne
Unbekannter Künstler, griechisch:
    Tonfigürchen 41
Unbekannter Künstler, römisch:
    Elfenbeinschnitzerei 173
Unbekannter Künstler, römisch:
    Fresko Pompeji 181
Ungerer, Tomi 71
Velde, Willem van de Innenseite hinten
Vidus Vidius: s. Guido Guidi
Weber, Paul A. 75
Wolf, Friedrich 205 u.
Wunderlich, Paul 47 u., 137, 139, 155, 157, 159

ABBILDUNGS-NACHWEIS

A. Paul Weber-Gesellschaft e.V.
Geschäftsführerin Annegret Köster
Röpersberg 16a
D-23909 Ratzeburg
Mit freundlicher Genehmigung
Seite 75

Agence photographique de la réunion
des Musées nationaux
Foto: B. Hatala
10 rue de l' Abbaye
F-75006 Paris
Mit freundlicher Genehmigung
Seite 43

AKG-Photo
Archiv für Kunst und Geschichte
Teutonenstraße 22
D-14129 Berlin
Seite 95, 181, 183

Albertina
Graphische Sammlung
Augustinerstraße 1
A-1010 Wien
Seite 109

Alfred Scherz Verlag
Theaterplatz 4–6
CH-3000 Bern 7
Seite 33, 133

Andreas und Andreas Verlagsbuchhandlung
Hans-Seebach-Straße 10
A-5023 Salzburg
Seite 41, 214 l., 216

Artothek Hinrichs
Spezialarchiv für Gemäldefotografie
Fendt 4a
D-82380 Peissenberg
Seite 143, 177

Bayerische Staatsbibliothek
Ludwigstraße 16
D-80539 München
Seite 199 o.

Biblioteca Medicea Laurenziana
Ministero per i beni Culturali e Ambientali
I-Firenze
Seite 209, 211

Bibliothèque Nationale de France
Service de la reproduction
58 rue de Richelieu
F-75084 Paris Cedex 02
Seite 79, 197, 214 r.

The British Museum
Photographic Service
GB-London WC 1B 3DG
Seite 173

Buchverlage Langen, Müller, Herbig
Thomas Wimmer Ring 11
D-80539 München
Mit freundlicher Genehmigung
Seite 77

Calatrava, Santiago
Höschgasse 5
CH-8008 Zürich
Mit freundlicher Genehmigung
Seite 63 u. r.

Ciba-Geigy
Öflinger Straße 44
D-79662 Wehr
Mit freundlicher Genehmigung
Seite 216

Deutscher Taschenbuch Verlag
Auslandsrechte und Lizenzen
Friedrichstraße 1a
D-80704 München
Mit freundlicher Genehmigung
Seite 91

Deutsches Medizinhistorisches
Museum Ingolstadt
Anatomiestr. 18-20
D-85049 Ingolstadt
Seite 193

Diogenes Verlag AG
Sprecherstrasse 8
CH-8032 Zürich
Seite 71

Doniz, Rafael
Platoria 107
Col. Michoacan
Del. Venustriano Carranza
MEX-15200 Mexico D.F.
Seite 35

DuMont Buchverlag GmbH
Mittelstraße 12-14
D-50672 Köln
Mit freundlicher Genehmigung
Seite 83, 93, 97, 99, 101, 103, 115, 117, 121, 123, 125,
127, 129, 145, 163, 167, 169, 185

Ferdinand Enke Verlag
Bludenzerstraße 6
D-70469 Stuttgart
Mit freundlicher Genehmigung
Seite 51

Förderkreis Edgar-Ende-Stiftung
Herr Volker Kinnius
Radlsteg 1
D-80331 München
Mit freundlicher Genehmigung
Seite 85, 87

Gustav Fischer Verlag Jena GmbH
Villengang 2
D-07745 Jena
Mit freundlicher Genehmigung
Seite 51

Helnwein, Gottfried
Burg Brohl
D-56659 Burg Brohl
Mit freundlicher Genehmigung
Seite 29, 31

Historisches Museum der Stadt Wien
Magistratsabteilung 10
Karlsplatz
A-1040 Wien
Seite 89

Institut für Geschichte der Medizin
der Universität Wien
Währingerstraße 25
A-1090 Wien
Seite 205 u.

Institut für leichte Flächentragwerke
Universität Stuttgart
Pfaffenwaldring 14
D-70569 Stuttgart
Mit freundlicher Genehmigung
Seite 55

Instituto Nacional de Bellos Artes
Direccion de Asuntos Juridicos
MEX-1155 Mexico D. F.
Seite 33, 35, 133

Kürten, Claudio
Arabellastraße 5 (1528)
D-81925 München
Mit freundlicher Genehmigung
Seite 27

Kunstmuseum Bern
Paul-Klee-Stiftung
Hodlerstraße 8-12
CH-3011 Bern
Seite 175

Look
Die Bildagentur der Fotografen
Foto: Rainer Martini
Kapuzinerstraße 9
D-80337 München
Seite 49

Michel, Sünke
Blumenau 82
D-22089 Hamburg
Mit freundlicher Genehmigung
Seite 119

Museen der Stadt Köln
Rheinisches Bildarchiv
Unter Sachsenhausen 37
D-50667 Köln
Seite 207

The Museum of Modern Art
Department of Photographic Services
and Permission
11 West 53 Street
USA-New York, NY 10019-5498
Seite 141

Oberösterreichisches Landesmuseum
Museumstraße 14
A-4010 Linz
Seite 113

Österreichische Nationalbibliothek
Josefsplatz 1
A-1015 Wien
Seite 213 o.

Oskar Schlemmer
Archiv und Familiennachlaß, Badenweiler
Photoarchiv C. Raman Schlemmer
Cadessino
I-28050 Oggebbio
Seite 147, 189

Otto, Frei
Berghalde 19
D-71229 Leonberg
Mit freundlicher Genehmigung
Seite 55, 57

Otto Dix Archiv
Postfach 3118
CH-8201 Schaffhausen
Seite 165

The Philadelphia Museum of Art
Collection of medical Prints
USA-Philadelphia, Pensylvenia 19101-7646
Seite 199 u. r.

Pohl, Göran
Wilhel-Külz-Straße 23
D-99084 Erfurt
Mit freundlicher Genehmigung
Seite 59, 61

Prestel-Verlag
Mandlstraße 26
D-80802 München
Mit freundlicher Genehmigung
Seite 45

Rijksmuseum, Amsterdam
Postfach 74888
NL-1070 DN Amsterdam
Einband Innenseite hinten

Rominger, Peter
Breite 29
D-78247 Hilzingen
Mit freundlicher Genehmigung
Seite 203

Roselli, Paolo
Studio di Fotografia
Via G. Rovanni 11
I-20123 Milano
Mit freundlicher Genehmigung
Seite 63 o. l., o. r., u. l.

Rowohlt Verlag GmbH
Hamburgerstraße 17
D-21462 Reinbek bei Hamburg
Seite 73

Schirmer/Mosel Verlag
Franz-Joseph-Straße 12
D-80801 München
Seite 187

Solomon R. Guggenheim Museum
Photographic services and Permission
1071 Fifth Avenue
USA-New York, NY 10128 0173
Seite 161

Soprintendenza al museo
delle antichità Egizie
Via accademia delle scienze 6
I-10123 Torino
Seite 39

Soprintendenza Archeologica
delle Provincedi Napoli e Caserta
Piazza Musea 19
I-80135 Napoli
Seite 181

Sprengel Museum Hannover
Kurt-Schwitters-Platz
D-30169 Hannover
Seite 119

Staatsgalerie Stuttgart
Urbanstraße 35
D-70182 Stuttgart
Mit freundlicher Genehmigung
Seite 111

Stadt Nürnberg
Stadt- und Bildarchiv
Lorenzer Straße 26/30 UG
D-90317 Nürnberg
Mit freundlicher Genehmigung
Einband Innenseite vorne

Stadt Ulm, Stadtarchiv
Direktor: Prof. Dr. Specker
Schwörhaus
Weinhof 12
D-89070 Ulm
Mit freundlicher Genehmigung
Seite 217

Tomaschoff, Jan
Arzt für Neurologie und Psychiatrie
Bonner Straße 7-11
D-40589 Düsseldorf
Seite 67, 69

Universität Ulm
Zentrale Fotoabteilung
Leitung: Herr Wolfgang Lutz
Oberer Kuhberg
D-89081 Ulm
Mit freundlicher Genehmigung
Seite 41, 45, 51, 59, 61, 67, 69, 71, 93, 97, 99, 101,
103, 105, 107, 111, 115, 117, 121, 123, 129, 145, 149,
163, 165, 167, 169, 185, 201, 203, 205 o., 214 l., 215,
216, 217

Universitätsbibliotheek
Rijks Universiteit Leiden
Witte Singel 27
Postbus 9501
NL-2300 RA Leiden
Seite 213 u.

Universitätsbibliothek
der Universität München
Geschwister-Scholl-Platz 1
D-80539 München
Seite 195

Universitätsbibliothek Erlangen-Nürnberg
Handschriftenabteilung
Postfach 3509
D-91023 Erlangen
Seite 199 u. l.

Verlag Gerd Hatje
Senefelderstraße 9
D-73760 Ostfildern bei Stuttgart
Mit freundlicher Genehmigung
Seite 103, 105, 107, 109, 111, 149

Verwertungsgesellschaft Bild - Kunst
Weberstraße 61
D-53113 Bonn
Die Reproduktionsrechte wurden für
folgende Werke erworben;
Seiten 29, 31, 43, 45, 73, 75, 83, 85, 87, 91, 93, 95,
97, 99, 101, 103, 105, 107, 109, 113, 115, 117, 121, 123,
125, 127, 129, 141, 143, 145, 149, 163, 165, 167, 169,
175, 177, 185, 187, 207

Volker Huber
Edition und Galerie
Berlinerstraße 218
D-63011 Offenbach/Main
Seite 47, 137, 139, 153, 155, 157, 159
Die Reproduktion der Arbeiten von
Bruno Bruni, Karin Székessy und
Paul Wunderlich erfolgte mit freundlicher
Genehmigung der Edition Volker Huber,
die diese Künstler vertritt.

Würtz, Harro
Presselstraße 1 a
D-12167 Berlin-Steglitz
Mit freundlicher Genehmigung
Seite 239

DAS KREUZ DES BUCKELIGEN HANNES

Eine Geschichte, mündlich überliefert von meiner Großmutter

Als der alte buckelige Hannes in den Himmel kam, hieß ihn der Erzengel Michael willkommen: »Gut, daß du nun zu Hause bist«, sprach der Engel. »Auf der Erde hast du viel ertragen müssen, aber jetzt ist alles gut. Ich werde dir gleich den Himmel zeigen und dich den anderen Frommen vorstellen – sie freuen sich schon auf dich! Weil du unserem himmlischen Vater aber ein so treuer Knecht gewesen warst, darfst du dir vorher noch etwas besonderes wünschen.«

Der buckelige Hannes zögerte erst ein wenig, trug dann aber seinen Herzenswunsch in sehr bescheidener Weise vor: »Mein ganzes Leben hindurch habe ich unter meinem krummen Rücken gelitten. Seit frühester Kindheit verspotten mich die Kinder und die Erwachsenen. Nie konnte ich so kräftig wie die anderen bei der Arbeit zupacken, und selbst die Schönheiten der Natur zu erleben und mich aufzurichten zum Himmel, das ist mir nur mit großer körperlicher Mühe gelungen. Wenn es wirklich möglich sein sollte, dann wünsche ich mir einen schönen, großen, breiten, geraden und kräftigen Rücken.« – Der Erzengel sah den bucklichen Hannes lange an und sagte dann: »Gut, so soll es sein!«

Dann nahm er den buckeligen Hannes bei der Hand und führte ihn in einen riesigen Raum, in dem tausende und abertausende von Wirbelsäulen aufgereiht waren.

»Hier,« sagte der Erzengel Michael, »hier darfst du dir eine Neue aussuchen.« – Und zusammen mit dem liebevollen und hilfsbereiten Erzengel Michael probierte der alte Hannes ein Rückgrat nach dem anderen an. Aber keines wollte ihm so richtig passen. Irgendwo zwackte und zwickte es immer ein wenig. Einmal mehr, einmal weniger. Geduldig half ihm der Erzengel und führte den Hannes von einem Wirbelsäulen-Lager zum anderen. Aber keine war dem Hannes recht, an jeder gab es etwas zu bemängeln. Hannes wurde immer trauriger und mutloser. Nach einer schier endlosen Zeit hatten sie alle verfügbaren Wirbelsäulen des Himmels ausprobiert – nichts!

Da bemerkte Hannes doch noch eine, die unscheinbar und wie vergessen in einer Ecke des Himmels stand. »Es ist die letzte Wirbelsäule, die wir noch haben«, sagte der Erzengel Michael ruhig. – Hannes probierte – und – strahlte über sein ganzes altes runzeliges Gesicht: Diese Wirbelsäule paßte und saß wie angegossen!! Nirgends kniff oder drückte es – alle Bewegungen ließen sich spielend damit ausführen!

»Dem Himmel sei Dank!« jubelte der Hannes. »Oh, dieses Kreuz ist wunderbar – wie für mich geschaffen! – Und darf ich es wirklich behalten?« – »Ja«, sagte der Erzengel Michael mit seinem liebevollen sanften Lächeln, »es ist das, das dir schon auf Erden mitgegeben war«.

Elisabeth Memmert, geb. Straumer, geb. 02. 02. 1901, gest. 24. 04. 1981

Anmerkung: Ob dieses Märchen bei meiner Großmutter entstand, weiß ich nicht zu sagen, aber eine andere Quelle konnte ich bisher nicht finden.

M. M.

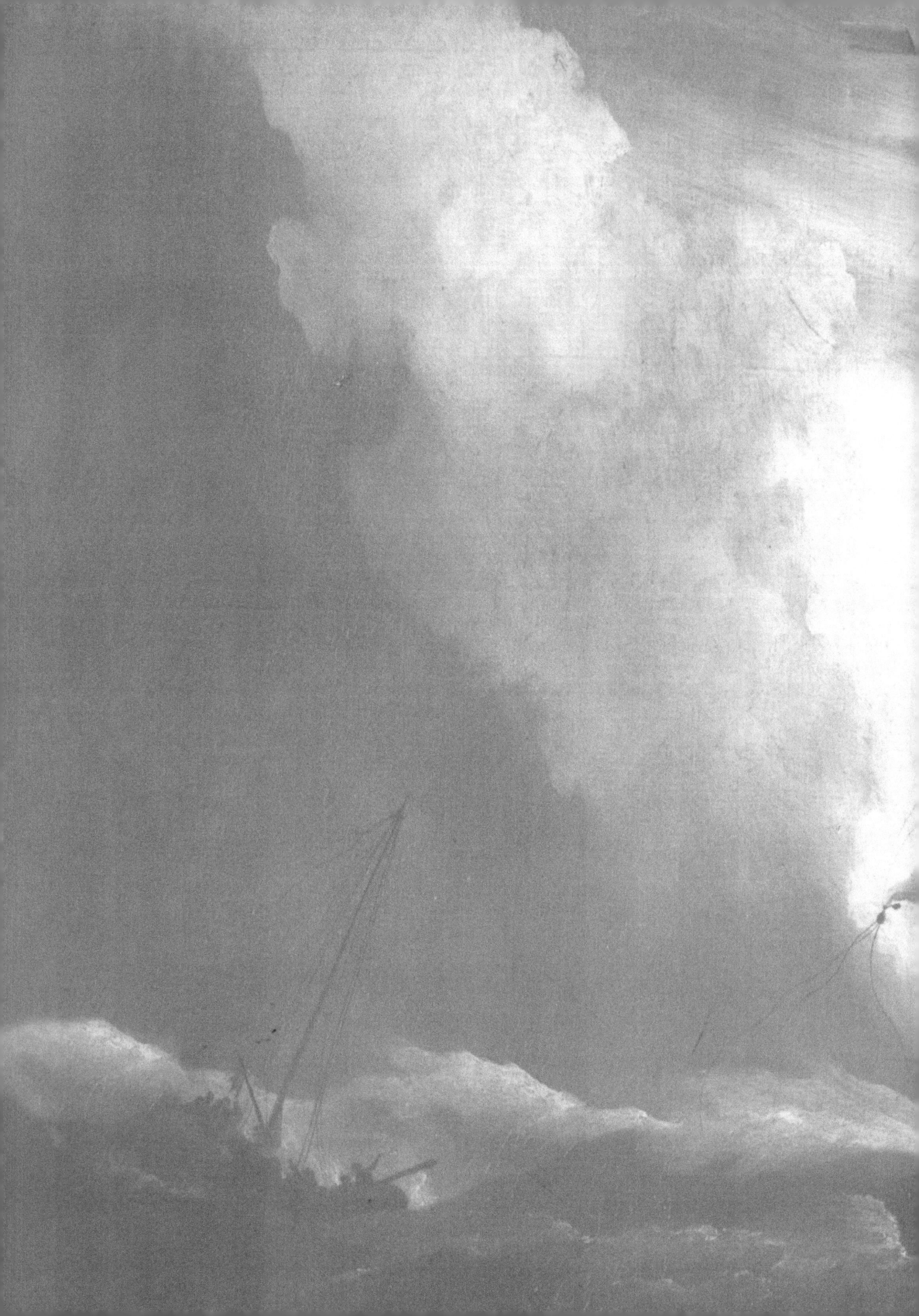

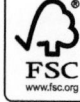

If you have any concerns about our products,
you can contact us on
ProductSafety@springernature.com

In case Publisher is established outside the EU,
the EU authorized representative is:
**Springer Nature Customer Service Center GmbH
Europaplatz 3, 69115 Heidelberg, Germany**

Printed by Libri Plureos GmbH
in Hamburg, Germany